多職種連携・地域連携 をふまえた

看護記録
パーフェクトガイド

編集 **畑田みゆき** 公益財団法人 東京都保健医療公社大久保病院 看護部長

執筆 公益財団法人 東京都保健医療公社大久保病院 看護部

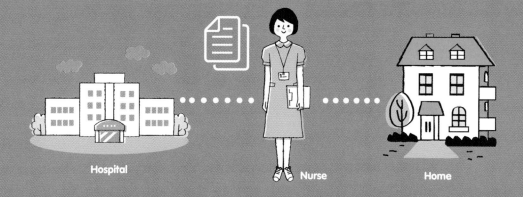

Hospital　　　　　Nurse　　　　　Home

Gakken

| 編者・執筆者一覧 |

〈編集〉

畑田みゆき
公益財団法人 東京都保健医療公社大久保病院 看護部長

〈執筆〉 ＊掲載順

畑田みゆき ｜ 前掲

清水　晶子 ｜ 公益財団法人 東京都保健医療公社大久保病院 看護部 副看護部長

齊藤　幸子 ｜ 公益財団法人 東京都保健医療公社大久保病院 看護部 副看護部長

副島　祐子 ｜ 公益財団法人 東京都保健医療公社大久保病院 看護部 看護師長

植田　智美 ｜ 公益財団法人 東京都保健医療公社大久保病院 看護部 主任

野津佐代子 ｜ 公益財団法人 東京都保健医療公社大久保病院 看護部 看護師長 がん化学療法看護認定看護師

若杉　有希 ｜ 公益財団法人 東京都保健医療公社大久保病院 看護部 看護師長

片岡　正恵 ｜ 公益財団法人 東京都保健医療公社大久保病院 看護部 課長補佐

岸本　美江 ｜ 公益財団法人 東京都保健医療公社大久保病院 看護部 元看護師長

山内　祥子 ｜ 公益財団法人 東京都保健医療公社大久保病院 看護部 課長補佐

阿部由紀子 ｜ 公益財団法人 東京都保健医療公社大久保病院 看護部 主任 皮膚・排泄ケア認定看護師 特定行為研修修了

百々由紀子 ｜ 公益財団法人 東京都保健医療公社大久保病院 看護部 看護師長

佐々木利奈 ｜ 公益財団法人 東京都保健医療公社大久保病院 看護部 主任

平峰　範子 ｜ 公益財団法人 東京都保健医療公社大久保病院 看護部 看護師長

岩月　直子 ｜ 公益財団法人 東京都保健医療公社大久保病院 看護部 看護師長

装丁・本文デザイン：古谷真樹（志岐デザイン事務所）
本文イラスト：株式会社日本グラフィック，オーツノコ　　DTP：株式会社グレン

　医療，看護を取り巻く環境が大きく変化する中で，看護職が活躍する場や領域が多様化しています．そして，看護を必要とする人々の治療・療養の場は，医療機関から地域で暮らす場へと広がっています．

　さらに，保健医療福祉サービスは，サービスの提供に係る専門職と・専門職以外の方々との協働のもとで実践・提供されるようになり，看護記録は，看護職以外の方々との情報共有の手段として活用されています．

　日々の看護の業務内容は，療養上の世話，治療に応じた観察，測定，検査，処置，情報伝達に関わるものや診療報酬算定に関する記録など多岐に渡ります．このような中で，患者の権利が尊重され，自己決定権を支援するために，大切な情報がつながることが重要となります．

　そこで，本書は，診療情報の開示が進み，看護記録の取り扱いについてより一層の配慮が必要になってきていることも踏まえ，多くの事例で「看護記録の例」を示しました．

　第1章では，看護記録の基礎知識として，看護記録とは何かから，書き方の基本原則に加え，看護記録における表現の注意点を，不適切になりがちな例と望ましい表現を項目ごとにまとめています．

　第2章では，看護記録の実際として，看護記録の様式の基本事項と注意すべき事項，どのような情報を収集してアセスメントするかを説明．また，効率化に向けての課題，テンプレートの活用，クリニカルパス，看護実践用語標準マスターなどの活用を紹介しています．

　第3章では，問題志向型看護記録として，看護計画立案から評価まで説明し，事例を通して解説しています．

　経時記録については，望ましくない記載と押さえておきたいポイントや根拠を示し，望ましい記載例を紹介しています．

　多職種連携の記録として，入院前から退院後までの様々な事例を紹介しています．ここでは，医師，薬剤師，栄養士，理学療法士，作業療法士，言語療法士，医療ソーシャルワーカー，訪問看護師，ケアマネジャーなどの方々との連携を通して，患者・家族の変化を丁寧に紹介しています．

　看護記録の"Q&A"では，日頃の疑問や悩んでいることに対して，ポイントを絞って解説しています．

　本書を活用していただくことで，看護記録に対する疑問や悩みが少しでも解決され，実践した看護が見える記録に繋がることを願っています．

　最後に，本書を作成するにあたり，分かりやすく理解できるよう編集作業を進めてくださいました学研メディカル秀潤社の黒田周作さんをはじめとする編集スタッフの方々に，深く感謝申し上げます．

2021年3月吉日

筆者を代表して

畑田みゆき

CONTENTS

第1章　看護記録の基礎知識

1 看護記録とは …… 畑田みゆき …… 8
2 書き方と基本原則 …… 畑田みゆき …… 14
3 看護記録における表現の注意点 …… 畑田みゆき …… 36

第2章　看護記録の実際

1 看護記録の様式 …… 清水晶子, 齊藤幸子 …… 44
2 看護記録の効率化
　1. 看護記録の効率化とその課題 …… 畑田みゆき …… 53
　2. クリニカルパス …… 畑田みゆき, 副島祐子, 植田智美 …… 55
　3. 看護実践用語標準マスターなどの活用 …… 副島祐子, 植田智美 …… 61
　4. テンプレートの活用 …… 野津佐代子, 若杉有希 …… 65

第3章　看護記録の書き方の実際

1 看護計画の立案と評価 …… 片岡正恵 …… 70
2 問題志向型看護記録
　ケース1　在宅医療の導入 …… 山内祥子, 阿部由紀子 …… 76
　ケース2　褥瘡 …… 山内祥子, 阿部由紀子 …… 82
　ケース3　嚥下障害 …… 百々由紀子, 佐々木利奈 …… 88
　ケース4　慢性疼痛 …… 百々由紀子, 佐々木利奈 …… 95
　ケース5　認知症 …… 副島祐子, 植田智美 …… 102
3 経時記録
　ケース1　転倒 …… 平峰範子, 若杉有希 …… 108
　ケース2　無断離院 …… 平峰範子, 若杉有希 …… 110
　ケース3　褥瘡発生 …… 阿部由紀子, 山内祥子 …… 112
　ケース4　急変時 …… 平峰範子, 若杉有希 …… 113
　ケース5　点滴の急速滴下 …… 平峰範子, 若杉有希 …… 115

ケース6　内服薬 …… 平峰範子, 若杉有希 …… 116

ケース7　胃管の自己抜去 …… 平峰範子, 若杉有希 …… 117

ケース8　暴言・暴力 …… 平峰範子, 若杉有希 …… 118

ケース9　患者の状態が変化したとき …… 平峰範子, 若杉有希 …… 119

4 多職種連携記録

ケース1　自宅近くの透析専門クリニックとの連携 …… 野津佐代子, 佐々木利奈 …… 121

ケース2　自宅退院を目指す独居者における連携 …… 副島祐子, 植田智美 …… 131

ケース3　地域包括ケア病棟との連携 …… 岩月直子, 山内祥子 …… 141

ケース4　緩和ケアチームとの連携 …… 副島祐子, 野津佐代子 …… 152

ケース5　自宅退院を機に老々介護が予測される場合の連携 …… 阿部由紀子, 岩月直子 …… 162

ケース6　家族に対して創傷ケア指導が必要な場合の連携 …… 阿部由紀子, 岩月直子 …… 172

ケース7　入院前・後の外来と患者支援センターとの連携 …… 山内祥子, 阿部由紀子 …… 190

ケース8　患者支援センターとの連携 …… 百々由紀子, 山内祥子 …… 196

ケース9　緩和ケアチーム・在宅医療との連携 …… 百々由紀子, 野津佐代子 …… 203

ケース10　他施設に転院する場合の連携 …… 佐々木利奈, 植田智美 …… 217

5 看護記録Q&A

Q1　SOAPで記録するときの情報整理のコツを教えてください …… 片岡正恵, 岸本美江 …… 228

Q2　アセスメントが書けなくて悩んでしまいます

事例1　慢性腎臓病で加療中の65歳女性 …… 片岡正恵, 岸本美江 …… 229

事例2　脳卒中による入院・手術を経て退院直前の55歳男性 …… 片岡正恵 …… 230

事例3　慢性心不全の急性増悪で入院した78歳男性 …… 清水晶子, 片岡正恵 …… 231

事例4　糖尿病管理のために入院した50歳男性 …… 片岡正恵, 岸本美江 …… 233

Q3　インシデント発生時，過不足なく記録を書くポイントは何ですか？ …… 平峰範子, 若杉有希 …… 234

Q4　合同カンファレンスの記録など，診療報酬加算の根拠となる
記録の書き方を教えてください …… 山内祥子, 岩月直子 …… 235

Q5　部門間で情報共有するための記録の仕組みについて教えてください …… 山内祥子, 岩月直子 …… 237

Q6　退院前訪問，退院後訪問の記録はどのように書いたらよいですか？ …… 山内祥子, 岩月直子 …… 238

Q7　転院時サマリーを分かりやすく書くためのポイントは何ですか？ …… 植田智美, 佐々木利奈 …… 240

索引 …… 244

＊本書に挙げられた事例は，実際の臨床現場のできごとをもとに，看護記録をより適切かつ効率的に展開するために作成していますが，登場する人物や名称等はすべて架空のものです．

第1章

看護記録の基礎知識

1 看護記録とは……8

2 書き方と基本原則……14

3 看護記録における表現の注意点……36

看護記録とは

1　記録に際して知っておきたいこと

　医療，看護を取り巻く環境が大きく変化する中で，看護職が活躍する場や領域が多様化している．看護を必要とする人々の治療・療養の場も，医療機関から地域で暮らす場へと広がっている．さらに，保健医療福祉サービスは，サービスの提供に係る専門職と専門職以外の方々との協働のもとで実践・提供されるようになっている．このような状況を背景とし，看護職は様々な場所で「その人が，その人らしく，その人が望む生活が送れるよう支援する専門職」として，社会の期待に応えるために，知識を深め看護技術を高めようと努力している．

　日本看護協会は新たな看護記録に関する指針として，「看護記録に関する指針」[1]を公表した．この指針の中で「看護者の倫理綱領」と「看護業務基準」に基づき，看護記録のあり方，看護記録の取り扱いについて示している．看護師は日常業務を遂行するにあたり，これらの内容を理解することが重要である．

1）看護者の倫理綱領

　看護者の倫理綱領は「あらゆる場で実践を行う看護者を対象とした行動指針」[2]であり，「自己の実践を振り返る際の基盤を提供するもの」「看護の実践について専門職として引き受ける責任の範囲を，社会に対して明示するもの」として示されている（**表1**）．また，記録に関する内容として，守秘義務の遵守と個人情報の保護について述べている（**表2**）．

表1　看護者の倫理綱領

前文
　人々は，人間としての尊厳を維持し，健康で幸福であることを願っている．看護は，このような人間の普遍的なニーズに応え，人々の健康な生活の実現に貢献することを使命としている．
　看護は，あらゆる年代の個人，家族，集団，地域社会を対象とし，健康の保持増進，疾病の予防，健康の回復，苦痛の緩和を行い，生涯を通してその最期まで，その人らしく生を全うできるように援助を行うことを目的としている．
　看護者は，看護職の免許によって看護を実践する権限を与えられた者であり，その社会的な責務を果たすため，看護の実践にあたっては，人々の生きる権利，尊厳を保つ権利，敬意のこもった看護を受ける権利，平等な看護を受ける権利などの人権を尊重することが求められる．

日本看護協会の『看護者の倫理綱領』は，病院，地域，学校，教育・研究機関，行政機関など，あらゆる場で実践を行う看護者を対象とした行動指針であり，自己の実践を振り返る際の基盤を提供するものである．また，看護の実践について専門職として引き受ける責任の範囲を，社会に対して明示するものである．

条文
1．看護者は，人間の生命，人間としての尊厳及び権利を尊重する．
2．看護者は，国籍，人種・民族，宗教，信条，年齢，性別及び性的指向，社会的地位，経済的状態，ライフスタイル，健康問題の性質にかかわらず，対象となる人々に平等に看護を提供する．
3．看護者は，対象となる人々との間に信頼関係を築き，その信頼関係に基づいて看護を提供する．
4．看護者は，人々の知る権利及び自己決定の権利を尊重し，その権利を擁護する．
5．看護者は，守秘義務を遵守し，個人情報の保護に努めるとともに，これを他者と共有する場合は適切な判断のもとに行う．
6．看護者は，対象となる人々への看護が阻害されているときや危険にさらされているときは，人々を保護し安全を確保する．
7．看護者は，自己の責任と能力を的確に認識し，実施した看護について個人としての責任をもつ．
8．看護者は，常に，個人の責任として継続学習による能力の維持・開発に努める．
9．看護者は，他の看護者及び保健医療福祉関係者とともに協働して看護を提供する．
10．看護者は，より質の高い看護を行うために，看護実践，看護管理，看護教育，看護研究の望ましい基準を設定し，実施する．
11．看護者は，研究や実践を通して，専門的知識・技術の創造と開発に努め，看護学の発展に寄与する．
12．看護者は，より質の高い看護を行うために，看護者自身の心身の健康の保持増進に努める．
13．看護者は，社会の人々の信頼を得るように，個人としての品行を常に高く維持する．
14．看護者は，人々がよりよい健康を獲得していくために，環境の問題について社会と責任を共有する．
15．看護者は，専門職組織を通じて，看護の質を高めるための制度の確立に参画し，よりよい社会づくりに貢献する．

2）日本看護協会：看護者の倫理綱領．p.1，日本看護協会，2003より転載

表2　看護者の倫理綱領における守秘義務の遵守と個人情報の保護についての記述

条文
5　看護者は，守秘義務を遵守し，個人情報の保護に努めるとともに，これを他者と共有する場合は適切な判断のもとに行う
解説
　看護者は，個別性のある適切な看護を実践するために，対象となる人々の身体面，精神面，社会面にわたる個人的な情報を得る機会が多い．看護者は，個人的な情報を得る際には，その情報の利用目的について説明し，職務上知り得た情報について守秘義務を遵守する．診療録や看護記録など，個人情報の取り扱いには細心の注意を払い，情報の漏出を防止するための対策を講じる．
　質の高い医療や看護を提供するために保健医療福祉関係者間において情報を共有する場合は，適切な判断に基づいて行う．また，予め，対象となる人々に通常共有する情報の内容と必要性等を説明し，同意を得るよう努める．家族等との情報共有に際しても，本人の承諾を得るよう最大限の努力を払う．

2）日本看護協会：看護者の倫理綱領．p.3，日本看護協会，2003より転載

2) 看護業務基準

看護業務基準2016年改訂版では，業務基準について，「全ての看護職に共通の看護実践の要求レベルと看護職の責務を示すもの」[3] とし，その中で記録に関する内容として，看護実践の一連の過程を記録するとしている（**表3**）.

表3　看護業務基準における記録に関する内容

1-3-5　看護実践の一連の過程を記録する
看護実践の一連の過程の記録は，看護職の思考と行為を示すものである．その記録は，看護実践の継続性と一貫性の担保，評価及び質の向上のため，客観的で，どのような看護の場においても情報共有しやすい形とする．それは行った看護実践を証明するものとなる．看護実践の内容等に関する記録の取り扱いは，個人情報の保護，守秘義務を遵守し，他者との共有に際しては適切な判断のもとに行う．

3)　日本看護協会：看護業務基準2016年改訂版．日本看護協会，2016．より転載

2　看護記録とは

「看護記録に関する指針」（日本看護協会）では，看護記録とは「あらゆる場で看護実践を行うすべての看護職の看護実践の一連の過程を記録したものである」[1] と示されている．

3　看護記録の目的

看護記録の目的は，「看護実践を証明すること」「看護実践の継続性と一貫性を担保すること」「看護実践の評価及び質の向上を図ること」の3点である（**表4**）.

表4　看護記録の目的

①**看護実践を証明する**
看護実践の一連の過程を記録することにより，専門的な判断をもとに行われた看護実践を明示する．
②**看護実践の継続性と一貫性を担保する**
看護職の間で，看護記録を通じて看護実践の内容を共有することにより，継続性と一貫性のある看護実践を提供する．
③**看護実践の評価及び質の向上を図る**
看護記録に書かれた看護実践を振り返り，評価することで，次により質の高い看護実践を提供することにつながる．また，看護研究等で看護記録に書かれた看護実践の内容を蓄積，分析し，新しい知見を得ることで，より質の高い看護実践の提供につながる．

1)　日本看護協会：看護記録に関する指針．p.2，日本看護協会，2018．より引用

4 看護記録の法令等による位置づけ

　看護記録は，看護実践の過程を記録したものであるとともに，法的な意味合いでも，重要性が増している．記載する際の注意事項やポイントを知ることが，必要な項目を誰にでもわかる表現で，事実を正確に，効率よく記載することにつながる．看護記録の法的な位置づけを以下に示す．

- ・医療法，医療法施行規則において，「看護記録は病院の施設基準等の一つである診療に関する諸記録」として規定されている．（昭和23年厚生省令第50号）
- ・保健師助産師看護師法においては，「助産師に助産録の記載」が義務づけられている．（昭和23年法律第203号）
- ・保健医療機関の場合，基本診療料の施設基準等及びその届出に関する手続きの取扱いにおいて，「病院・診療所の基本料に関する施設基準として，看護に関する記録」が規定されている．（平成30年3月5日保医発0305第2号）

　これは，「入院基本料に係る看護記録」として，看護体制の1単位ごとに患者の個人記録（経過記録，看護計画に関する記録）と看護業務の計画に関する記録（看護業務の管理に関する記録，看護業務の計画に関する記録）の作成が要求されている．

　看護記録は，医療訴訟の際には，客観的な事実経過等を認定する上で重要な証拠となる．実施した看護が記載されていなかったり，記載に不備があった場合は，必要な観察や処置・ケアが行われていなかったと問題とされる場合がある．

- ・介護保険では，指定居宅サービス等の事業の人員，設備及び運営に関する基準及び指定訪問看護の事業の人員及び運営に関する基準において，「訪問看護計画書及び訪問看護報告書についての作成」が規定されている．（平成12年厚生省令第80号）
- ・診療情報の提供等に関する指針において，「看護記録は診療記録の一つ」に位置づけられている．（平成22年9月17日医政発0917第15号）

5 看護記録の様式

　看護記録の様式には，基礎情報（データベース），看護計画，経過記録，サマリー等がある（**表5**）．

表5　看護記録の様式

構成要素	内容	ポイント
基礎情報（データベース）	看護を必要とする人の病歴や現在の治療，使用薬剤，アレルギー，身体的，精神的，社会的，スピリチュアルな側面の情報等を記載したもの．	看護計画に必要な情報を収集する．
看護計画	看護を必要とする人の健康問題と期待する成果，期待する成果を得るための個別的な看護実践の計画を記載したもの．	患者への説明と同意を得ていることも記載する
経過記録（経時記録・フローシート）	看護を必要とする人の意向や訴え，健康問題，治療・処置，看護実践等の経過を記載したもの	重複した記録を避け，事実を正確に簡潔に記載する

要約 （サマリー）	看護を必要とする人の健康問題の経過，情報を要約したもの．	共通の言葉を使用し，略語は使わない．患者・家族へ行った指導について，引き続き必要な指導内容を記載する

1）日本看護協会：看護記録に関する指針，p.5，日本看護協会，2018．より引用し作成

　看護記録の様式に含まれる項目の内容等は，各施設の基準に沿って記載する．看護実践の過程が，漏れなく，かつ，効率的に記載されるように様式を整えることが必要である．

1）クリニカルパスとは

　日本クリニカルパス学会は，クリニカルパスを「患者状態と診療行為の目標，および評価・記録を含む標準診療計画であり，標準からの偏位を分析することで医療の質を改善する手法」[4]と定義している．クリニカルパスは多職種で作成する標準診療計画であり，この「標準」は今考えられる最善（Best Practice）のものが求められる．

2）クリニカルパスと看護記録に関する指針との関係

　日本看護協会の新たな看護記録に関する指針[1]では，クリニカルパスは，一定期間内に達成すべき健康問題の改善の目標を設定し，その目標に向けて実施する検査，治療，看護等を時系列に整理した診療計画書のことをいう．クリニカルパスには，看護記録として標準計画と経過記録が含まれる．

> ・クリニカルパスにおける標準計画：目標を達成するために必要とされる看護実践を1日ごとに設定した標準計画
> ・クリニカルパスにおける経過記録：計画された看護実践を実行したことを記入

　これは，クリニカルパスが標準看護計画と経過記録で構成されていることを示している．すなわち，パスが適用される患者では，看護実践の一連の過程をパスで記録する必要があるということである．随時，自施設のパスを確認し，「標準的（現在考えられる最善）」なものとして適宜更新し，記録の効率化を図ることが望まれる．

6　看護記録に求められているもの

　看護記録は，事実を正確に書くことにはじまり，近年はますます正確，確実，過不足のない記録が求められている．次項目からは，看護記録の書き方と基本原則，看護記録に記載すべき表現と記載してはいけない表現について述べていく．

（畑田みゆき）

［引用・参考文献］
1) 日本看護協会：看護記録に関する指針．日本看護協会，2018．
   https://www.nurse.or.jp/home/publication/pdf/guideline/nursing_record.pdf（2021年1月閲覧）
2) 日本看護協会：看護者の倫理綱領．日本看護協会，2003．
   https://www.nurse.or.jp/home/publication/pdf/rinri/code_of_ethics.pdf（2021年1月閲覧）
3) 日本看護協会：看護業務基準2016年改訂版．日本看護協会，2016．
   https://www.nurse.or.jp/nursing/practice/kijyun/pdf/kijyun2016.pdf（2021年1月閲覧）
4) 日本クリニカルパス学会：クリニカルパス（略名：パス）の定義．
   http://www.jscp.gr.jp/about.html（2021年1月閲覧）
5) 日本看護協会編：総特集 活用しよう！「看護記録に関する指針」．看護，70(14)：6-118，2018．
6) 都立病院看護部科長会編：適切で効率的な書き方がわかる看護記録パーフェクトガイド．学研メディカル秀潤社，
   2013．
7) 長幸美：コラムdeスタディ【平成30年度診療報酬・介護報酬改定】看護記録に関するガイドライン．2018．
   http://www.sasakigp.co.jp/column/10008855（2021年1月閲覧）
8) 個人情報保護委員会，厚生労働省：医療・介護関係事業者における個人情報の適切な取り扱いのためのガイダン
   ス．2017．
   https://www.mhlw.go.jp/content/000681800.pdf（2021年1月閲覧）
9) 個人情報保護委員会事務局，厚生労働省：「医療・介護関係事業者における個人情報の適切な取り扱いのための
   ガイダンス」に関するQ&A（事例集）．2017．
   https://www.mhlw.go.jp/content/000681801.pdf（2021年1月閲覧）
10) 医療機関等における個人情報保護のあり方に関する検討会：診療情報の提供等に関する指針．2004．
   https://www.mhlw.go.jp/shingi/2004/06/s0623-15m.html（2021年1月閲覧）
11) 大口祐矢：看護の現場ですぐに役立つ看護記録の書き方．p.92-95，秀和システム，2018．
12) 清水佐智子編：事例をとおしてわかる・書ける 看護記録ファーストガイド．p.56，p.77-80，医学書院，2018．

書き方と基本原則

1 記載の基本

　日本看護協会は看護業務基準2016年改訂版を踏まえた「看護記録に関する指針」で，「看護記録とは，あらゆる場で看護実践を行うすべての看護職の一連の過程を記録したもの」[1]と定義している．その中で示された看護記録の目的は「看護実践を証明する」「看護実践の継続性と一貫性を担保する」「看護実践の評価及び質の向上を図る」である．

　さらに看護記録記載の基本（**表1**）として，「看護実践の一連の過程を記録する」「適時に記録する」「保健医療福祉サービスの提供に係る専門職・非専門職や看護を必要とする人と内容を共有できるよう記録する」と示されている．

表1　看護記録記載の基本

①看護実践の一連の過程を記録する	・看護実践の一連の過程とは，看護職が観察と査定，支援内容の明確化，計画立案，実行，評価を行うことをいう． ・看護実践の一連の過程において，計画立案は看護師が責任をもって行い，看護職は各自の免許に応じて要求水準に沿った看護実践を記録する．
②適時に記録する	・看護実践の一連の過程を時間の経過とともに記載する． ・遅滞なく記載することを基本とする． ・看護記録以外の業務との兼ね合いで，後から記載する場合も，できるだけ速やかに記載する． ・時間は正確に記載する． ・予期せぬ事態や医療事故と思われる事態が発生した場合には，記録が重要になる．この場合，経時的に記載する．行われた処置と時間だけでなく，発見・発生の状況，観察したこと，対処後の結果・反応等も正確な時間とともに記載する．
③保健医療福祉サービスの提供に係る専門職・非専門職や看護を必要とする人と内容を共有できるよう記録する	・記録する際は，実践の場や職種が異なる者でも理解できるような用語・表現を選んで記載することが必要である． ・看護記録の内容は具体的に，かつ，その場の状況が保健医療福祉サービスの提供に係る専門職・非専門職や看護を必要とする人が理解できるように記載する． ・看護を必要とする人の療養の場が変わることに伴って，他の看護職に情報提供する必要がある場合，看護を必要とする人に関する情報を精選し提供するとともに，必要に応じ，本人の同意を得た上で，情報の受け手が今後どのような看護実践をするべきかを考える材料になる情報も提供する．

1）日本看護協会：看護記録に関する指針．p.3，日本看護協会，2018．より引用

2 記載時の注意点

記載の基本を踏まえ，実際に記録を記載するとき注意すべき内容を，事例を示しながら紹介していく．

記録時の注意点を**表2**に示す．

表2 看護記録記載時の注意点

①正確性を確保する	・事実を正確に記載する． ・記載した日時と記載した個人の名前を残す． ・内容の訂正をする場合，訂正した者，内容，日時がわかるように，訂正する前の記載は読み取れる形で残す． ・追記をする場合は，いつの，どの箇所への追記であるかがわかるようにする． ・看護記録の改ざんを行ってはならない．
②責任を明確化する	・看護を実践した本人が記載する．
③客観的に書く	・憶測，個人的な思いの記載は避ける． ・根拠のない断定的な表現の記載は避ける． ・患者の性格や態度を断定した表現は避ける．
④施設内の記載基準を遵守した様式，用語や略語を使用する	・用語が示す概念や略語の正式名称が示す意味を十分理解して使用する． ・略語は施設内で統一したものを使用する．
⑤必要な情報のみ記載する	・プライバシーに関する事項． ・医療チームで共有すべき事項のすみ分け．

1）日本看護協会：看護記録に関する指針．p.3-4，日本看護協会，2018．より引用

1）正確性の確保

記録時には，必ず日付，時刻，署名を記載する．特に署名は，記録を終えるごとに，担当した看護師自身がフルネームで記入する．

手書きの場合，筆記用具は消えないものを使用する．消せるボールペンは使用してはいけない．

電子カルテの場合は，ログイン者の名前で記録が保存される．そのため，入力する際は必ず自分でログインする．入力者以外の人がログインした状態で入力すると，不正アクセス，いわゆる「なりすまし」とみなされる．なりすましによる記録への不正アクセスは，絶対に行ってはいけない．

望ましくない記録	理由
2020年○月○日 12：00 13：00 16：00　　大久保	・記録ごとに署名が記載されていない ・署名が名字だけで記載されている

望ましい記録	ポイント
2020年○月○日 12：00　　大久保花音 13：00　　大久保花音 16：00　　大久保花音	・紙カルテの場合は，必ず担当した看護師がフルネームで署名する ・紙カルテの場合は消えない筆記用具で書く．消せるボールペンは認められない ・記録時は，日付，時刻，署名を記載する．署名は記録を終えるごとに記載する

2）時刻の記入

　看護や処置・投薬などの実施時刻は，24時間表記で正確に記入する．業務開始時には，基準となる時刻に自分の時計の時刻を合わせるとともに，各種計器類の表示時刻も確認しておく．記載時刻は，ほかの医療者の記録との整合性が問われるため注意が必要である．

望ましくない記載	理由
PM5時 夜勤帯ほぼずっと	・24時間表記になっていない ・具体的な時間が記入されていない

望ましい記載	ポイント
17:00 23:00〜3:00の間	・24時間表記で具体的な時間が記入されている ・確認している正確な時刻が記入されている

3）訂正の入れ方

　訂正は，訂正前の字句が読めるように二本線で消し（見え消し），訂正日・時刻を記入し，訂正者の署名をする．訂正時には修正液や修正ペンは使用しない．誤記部分の塗りつぶしも行わない．間違えた箇所の削除や加筆・修正は，改ざんとみなされる．

　修正したこと自体が，信用性を低下させるということになる．しかし，なぜ訂正したかがわかれば，その信用性を取り戻すことにつながる．少なくとも改ざんしたとは思われない．この場合，訂正前にどのように記載されていたかが重要になる．

　訂正箇所に行間や余白は残さず，「以下余白」「以下○行余白」などと記載する．

[紙カルテの修正例]

```
8/31  13：05
MMT3から2に低下あり．血圧166/92mmHg，脈拍76回/分
              血圧160/92mmHg  14：10修正
      以下余白              看護師  大久保花音
```

[電子カルテの修正例]

```
経過記録
削除────2020/08/31（月）
        MMT3から2に低下あり────
        13：05──血圧166/92mmHg──脈拍76回/分────版01
                            看護師──大久保花音


経過記録
        2020/08/31（月）
        14：10  修正：血圧値記載間違いのため
        MMT3から2に低下あり
        13：05  血圧160/92mmHg  脈拍76回/分  版02  看護師  大久保花音
```

4）責任を明確化する

　記録は，看護を実践した本人が記載する．看護職は自分で記録した内容について責任を負うことから，記録には自身の看護実践を記載することが基本である．

　看護補助者や事務職員が看護記録の記載の一部を代行する場合も，記録の主体は看護職にある．代行にあたっては，代行する者に対する十分な教育を行い，看護職はその内容を確認する必要がある．さらに，確認した看護職は，記載内容を承認したことを示すために署名する必要がある．

5）客観的に書く

　憶測，記録者の個人的な思いととられるような表現は記載しない．たとえば「～のように思われる」「～のようにみえる」といった表現は，憶測ととられるので避ける．具体的な現象をできる限り客観的な表現で記録する．

望ましくない記載	理由
・医師からの説明を聞いた後，表情が暗く落ち込んでいるようにみえる	・憶測に基づく記載となっている
・退院指導に消極的にみえる	

望ましい記載	ポイント
・医師から病状について説明を聞いた後，下を向いたまま，看護師が声をかけても「うん」と言うだけだった	・具体的な現象として記載されている
・○△△の退院指導について，いつごろから開始するか相談するが，「まだ，いいです」とうつむき看護師と視線を合わせない	・客観的な表現になっている

　根拠のない断定的な表現で記録することは避ける．たとえば「呼吸苦なし」「理解できない」といった表現は，記載者の主観がもとになっており，客観性に乏しいので表現として適切ではない．具体的にその時の状況を記載することが望ましい．

望ましくない記載	理由
・R苦なし	・用語が正しく使われていない
・飲水できないことを何度説明しても理解できない	・表現として客観性に欠ける

望ましい記載	ポイント
・SpO$_2$　97%，RR16回/分，「大丈夫，息苦しさはないよ」と話す	・用語が正しく使われている
・「水を飲んでいいか」と6回聞いてきたため，その都度飲水できないと説明したが，再度「水を飲んでいいか」と聞いてきた	・そのときの状況が具体的に記載されている

　患者の性格や態度を決めつけるような表現や，記載者の思い込みに基づく表現は避ける．患者の言動の客観的な表現で記載する．患者の言葉は「　　」で囲んで区別する．

望ましくない記載	理由
・短気	・患者の性格や態度に関して，思い込み，記載者の主観による記録になっている
・不機嫌	
・頑固	
・威圧的な態度で看護師長を呼べという	・患者の言葉が「　」でくくられていない

望ましい記載	ポイント
・「気が短くて怒りっぽい」と話す	・起こったことが客観的な表現で記録されている
・声をかけると「誰とも話したくない」と背を向ける	
・妻が説得しても承知せず，病室に戻らない	・患者の言葉を「　」で囲んで区別できている
・「納得できない，看護師長を呼んで来い」とスタッフステーションまで来て，ドアをたたき看護師を凝視している	

6) 施設における記載基準を遵守する

施設での記録様式や，使用してよい記号・略語を踏まえて記録する．用語が示す概念や，略語の正式名称が示す意味については十分に理解しておく．略語にはいろいろなものがあるが，自施設の記録において使ってよいとされているもののみを使用し，それ以外の語は正式名称を記載する．また，「！」「？」「…」などの記号も使用しない．

望ましくない記載	理由
体交	・記載基準外の略語を使用している
呼吸苦	
心マ	
ケモ	
Fa	
Hr 少ない	
QQ 車で搬送	
来るのが遅い！早く来い！	・「！」を使用している

望ましい記載	ポイント
体位交換	・基準に定められた記録用語を正確に使用している
呼吸困難	
胸骨圧迫（心臓マッサージ）	
化学療法	
家族	
尿量 20mL／時	
救急車で搬送／救急車で来院	
「来るのが遅い．早く来い」と言う	・客観的な記載となっている ・患者の言葉を「　　」で囲んで区別できている

7) 必要な情報のみ記載する

プライバシーに関する事項は必要な場合のみ記載する．記載に当たっては，事実確認を行い，患者・家族の了承を得る．プライバシーに関する事項とは，氏名表示，面会制限，家族背景，家庭環境，生育歴，経済状況，宗教・信条などである．

また，医療チームで共有すべき情報とそうでない情報のすみ分けを行う．知り得た情報をすべて記録に残すわけではなく，「情報の共有と個人情報の保護」の視点から，医療チームで使用しない情報はむやみに収集しない．

［プライバシーに関する事項の記録例］

［プライバシーに関する事項の記録例］

> 2020年○月△日
> 10：30　入院オリエンテーション時に，病室前氏名の表示確認を行うと非表示の要望あり，氏名無でチームカラー表示とすることで承諾を得る．
>
> 看護師　大久保花音
>
> 2020年○月△日
> 15：00　妻より「夫の状態がもう少し良くなるまで面会を制限してほしい．職場の人に，今の状態を見られたくない」とのこと．面会は妻と娘のみとする．
>
> 看護師　大久保花音

3　多職種が情報を共有するための記録

　保健医療福祉サービスには，さまざまな職種の医療者がかかわっている．また，同じ職種であっても実践の場が異なる場合も多い．実践の場や職種が異なる者でも，相互に理解できるような用語や表現で記載する．

　院内の医療チームでの合同カンファレンスの記録では，記録の書式を作成し，記載項目を規定しておく．さらに，地域連携においては，医療施設と地域をつなぐ（連携する）ための書式（例：日本看護協会が提案している「フェイスシート」など）を活用するのもよい方法である．

［リハビリカンファレンスサマリーの例］

開催日	2020年1月20日		時刻	15：00〜15：30
参加者	医師：　　　　　　　MSW：　　　　　　　　　薬剤師： 退院支援看護師：　　　　　　栄養士：　　　　　　PT： OT：　　　　　　ST：　　　　　病棟看護師： （各参加者氏名記入）			
背景	同居家族	なし		
	親族関係	なし		
	家屋	アパート（2階建ての2階）　階段15段あり		
	入院前ADL	自立		
	介護保険	申請中		
	薬の自己管理の必要性	あり		
	認知症状	軽度物忘れ		
看護師	（氏名記入）	歩行は手すりを使い時折，右足が上がらないことがあるため，声をかけながら，見守りを実施．入浴時は移動介助を行っている．		
主治医	（氏名記入）	クモ膜下出血クリッピング手術後で経過は良好．傷の痛みの訴えあるが，日がたてばよくなってくる．リハビリ科としては自宅退院可能なのか．厳しければ，回復期リハ経由で自宅退院も検討．		

リハビリ短期目標	ADL向上	
リハビリ医	（氏名記入）	歩行不安定，高次脳機能障害の評価も含めて介入．
PT	（氏名記入）	歩行バランスが悪い．独居と聞いているので，歩行の安定性を図るためにももう少しリハビリを続けた方がよさそう．
OT		介入なし
ST	（氏名記入）	高次脳機能障害の評価を行う．
MSW	（氏名記入）	担当ケアマネージャー決定．リハビリの状態で転院先を探す．
退院支援看護師	（氏名記入）	担当ケアマネージャーが決定し自宅退院方針と決まれば，ケアマネージャーと相談しカンファレンスの日程を調整していく．
薬剤科	（氏名記入）	高血圧のため内服治療中．現状はコントロールされているため，自己管理できるかどうかの評価を行っていく．
栄養科	（氏名記入）	面談実施．自分で料理はあまりせず，日々の食事はコンビニなどのお弁当が多かった様子．塩分などについて個別指導を行う．

[合同カンファレンス記載の例]

テーマ課題	退院前カンファレンス	
開催日	2019年5月12日	
参加者	院外	妻，長男，ケアマネージャー：　　　　， 訪問看護師：　　　　　　　　　（各参加者氏名記入）
	院内	本人，主治医：　　PT：　　退院支援看護師： 病棟看護師：　　　　　　　　　（各参加者氏名記入）
カンファレンス要約		

主治医：手術後，創部が離開したが，自宅でも処置ができるように指導している．創部はきれいになってきている．処置方法が習得できれば，退院は可能．

病棟看護師：本人と妻が一緒に創部の処置を行い習得できている．

本人：「根気よくみてくれて，自分じゃできないと思っていましたが，できるようになってきました」
　　　「退院時・退院後訪問か，来てもらったほうがいいかな」

妻：「傷があって大変と思っていました．私にもできるようになってきました」

長男：「あんまり，参加できていませんが，よくここまでできたと思います」

訪問看護師：処置については十分に習得できていなくても大丈夫．私たちが一緒に行っていくので，わからないことがあればいつでも相談してほしい．
　　　　一度処置方法を見学させてもらいたい．5月○日と◇日は訪問見学可能．

退院支援看護師：訪問看護師の処置方法の見学は後で調整を行う．退院時や退院後に自宅に訪問を行うこともできる．退院時は家屋状況や1階での生活状況の確認，退院後には自宅で処置を行っているところを同席させてもらい確認したい．

PT：非透析日は，リハビリ実施時に活気がみられるが，透析日はきつい様子である．

ケアマネジャー：在宅でのリハビリもしくは通所リハというのもあるが，どうか．これは退院
後でも可能なので，今すぐにと言うわけではない．候補として退院後にでも
見学できるように調整しておく．

薬剤科：自宅では内服は妻が管理している．袋から一つずつ出して内服していたが，退院時に
はできる範囲で1包化にしてはどうかと思う．

栄養士：しばらく栄養指導を受けていない．おさらいとして指導させてもらいたい．

＜退院前までに行うこと＞
　○訪問看護師の創処置見学
　○栄養指導
　○退院処方の1包化の指示依頼
　○衛生材料の準備状況の確認
　○退院前，退院後訪問の同意書を作成，サインの確認

4 記録と倫理的視点

　看護を行ううえでは，常に倫理が根底にある．医療における倫理原則の代表的な
ものとして「自律尊重原則」「善行原則」「無危害原則」「正義原則」の4つがある．
これらを常に念頭に置き，実践した内容を記載することを心がけたい．

　看護者の倫理綱領の中では，記録に関する内容として，守秘義務の遵守と個人情
報の保護について述べている．

・看護を実践するにあたり，個人的な情報を得る際には，その情報の利用目的について説明し，
職務上知り得た情報について守秘義務を遵守する．
・守秘義務は，第三者への情報漏えいを防ぐもので，看護職が正当な理由なく守秘義務に違反
した場合，法的責任が問われる．「刑事責任」「民事責任」「行政責任」が問われることになる．
・自施設の個人情報や情報開示に関する規定に則る．

1）説明と同意の記載

［患者情報の利用目的の説明と同意の記載例］

2020年○月○日
10：00
入院パンフレットを用いて，入院時オリエンテーションを行う．医療看護支援ピクトグラムに
ついて説明し，同意を得る．入院時データベースに沿って情報収集を実施，今後の看護ケアの
提供に必要な事項を聞くこと，答えにくい内容については答えなくてよいことを伝えた．
看護師　大久保花音

　患者支援センター等において，入院前に必要なデータを収集している場合，その
後の症状の変化や変更，追加した方がよいと思う情報について，情報利用の目的を
説明し，患者の同意を得たうえで収集する．直接，看護ケア提供にかかわらないこ
とについては記載しない．

[看護実践内容・方法についての説明と同意の記載例]

```
2020年○月○日
10：00　看護計画の説明
看護計画：皮膚統合性障害
説明内容：手術まで潰瘍形成部が少しでも悪化しないことを目標に一緒に計画を立てて取り組
　　　　　むことを説明し同意を得る.
患者の反応：「手術までですね．透析クリニックでは処置をやってもらっていました．ここで
　　　　　　もやってもらえるのですか．説明の内容はわかりました」と話す.
家族の反応：「手術まで，少しでも傷がよくなるように処置してもらえるようで，安心しました」
　　　　　　と話す.
　　　　　　　　　　　　　　　　　　　　　　　　　　　　　　　看護師　大久保花音
```

2) 医師の説明に対する患者・家族の反応の記載

　医師が入院・手術前の説明を行う際には看護師が同席し，患者・家族が医師の説明をどのように理解しているのかを把握する．その際，医師が説明したことは，あくまでも医師の説明義務の履行であるため，医師が記録する．看護師は医師の説明内容ではなく，それに対する患者・家族の反応を記載する.

[救急外来での記載例]

```
2020年○月○日
14：00
説明医師：（氏名記入）　同席看護師：（氏名記入）
説明を聞いた人：本人
患者の反応：医師から病状の説明に対し，うつむき加減で聞いている．「痛みと歩行できなく
　　　　　　なった理由が骨への転移で神経が圧迫されているためだと言われました」とため
　　　　　　息をつきながら話される.
　　　　　　　　　　　　　　　　　　　　　　　　　　　　　　　看護師　（氏名記入）
```

[入院後の説明の記載例]

```
2020年○月○日
15：30
説明医師：（氏名記入）　同席看護師：（氏名記入）
説明を聞いた人：本人，妻
患者の反応：主治医より現状と今後の治療方針について説明があった.
　　　　　　病状についての説明時は，頷きながら聞いていた．今後の治療の説明時には，「転
　　　　　　移しているところへ放射線治療とかするのですか」と質問があった．医師から説
　　　　　　明を受けると「先生には肺がんになってからずっとお世話になっていて慣れてい
　　　　　　るので，安心です．よろしくお願いします．たくさんの専門の職員に看てもらえ
　　　　　　るのは心強いです」と話す.
　　　　　　　　　　　　　　　　　　　　　　　　　　　　　　　看護師　（氏名記入）
```

5 診療情報開示の視点から

　診療情報の提供に関する指針[2]では，看護記録は診療記録の一つに位置付けられている．診療情報開示の視点からみた看護記録のポイントは以下のとおりである．

- ・実施した看護の内容・結果を記載する．
- ・患者・家族や，第三者の利益を損なう事項については記録しない．
- ・予期せぬ出来事，意図しない事態が発生した場合は，時系列（経時的）に記録する．発生直前の状態・反応も記載する．事実をありのまま記載し，推測や憶測は記録しない．

　診療情報の開示を求められれば，応じなければならない．診療記録を開示する際は，自施設で決められた手続きに則って行う．

1）看護実践内容・結果を記載する

[患者と長女へのストーマケア指導実践場面の記載例]

> 2020年○月○日
> 15：00
> ND＃03　健康管理促進準備状態[*1]
> S：自分でやらなくちゃとは思っているのよね．
> 長女：昔やったことがあるんですよ．まだ，切って洗うことだけしかやっていないです．今日は貼るところを見せてください．
> O：指導2回目．洗浄，面板のカットは前回実施済み．貼付については，今回見学のみ．長女が，ビニール袋を腹部にテープで貼り，面板を剥離剤で剥がし洗浄．洗浄後に乾拭き，ストーマの大きさを看護師が測定し，面板にマジックで印をつけた状態で長女がカット．装具の貼付は見学で看護師により実施．
> A：積極的に指導を受けようという姿勢がみられており，ストーマを管理する受け入れが良好である．継続することで手技の確立を目指せる状態である．
> P：継続．次回10月4日15時30分に指導予定．
>
> 　　　　　　　　　　　　　　　　　　　　　　　　　　看護師　（氏名記入）

[*1] 定義：病気やその後遺症の治療計画を調整して日々の生活に取り入れるパターンが，さらに強化可能な状態
出典：T．ヘザー・ハードマン，上鶴重美原書編集，上鶴重美訳：NANDA-I 看護診断―定義と分類 2018-2020 原書第11版．p.175, 医学書院，2018.

2）看護実践内容，患者・家族の言動を記載する

[禁煙と在宅酸素導入についての患者の反応についての記載例]

> 2020年○月○日
> 10：00
> ND＃01　非効果的健康管理[*2]
> S：昨日，長男が面会に来て怒られたよ．「今，楽なのは酸素しているからだろ」って．先生にもこのままだと入院が長引くって言われた．それは困るんだよ．孫の初節句のお祝いがあるからさ．どうしたら禁煙ってできるのかな．在宅酸素もどうやってやるのかわからないし．そういうのは入院中に教えてくれるのかな．

O：検温で訪室した際に上記発言あり．妻ではなく長男に意見されたことで意識の変化があった様子．禁煙に対する前向きな発言が初めて本人よりあり，看護師に対しても積極的に質問する様子がある．本日より酸素投与量1Lへ変更の指示があり減量した．労作時の呼吸困難も改善傾向．安静度も酸素投与継続でトイレ歩行可能となった．

A：患者本人より，禁煙および在宅酸素導入に前向きな発言が聞かれた．今回は長男の発言で意識の変化に結びついている．禁煙指導には長男の協力が得られるような日時を検討することが有効と考えられる．

P：継続　指標L3⇒L5 [*3]

Plan追加　可能であれば息子に禁煙指導に参加してもらう．

次回来院時日時調整を実施．

看護師　（氏名記入）

[*2] 定義：病気やその後遺症の治療計画を調整して日々の生活に取り入れるパターンが，特定の健康関連目標を達成するには不十分な状態
出典：T．ヘザー・ハードマン，上鶴重美原書編集，上鶴重美訳：NANDA-Ⅰ 看護診断―定義と分類 2018-2020 原書第11版，p.173，医学書院，2018.

[*3] コンプライアンス行動
定義：特定の健康問題について医療従事者からの勧めに従う個人の行動
出典：Moorhead,S. ほか．黒田裕子監訳：看護成果分類（NOC）原著第5版 成果測定のための指標・測定尺度．p.314-315，エルゼビア・ジャパン，2015.

6 リスクマネジメントの視点から

　医療過誤において問われる法的責任は，医療行為に過失があったかどうか，損害が発生したかどうか，損害は医療行為の過失が原因なのか，の3つが中心となる．

　看護記録においては，安全な医療・看護を提供した事実として，医療事故訴訟に耐えうる根拠資料として，義務を果たしていることを証明できることが必要である．

・結果予見義務：危険を認識し注意した行為を行った事実
・結果回避義務：予見に基づき回避行為を行った事実
・監視義務：患者の状態・状況を観察した事実
・注意・報告義務：患者の状態・状況に応じた行為の実施とその結果・反応を観察した事実

　看護記録は法的証拠になることから，実施した内容や実施時間は正しく記載する．看護記録と他職種の記録の整合性が問題となる場合があるため，内容や時間に関して正確な記入が求められる．

　逆に，記録されていない観察や看護については，実際に実施したとしても記録上は実施していないとみなされることがある．そのため，記録から観察不足，必要な看護処置を行っていないと判断されることもあり得る．

　記載内容の信頼性を担保するために，自施設の記載基準に則り，看護記録として記入すべき範囲内で記録することが大切である．

1) インシデント発生時の記録

[インシデント発生時・発生後の対応についての記載例]

2019年○月○日
12：05　昼食摂取中，「だいぶ食欲が出てきた」と話す.
12：30　昼食後の状態観察のため訪室すると，左足元のベッドサイドの床に横になっていた.
　　　　尋ねると「歯磨きをしようと靴を履こうとしたらよろけて，床に頭をぶつけた」と
　　　　右手で頭を押さえながら話す．患者を抱えてベッドに坐位になり，他にぶつけたと
　　　　ころはないか尋ねると「ない，痛いところもない」と返答があった.
12：35　頭部，全身を確認したが擦過傷，腫脹，発赤なし．上下肢の挙上・屈曲・伸展可能.
　　　　瞳孔3mm不同なし，対光反射あり.
　　　　BP○○/○○mmHg，P○○回/分，R○○回/分
12：40　担当医○○へ，上記の転倒の経緯とバイタルサイン，全身状態を報告.
　　　　　　　　　　　　　　　　　　　　　　　　　　　　　　看護師　（氏名記入）
12：45　担当医○○診察，頭部CT検査の指示あり.
13：00　ストレッチャーで検査室へ移送し，頭部CT検査実施.
13：20　患者へ担当医○○より，頭部CTの結果の説明を行う．「はい，わかりました」とう
　　　　なずく.
13：25　担当医○○，家族（妻）に電話連絡．転倒の経緯，診察・頭部CTの結果について
　　　　説明．家族は「15時ぐらいには，病院に着くと思います」とのこと．担当医○○よ
　　　　り経過観察の指示を受ける.
　　　　　　　　　　　　　　　　　　　　　　　　　　　　　　看護師　（氏名記入）
13：30　BP○○/○○mmHg，P○○回/分，R○○回/分．「頭，痛くないよ」と．疼痛，
　　　　吐気，気分不快などの症状が出てきたときは，すぐにナースコールを押すよう説明
　　　　した．トイレに行くときなどベッドから離れるときもナースコールを押すよう説明
　　　　した．「わかった，気を付けるよ」と返答があった.
　　　　　　　　　　　　　　　　　　　　　　　　　　　　　　看護師　（氏名記入）
15：00　家族来院，妻より「電話でびっくりしましたが，何ともない様子で，安心しました」
　　　　と．本人は「心配かけてしまった」と.
　　　　　　　　　　　　　　　　　　　　　　　　　　　　　　看護師　（氏名記入）
15：30　BP○○/○○mmHg，P○○回/分，R○○回/分．「大丈夫，痛くないよ」と．疼痛，
　　　　気分不快なし．上下肢の動きに変化はみられない.
　　　　　　　　　　　　　　　　　　　　　　　　　　　　　　看護師　（氏名記入）
18：30　BP○○/○○mmHg，P○○回/分，R○○回/分．「変わったところはないよ」と
　　　　疼痛，気分不快の訴えなし．上下肢の動きの変化なく，トイレへ行くときは，ナー
　　　　スコールあり．歩行時のふらつきなどはなし.
　　　　　　　　　　　　　　　　　　　　　　　　　　　　　　看護師　（氏名記入）

　インシデント・アクシデント発生時から経時的に記録する．発生直前の患者の状態・反応も記録する（観察したことがあれば記録する）.

「経時的」に記録するとは
・患者の状態・状況，実施した看護，治療や検査などに対する患者の反応などを時系列で記載
　すること
・「時系列」とは，時間の経過とともに変化していく現象を観察し，そのデータを時間順に整理・
　配列したもの

インシデント・アクシデントの状況と患者の反応については，事実・データをありのままに記載し，憶測や判断，主観的な感情は書かない．その際，患者に実施された治療，その後の観察，処置，ケアなどの内容についても記載する．また，患者・家族への説明内容とその反応，同意について記載する．医師の説明内容は医師が記載する．看護職はその時・その後の反応について記載する．

たとえば，転倒・転落の場合は以下の点に注意する．

①発見したときの状況をそのまま書く，憶測は書かない．
②発見したときの患者の症状や観察したことを書く．
③上記①②に対して医療者がどのように対応したか書く．
④どのような対策や説明を行ったか書く．

転倒・転落直後は症状がなくても，その後症状が出てくることがあるため，発見時の状況を詳細に記録することが大切である．このことで，その後に起こり得る可能性の予測や，症状出現時に迅速に対応することができるからである．また，今後の転倒・転落を予防するために，どのような対策や指導，説明を行ったかを記載しておくことが安全管理および医療訴訟上重要である．

2）侵襲を伴う検査・処置の記録

[化学療法開始後，血管外漏出を発見したときの対応についての記載例]

2019年○月○日
9：00　化学療法実施のため，内科医○○が右前腕に末梢ルートを確保.
　　　　　　　　　　　　　　　　　　　　　　　　　　　　　看護師　（氏名記入）
10：00　末梢ルートの血液の逆流を確認後に，△△△△ 100mgの滴下を開始．刺入部の痛み，灼熱感，紅斑，腫脹，違和感が出たり，気になることがあったら，ナースコールを押してすぐに伝えるよう説明．
「大丈夫，もう3回目だから．すぐ言います」と返答あり．
10：15　投与15分後，訪室「何ともないです」と．点滴刺入部の紅斑，腫脹なし．
10：30　投与30分後，訪室すると「大丈夫です」と．点滴刺入部の紅斑，腫脹なし．点滴速度と滴下状況を確認した．
　　　　　　　　　　　　　　　　　　　　　　　　　　　　　看護師　（氏名記入）
11：00　終了時刻のため訪室，「点滴しているところが，いつもと違う感じがしたけど，もう少しだからと思って我慢しました」とのこと．刺入部周囲に5×10mm程度の紅斑あり．△△△△の滴下を中止し，看護師○○と刺入部の確認を行い，来棟していた主治医に報告．主治医の○○が診察，点滴ルート内の薬液と血液を吸引し，抜針した．
11：10　主治医より，患肢の挙上と局所の冷却の指示あり．
　　　　　　　　　　　　　　　　　　　　　　　　　　　　　看護師　（氏名記入）

血管外漏出の予防および早期発見には，患者の協力が欠かせない．そのためには，患者への説明と協力依頼が重要である．血管外漏出が起こった場合は，漏れた薬剤に応じた処置を，所属施設のマニュアルに沿って慎重に実施する．記録に関しては，発生時刻，漏れた薬剤名と残量，皮膚症状と患者の訴え（発赤，腫脹，疼痛，違和感など），行った処置を記載する．

抗がん剤の種類によっては，漏出量が少量でも皮膚壊死や潰瘍形成を起こし，後遺症を残す場合がある．当初症状がなくても後から出る場合もあるため，長期の観察が必要となる．

> 血管外漏出が疑われる症状
> ・刺入部：発赤，腫脹，疼痛，違和感
> ・輸液ライン：滴下速度が遅くなる，滴下が止まる，血液の逆流がない

7 医療監視と診療報酬算定の視点から

医療監視とは，医療法第25条第一項の規定に基づく「立ち入り検査（保健所など）」であり，医療法に基づいた安全管理体制や感染対策，個人情報保護法，放射線機器の取り扱いといった，医療機関の設備・管理の維持を目的に点検が行われる．

近年，診療報酬算定の要件として，看護行為に対する評価項目が増加している．そのため，行われた看護実践を記録に残す必要があり，種々の算定要件や内容を網羅できるような「事実の記載」が求められている．

適時調査は，診療報酬支払にかかわる種々の施設基準の届出に対し，要件に則って適切に実施されているか否かをチェックする調査である．入院基本料などの基本診療料から，医学管理・検査・処置・手術などの特掲診療料まで，すべての施設基準において，届出要項と異なるところがないか，その運用と適切な人員配置，従事者の確認が行われる（**表3**）．

患者に対しては入院診療計画書を作成し，入院7日以内に説明して文書を交付しなければ，入院基本料が算定できなくなるため，関係職種が共同して，記載漏れや交付忘れがないようにすることが重要である．

表3 医療監視の観点での看護記録のポイント

入院診療計画は，医師，看護師，その他必要に応じて関係職種が共同して総合的な診療計画を策定し，病名，症状，治療計画，検査内容及び日程，手術内容及び日程，推定される入院期間等について 患者が入院した日から起算して7日以内に説明し，文書を交付する．

・看護の実施については，患者ごとに看護計画が立てられ個々の患者の病状にあった適切な看護が実施されていること．

・看護記録については，重複した記載を避け，簡潔明瞭な表現となっていること．

・患者の個人記録（経過記録，看護計画）

　経過記録：個々の患者について観察した事項及び実施した看護の内容等を看護要員が記録するもの．
　　　　　　ただし，病状安定期においては診療録の温度表等に状態の記載欄を設け，その要点を記録する程度でもよい．

　看護計画：個々の患者について，計画的に適切な看護を行うため，看護の目標，具体的な看護の方法及び評価等を記録するもの．

3）厚生労働省：適時調査実施要領等．より引用

1）入院診療計画書

入院診療計画作成・交付は患者の症状に応じた具体的なものになるよう記載する．記載内容が画一的にならないよう，複数人で確認することも考慮する．看護に関連する記載内容は治療計画（手術，検査，処置など）に対する看護の記述，症状に対する看護の記述，患者の入院生活で特に配慮すべき看護の記述等である．

［入院診療計画書の看護計画記載例］

入院診療計画書 （患者氏名）　　　　　　　　様 　　　　　　　　　　　　　　　　　　　　　　　年　　　月　　　日		
病棟（病室）	1200病棟　1201号室　ベッド01	
主治医氏名	（氏名記入）	
主治医以外の担当者名	医師	（氏名記入）
	看護師	（氏名記入）
病名（他に考え得る病名）	肺がん・脳転移・骨転移	
症状	腰痛・下肢知覚鈍麻	
推定される入院期間	約21日間	
検査内容，日程	☑採血　　　（予定日　　）　□CT　　（予定日　　） ☑レントゲン（予定日　　）　□MRI　（予定日　　） ☑心電図　　（予定日　　）　□内視鏡（予定日　　） ☑エコー　　（予定日　　）　□その他（　　　　）	
治療計画 （手術・処置は下記）	☑内服薬　　☑点滴注射 薬剤については，必要に応じて病棟担当薬剤師が対応いたします．	
	その他	

手術・処置及び日程	□手術（術式名：　　　　　）　（予定日　　）
	□処置（処置名：　　　　　）　（予定日　　）
特別な栄養管理	☑あり　　□なし
看護計画	・痛みが緩和されるよう，苦痛のない体勢を保てるようにして，鎮痛剤の効果を見ながら，内服と点滴の管理を行っていきます．
	・体調に合わせて，身の回りの援助を行っていきます．
リハビリ等の計画	必要に応じて支援を行います．
在宅復帰支援	必要に応じて支援を行います．
その他	

入院診療計画について説明を受け，了承しました．
　○○○○年○月○日　　患者同意署名

　　　　　　　　　　　同意者

　　　　　　　　　　　患者との続柄

2) フローシート

　フローシートには，個々の患者について観察した事項，看護実践の内容を記載する．記載の重複を避け，簡潔明瞭な表現で記載する．病状安定期においては診療録の温度表等に状態の記載欄を設け，その要点を記録する程度でもよい．

［フローシートの記載例］

日　付					5/11（火）			5/12（水）			5/13（木）			5/14（金）		
病　日					3日			4日			5日			6日		
移動情報																

体温 ●	脈拍 ■	血圧 ▼	呼吸 ★	SpO₂ ◎
40	150	150	65	98
39	130	130	55	96
38	110	110	45	94
37	90	90	35	92
36	70	70	25	90
35	50	50	15	88
34	30	30	5	86

	食種	エネ16	エネ16	エネ16	エネ16	エネ16	エネ16	エネ16	エネ16	エネ16	エネ16	エネ16	エネ16
食事	摂取量（主）	4	7	6	4	4	0	3	7	2	3	3	7
	摂取量（副）	10	10	10	10	10	10	10	8	8	8	10	10
IN/OUT	IN合計	2213			2118			1854			1709		
	OUT合計	2657			2575			2104			1803		
	バランス	-444			-457			-250			-94		

測定	体重	64.1	64.0	64.2	63.8
血糖/インスリン	血糖	212/244/276	214/232/308	211/247/261	192/184/250
	インスリン名（□□□）	□□□/□□□/□	□□□/□□□/□	□□□/□□□/□	□□□/□□□/□
	インスリン投与量	4/4/6	4/4/8	4/4/6	2/2/6
観察	労作時呼吸困難感	+/+/-	+/+/-	+/+/-	+/+/-
	呼吸困難感	-/-/-	-/-/-	-/-/-	-/-/-
	呼吸困難	-/-/-	-/-/-	-/-/-	-/-/-
	呼気喘鳴	-/-/-	-/-/-	-/-/-	-/-/-
	呼吸状態	平静/平静/浅表	平静/平静/浅表	平静/平静/浅表	平静/平静/浅表
	呼吸音右	+/+/+ 弱い	+/+/+ 弱い	+/+/+ 弱い	+/+/+ 弱い
	呼吸音左	+/+/+	+/+/+	+/+/+	+/+/+
	咳嗽	+時々/+時々/+時々	+時々/+時々/+時々	+時々/+時々/+時々	+時々/+時々/+時々
	咳嗽の種類	湿性/湿性/湿性	湿性/湿性/湿性	湿性/湿性/湿性	湿性/湿性/湿性
	喀痰	+/+/+	+/+/+	+/+/+	+/+/+
	喀痰性状	粘稠/粘稠	粘稠/粘稠	粘稠/粘稠	粘稠/粘稠
	喀痰色調	白色/白色	白色/白色	白色/白色	白色/白色
	酸素吸入法	鼻カニュ/鼻カニュ/	鼻カニュ/鼻カニュ/	鼻カニュ/鼻カニュ/	鼻カニュ/鼻カニュ/
	SpO₂	96/95/97/95/96	94/96/95	95/97/96	96/94/95/96
	SpO₂：24時間持続測定部位	左手指/左手指/	左手指/右手指/	左手指/左手指/	左手指/左手指/
	SpO₂：24時間持続測定位置	第3/第3	第3/第2	第2/第2	第3/第3
	末梢ライン：発赤	-/-/-	-/-/-	-/-/-	-/-/-
	末梢ライン：腫脹	-/-/-	-/-/-	-/-/-	-/-/-
	末梢ライン：刺入部痛	-/-/-	-/-/-	-/-/-	-/-/-
ケア	歯磨き介助	実施/実施/実施	実施/実施/実施	実施/実施/実施	実施/実施/実施
	口腔ケア	実施/実施/実施	実施/実施/実施	実施/実施/実施	実施/実施/実施
	清拭	実施		実施	
	陰部洗浄	実施	実施	実施	実施
処方					
注射					
指示コメント	2019/05/09〜2019/05/17	体重測定：毎日（朝食前）			
	2019/05/09〜終了日未定	酸素：SpO₂ 94%を目標に酸素投与			
検査		検体検査・静脈血・時	検体検査・静脈血・時	検体検査・静脈血・時	検体検査・静脈血・時
問題リスト	○/○ ＃1△△	＃1継続			＃1解決
	○/○ ＃2◇◇	＃2継続		＃2継続	
記事		14:30カンファレンス	13:52管理栄養士○○	9:15診察記事 ○○	14:15 ＃1△△ ○○
		14:40 ＃1△△ ○○	15:02リハビリPT○○	14:00#2 ○○□□	19:50経時記録 ○○
状態	内服管理方法	1回配薬			

3）看護計画

　計画的に適切な看護を行うため，看護の目標，具体的な看護の方法及び評価等を記載する．

［看護計画立案の記載例］

Temporary		
	S	これ（NPPV*4）をつけると，鼻や口の圧迫感がすごいね．足はむくんで重いし，苦しくて，自分の足じゃないみたい．
	O	NPPVマスク装着のため，創傷用シリコーンゲルドレッシングで保護している． 両下肢に浮腫著明．自己にて体位変換可能である．低反発マットレス使用中．中心静脈カテーテル挿入し，TPN*5管理中．体重50kg　血液データ　12月1日TP5.6mg/dL　ALB2.8mg/dL
	A	NPPV圧迫，浮腫，低栄養により皮膚の損傷に至る可能性は高いと考える．
	P	ND#1 皮膚統合性障害リスク状態*6を立案する．成果指標L4→L5*7

*4 NPPV：noninvasive positive pressure ventilation，非侵襲的陽圧換気．人工気道（気管チューブ，気管切開チューブ）を留置せず，鼻マスク，鼻プラグ，口鼻マスク，顔マスクなどのインターフェイスを用いて口，鼻を覆い，上気道から陽圧換気を行う方法
*5 TPN：total parenteral nutrition，中心静脈栄養
*6 定義：表皮と真皮の両方またはどちらか一方に変化が起こりやすく，健康を損なうおそれのある状態
　　出典：T．ヘザー・ハードマン，上鶴重美原書編集，上鶴重美訳：NANDA-Ⅰ 看護診断─定義と分類 2018-2020 原書第11版．p.517，医学書院，2018.
*7 定義：皮膚と粘膜の組織に異常がなく生理的機能が正常であること
　　出典：Moorhead,S. ほか．黒田裕子監訳：看護成果分類（NOC）原著第5版 成果測定のための指標・測定尺度．p.454-455，エルゼビア・ジャパン，2015.

ND#1 皮膚統合性障害リスク状態*6 定義：表皮と真皮の両方またはどちらか一方に変化が起こりやすく，健康を損なうおそれのある状態
開始日：○○/○/○　評価日：○/○　○/○　　最終評価：解決（○○/○/○）
関連因子
【危険因子】 ■外的 　■極端な年齢（乳幼児及び高齢者） 　■機械的因子（例：ずれ力（剪断力），圧力，身体拘束） ■内的 　■循環障害 　■栄養不良 　■体液量の変化 　■骨突出部上の圧迫
【成果】組織の統合性：皮膚と粘膜*7 　○/○　L4→L5 皮膚の温度　感覚　皮膚の剥離　紅斑
【介入】圧迫潰瘍ケア（褥瘡ケア）*8
①適切な場合，特殊ベッド及び特殊マットレスを利用する ②患者の危険因子をモニターするために，定評のあるアセスメント・ツールを使用する

③圧迫潰瘍（褥瘡）形成についてのあらゆる出来事を記載する

④入院時および毎日の皮膚の状態を記録する

⑤あらゆる発赤部位を注意深くモニターする

⑥適切な場合，適度の浸潤を除去するためにクリームまたは吸湿性パッドのような保護バリアを貼付する→NPPVがあたる部分に創傷用シリコーンゲルドレッシングを貼布する

⑦適切な場合，1～2時間ごとに体位変換する

⑧少なくても1日1回は体位変換するときに骨突出部位と他の体圧がかかる部位の皮膚を視診する

*8 定義:圧迫潰瘍(褥瘡)の治癒を促進すること
出典:「Gloria M.Bulechek, Howard K.Butcher, Joanne McCloskey Dochterman著, 中木高夫, 黒田裕子訳:看護介入分類(NIC)原書第6版, p.75, 2015, 南江堂」より許諾を得て抜粋し転載.

8 指示受け, 指示の実施

指示を受けた職員が署名するとともに，指示実施後は実施者が署名する．

[指示実施記載例]

```
定時　注射依頼日　20○○年○月○日　9：30　　○○○○医師（脳神経外科）
実施日　20○○年○月○日　13：35　□□□□看護師（看護部）
　　　　Rp01
　　　　　△△△輸液500mL
　　　　　◇◇静注射50mg
　　　　　□□□注射液1,000mg　1,000 mg
点滴/末梢①　1日1回 速度43.3mL/h　13:34～
```

原則的に口頭指示は受けない．緊急時や，やむを得ない場合に限り，各施設のルールに則って指示受けを行う．

[口頭指示を受ける場合の流れ]

・**口頭指示の出し方**
　薬剤（注射薬，内服薬，外用薬等）の口頭指示は，薬品名は略さず規格を伝え，使用量は，mgまたはmLで伝える．2筒，半量，2分の1などの表現は禁止とする

・**指示受けの方法**
　①口頭指示の内容は，必ず口頭指示メモまたはメモ用紙に記載し，復唱して間違いがないか確認する
　②指示内容を経時記録に記載する

・**事後の指示出し・指示受けの方法**
　①医師は，速やかに指示した内容を電子カルテに入力する
　②看護師は，指示が電子カルテに入力されていることを確認し，指示受けを行う
　③指示受け後，口頭指示受けメモを破棄する

東京都保健医療公社 大久保病院 安全管理マニュアルより引用

スタッフステーションや救急外来の固定電話横に設置して活用している.

1	指示受け日	年　月　日　時　分		
2	患者氏名	部署　　　　　診療科 患者氏名		
3	指示内容	 注射薬・内服薬・座薬・その他（　　　　　） 薬品名　　　　　　　　　　 mL/　　mg　速度（　　　） 薬品名　　　　　　　　　　 mL/　　mg　速度（　　　）		
4	医師氏名 （指示者）			
5	看護師氏名 （指示受け者）			
6	指示入力確認	サイン（　　　　　　　　　）		

9 患者の所在に関する記載

　入院，退院，転棟，転科，手術，外出，外泊時は患者の所在場所の内容と時間を記載する．外出（外泊）時に指導した内容や渡した薬剤などを記載する．帰院時には薬剤の残数などを記録する．病棟管理日誌にも記載されていることを確認する.

[外出（外泊）の記載例]

> 20○○年○月○日
> 11：00　外出（外泊）　外出（外泊）時の注意事項を説明，外出（外泊）許可申請書を受理，
> 　　　　妻と外出（外泊）
> 　　　　　　　　　　　　　　　　　　　　　　　　　　　　　看護師　○○○○

[転棟・転科の記載例]

> 20○○年○月○日
> 10:00　転科入　脳神経外科，○○病棟△号室へストレッチャーで転科入となる
> 　　　　　　　　　　　　　　　　　　　　　　　　　　　　　看護師　○○○○

（畑田みゆき）

［引用・参考文献］
1）日本看護協会：看護記録に関する指針．日本看護協会，2018.
　　https://www.nurse.or.jp/home/publication/pdf/guideline/nursing_record.pdf（2021年1月閲覧）
2）厚生労働省：診療情報等の提供に関する指針．2004.
　　https://www.mhlw.go.jp/shingi/2004/06/s0623-15m.html（2021年1月閲覧）
3）厚生労働省：適時調査実施要領等.
　　https://www.mhlw.go.jp/seisakunitsuite/bunya/kenkou_iryou/iryouhoken/shidou_kansa_jissi.html（2021年1月閲覧）

4）都立病院看護部科長会編：適切で効率的な書き方がわかる看護記録パーフェクトガイド．学研メディカル秀潤社，2017．

5）個人情報保護委員会，厚生労働省：医療・介護関係事業者における個人情報の適切な取扱いのためのガイダンス．https://www.mhlw.go.jp/content/000681800.pdf（2021年2月閲覧）

6）長幸美：コラムdeスタディ【平成30年度診療報酬・介護報酬改定】看護記録に関するガイドライン．2018．http://www.sasakigp.co.jp/column/10008855（2021年2月閲覧）

7）日本診療情報管理学会：診療情報の記録指針（旧診療録記載指針 改訂版）2017．https://jhim-e.com/ethics/recording-guide（2021年2月閲覧）

8）日本診療情報管理学会：日本診療情報管理学会倫理綱領2019．https://jhim-e.com/ethics/ethics2019（2021年2月閲覧）

9）大口祐也：看護の現場ですぐに役立つ看護記録の書き方．p.92-102，秀和システム，2018．

看護記録における表現の注意点

　診療情報開示の考え方が人々に浸透し，看護記録の開示も求められるようになってきている．患者・家族が，看護記録の情報開示を希望することは当然であると考え，相手が理解できる記載方法・表現を心がけることが大切である．

　患者の訴えや患者の状態・反応，看護計画，評価などについて患者と情報共有を行っていても，その表現方法，記載内容によっては，誤解を招きトラブルの原因になりかねない場合もある．誰がみても同じように理解できるように書くことが大切である．

　患者・家族の誤解をまねく不適切な表現（**表1**）は，患者との信頼関係を損ねるばかりではなく，医療者間で情報の誤解を招いたり，看護師個々人の質を問われることにもなる．適切な記載はもちろんのこと，不適切な表現にも注意する．

　診療情報開示を踏まえ，適切な看護記録の記載を目指し，ここでは，特に不適切な表現になりがちな項目について，例を挙げて紹介していく．

表1　不適切な表現になりやすいことがら

①人権にかかわる表現
　・人権・人格を侵害する表現
　・患者の状態や性格に関する否定的な表現
②客観性に乏しく誤解をまねきやすい表現
　・看護師の主観や憶測，決めつけや偏見による表現
　・状況説明が適切でない表現
　・あいまいな表現
③医療者が優位であるかのように感じさせる表現
　・指示・命令的な表現
　・権威や権限を表す用語
　・職員間の誤った敬語や敬称
④造語・略語・不適切な記号の使用，施設内の基準にない表現

1 人権にかかわる表現

人種，職業，家族状況，経済状況，社会的身分，宗教，信条に関する記載においては，人権・人格の侵害が発生する可能性があるため注意が必要である．また，患者の状態や性格に関して否定的な表現をした場合も，人権にかかわることになる．

特に，宗教や信条については，治療に関係ないことなので基本的には記載しない．ただし例外として，宗教が輸血拒否の理由となる場合や，食事での配慮が必要な場合は，情報を共有して対応を考える必要がある．その際は，「宗教的理由により」「個人の信条により」という抽象的な記載とすることが望ましい．

[人権・人格を侵害する表現]

人権・人格を侵害する表現	望ましい表現	ポイント
・□□教の信者 ・△△の信者	・宗教上の理由により輸血を拒否している ・宗教上の理由により◇◇は摂取できず	・具体的な宗教団体名は記載しないで「宗教上の理由により」と表現する．
・たばことライターを没収	・たばことライターを預かり，家族に返却 ・一時，たばことライターを病棟で預かることを説明した	・没収は「取り上げる」ことを意味する． ・病院での喫煙は，安全な入院環境提供の視点からみて問題になることから，「一時的に預かる」ことがわかるように記載する．
・何度説明してもわからない	・11時の食事指導後，病室で饅頭を食べているため，再度「間食しない」ことについて説明した．16時に同室者と一緒に最中を食べていた	・具体的な回数や介入方法を記載する． ・一方的に本人の理解がないとする表現は，人格を否定する表現である．具体的な回数や，介入方法を記載する．

[患者の状態や性格に関する否定的な表現]

否定的な表現	望ましい表現	ポイント
・理解できない ・理解力悪い ・理解力低下	・◇◇の際に，◇回説明したが，同じ行動を繰り返している ・胃切除術後の食事を1食30分かけて摂取するよう，工夫として1口毎に箸を置いて，ゆっくりよく噛んで食べるよう説明した．「ついつい早く食べちゃうんだよね」と話し，毎食10分程度で摂取している	・理解力とは認知機能の1つで，知的な能力を指す．このような知的なことに関する表現は，慎重に言葉を選ぶ．

・頑固 ・気むずかしい	・妻が説得するが承知しない．妻より「頑固で困ります」と話す ・妻が「この人は，気むずかしいので」と話す．妻が帰った後，声をかけたが窓の外をみて返答はなかった	・「扱いにくい性格」という否定的な表現になっている． ・患者の性格や態度は言動で表現する．また，患者，家族が述べた事実を「　」で記載する．
・太り過ぎている	・体重△△kg	・具体的な数値を記載する． ・看護師の主観的な観察で否定的な表現になっている．
・しつこく何度も聞いてくる	・9時に，午後の検査時間を説明したが，同じことを午前中に△回聞く	・「しつこい」は，うるさくつきまとう，執念深いという意味の否定的な表現．こうした，態度に関する記載についても十分に注意する．

2 客観性に乏しく誤解を招きやすい表現

[看護師の主観や憶測，決めつけや偏見による表現]

誤解を 招きやすい表現	望ましい表現	ポイント
・検査後の安静について説明したが，勝手に動いている	・検査後のベッド上安静について説明したが，10分後には病室の椅子に座っていた	・「勝手」には「自分だけに都合の良いように行うこと，わがまま」等の意味がある．患者が椅子に座った理由や患者の気持ちを考慮していない表現になっている． ・患者の行動の原因として，看護師の説明が十分ではない場合もあることを考慮して記載する．

[状況説明が適切でない表現]

状況説明が 適切でない表現	望ましい表現	ポイント
・家族に連絡したが，連絡がつかない	・19：50妻の携帯電話に連絡したが，留守電になっていた．やむを得ず，留守電に「至急，〇〇に連絡をください」とメッセージを残した	・家族の誰に，どのような方法で，いつ連絡したのか，その結果どうだったのかを明確に記録する．
・ナースコール頻回	・「ティッシュを取って」「タオルを取って」「枕をずらして」など，一時間に10回以上のナースコールがあった	・ナースコールを押した患者のニーズ，回数が不明であり，記録から状況判断ができない．

・巡視時にベッドから転落しているところを発見	・23：50巡視時，患者が右足元のベッドサイドの床に座っていた	・転落した状況を直接見ていないのに「転落した」と憶測で記録せず，発見時の状況をそのまま記載する． ・転倒・転落は，医療事故や急変につながる場合もあるため，いつ，どの位置に，どのような体勢でどのように等，可能な限り具体的に記載する．
・必要時，看護師介助	・排泄時は，車いす介助でトイレへ．清拭・更衣は，その都度確認し，患者に疲労や苦痛表情がある場合は，介助する	・「必要時」がどのような場合か不明である．介助の実施基準が看護師個々の判断とならないよう，具体的にどのような時に必要かを記載する．
・血糖値159でスライディングには引っかからず	・血糖値159mg/dL．スライディングスケールの基準値に至らない	・「引っかかる」は，悪いことややっかいなことにかかわるなどの意味があり，スライディングスケールと血糖値の関係について記録する言葉としては適切ではない． ・血糖値の単位を記載する．

[あいまいな表現]

あいまいな表現	望ましい表現	ポイント
・多量 ・中等量 ・少量	・△△mL，△△g ・主食を一口 ・尿取りパッドに500円玉大の滲出液 ・シーツに約△cm×△cm大の染み ・床に約△cm×△cm大の血液	・具体的な量を記載する． ・各施設で観察項目ごとの観察結果の表記方法を決め，それに沿って記載する．
・汚い色の痰	・黄色粘稠痰 ・黄緑色の粘稠痰 ・膿性痰	・「汚い」は，卑怯，不潔などを表現する言葉であり，痰の性状や色を表現する言葉ではない．色や性状がわかるよう具体的に記載する．
・意識レベルいま一つ	・意識レベル「Ⅰ-3」から変化がない	・意識レベルは，スケールを用いて表現する． ・憶測，個人的な見解の表現はしない
・息苦しいようにみえる	・RR30回/分「少し早くなっている．今，体を動かしたばかりだから，外を眺めたくてね」と話す	・呼吸困難とは，「息苦しさ」に代表される呼吸努力感覚であり，あくまで患者の自覚症状である．

呼吸困難とは，「息苦しさ」に代表される呼吸努力感覚であり，あくまで患者の自覚症状である．呼吸困難の程度は，患者の主観的な評価が基本であり，それを最も重視する．他覚的には，呼吸数が一つの目安となる．

呼吸困難5段階評価

0：呼吸困難なし 1：身体を動かすとやや苦しい（軽度） 2：身体を動かすとかなり苦しい（中等度） 3：安静にしていて苦しい（重度） 4：眠れないほど苦しい（最重度）

他覚的には，呼吸回数が安静時20回/分以上，労作時40回/分以上であれば中等度以上の呼吸困難と推定

---

3 医療者が優位であるかのように感じさせる表現

医療者－患者，医療者－医療者の間には立場の違いはあるが，どちらが優位であるといった概念はないという意識が大切である．患者，家族と医療者は，個々の人格や価値観などを尊重し，信頼に基づき協働していく関係であることから，平等な立場にある．年配者等への尊敬や丁寧な対応は大切であるが，過剰になるとどちらかを優位に立たせる事態を招くこともあるため，ほどほどにしたいものである．

[指示・命令的な表現]

指示・命令的な表現	望ましい表現	ポイント
・患者自身でやらせる	・患者自身でできるように促す	・「～させる」「～してあげる」は，文法的に話者が優位である意味を含む表現なので，適切ではない．
・指示に従わない	・安静の必要性とその理由について，〇回説明したが，トイレ歩行を繰り返している	・「指示」は「指図すること」という意味であり，医療者が患者に指示するという表現になってしまう．患者に説明した内容や回数を記載し，患者の行動を記載する．

[権威や権限を表す用語]

権威や権限を表す用語	望ましい表現	ポイント
・監視する ・要監視 ・外泊が許可される ・外泊許可が下りる	・観察する ・観察が必要 ・外泊が可能となる ・外泊することになる	・「監視」は，見張ることを意味する． ・「許可」，「～が下りる」の表現は，権威や権限の結果を含んでいる．

[職員間の誤った敬語や敬称]

職員間の誤った敬語や敬称	望ましい表現	ポイント
・△△先生に報告 ・上申する ・指示を仰ぐ ・看護師さん ・◇◇先生に，家族への説明をして頂いた	・△△医師に報告 ・報告する ・指示を受ける ・看護師 ・◇◇医師が，家族（夫，長女）に説明した	・医療者間の関係は同僚であり，医師だからという理由で敬語や敬称を用いるのは不自然．

4 造語・略語・不適切な記号の使用，施設内の基準にない表現

誤った表現	望ましい表現	ポイント
・19時頃，妻と共にQQ車で搬送．R苦あり．既往にDM，HTある．	・19：16　妻と共に救急車で来院．呼吸困難感を訴える．既往歴に糖尿病，高血圧がある	・略語を使うことで簡潔な記録になっているが，読む者の立場からすると理解しにくい．省略しすぎず，できるだけ正確な表現に努める． ・誰が読んでもわかるように記載する．
・4：30 HR 0モニター上でフラットとなる．家族付添いのもと，△△医師によりステルベン確認	・4：30　心拍数0/分 心電図モニターの波形はほぼ平坦になる．家族付添いのもと，△△医師により死亡確認	・臨終の際の記録など，カルテ開示の対象となりやすい場面では，特に注意が必要である．医療者以外の人が読んでも誤解を招かないように記載することが重要となる．
・来るのが遅い！早く来い！ ・抑制が必要か？	・「来るのが遅い，早く来い」と言う ・抑制が必要か，チームカンファレンスで検討する	・発言部分は「　　」でくくる． ・「！」，「？」「…」は使用しない

（畑田みゆき）

［引用・参考文献］
1）日本看護協会：看護記録に関する指針．日本看護協会，2018．
　　https://www.nurse.or.jp/home/publication/pdf/guideline/nursing_record.pdf（2021年1月閲覧）
2）日本看護協会編：総特集 活用しよう！「看護記録に関する指針」．看護．70(14)：6-118，2018．
3）日本看護協会：看護業務基準2016年改訂版．日本看護協会，2016．
　　https://www.nurse.or.jp/nursing/practice/kijyun/pdf/kijyun2016.pdf（2021年1月閲覧）
4）都立病院看護部科長会編：適切で効率的な書き方がわかる看護記録パーフェクトガイド．学研メディカル秀潤社，
　　2013．
5）長幸美：コラムdeスタディ【平成30年度診療報酬・介護報酬改定】看護記録に関するガイドライン．2018．
　　http://www.sasakigp.co.jp/column/10008855（2021年1月閲覧）
6）大口祐矢：看護の現場ですぐに役立つ看護記録の書き方．92-95，秀和システム，2018．
7）ヘレナ・シュタインバフ：日本語の使役表現について．日本語・日本文化研修プログラム研修レポート集，32：
　　19-30，広島大学国際センター，2017．
　　https://ir.lib.hiroshima-u.ac.jp/files/public/4/44666/20180130131914519 1/ReportJTP_32_19.pdf
　　（2021年1月閲覧）

第2章

看護記録の
実際

1 看護記録の様式……44

2 看護記録の効率化……53

看護記録の様式

　看護記録の様式には，基礎情報（データベース），看護計画，経過記録，要約（サマリー）等がある[1]．（**表1**）

表1　看護記録の様式

基礎情報 （データベース）	看護を必要とする人の病歴や現在の治療，使用薬剤，アレルギー，さらに，身体的，精神的，社会的，スピリチュアルな側面の情報等を記載したものである．
看護計画	看護を必要とする人の健康問題と期待する成果，期待する成果を得るための個別的な看護実践の計画を記載したものである．
経過記録	看護を必要とする人の意向や訴え，健康問題，治療・処置，看護実践等の経過を記載したものである．
要約（サマリー）	看護を必要とする人の健康問題の経過，情報を要約したものである．

1）日本看護協会：看護記録に関する指針．p.5，日本看護協会，2018．より転載

1　基礎情報（データベース）

[基本事項・注意すべき事項]

> ・患者および家族に，入院後の看護に必要な事項について質問していく（情報の利用目的を特定）ことを説明する．プライバシーには十分配慮し，答えたくない内容があれば答えなくてもよいことを伝える．
> ・入院時に必ず得る情報と，信頼関係を築いてから徐々に得ていく情報，退院までに得るべき情報を分類して情報収集する．得た情報はケアに生かす．
> ・入院目的を考慮し，簡潔・明瞭に記載する．

　看護を必要とする人の病歴や現在の治療，使用薬剤，アレルギー，身体的，精神的，社会的，スピリチュアルな側面の情報等を記載したものである．現在，あるいはこれから必要とされるケアや患者の問題を判断し，ケアを計画し，実行する上での基礎となる．入院が決定した際に収集する情報であり，入院時点での患者の全体像を明らかにし，問題点を引き出すことが目的である．

　基礎情報には，患者・家族の主観的データと，看護師や医療従事者による客観的データが含まれる．情報収集は，各種看護理論をもとにしたアセスメントの枠組みに沿って行う．目的的・系統的に患者データを収集し（**表2**），対象がどのような状態・状況にあるかをアセスメントし，看護問題立案へつなげる[2]．

　ここでは，ヴァージニア・ヘンダーソンの看護理論を念頭に置き，アセスメント

の枠組みとして，ゴードンの機能的健康パターンに基づく11領域（**表3**）に沿った情報収集の流れを紹介する．

表2 目的的・系統的なデータ収集とは

目的的なデータ収集	データ収集の目的を明らかにして行うデータ収集のこと（どんなことについて明らかにしたいのか，何について明らかにしたいのかを明確にして行うデータ収集）
系統的なデータ収集	データ収集の目的についての対象の状態・状況を明らかにするためのデータを重点的に収集すること

2) 滝島紀子：看護過程から理解する看護診断 改訂3版，p.16，丸善出版，2019．より転載

表3 ゴードンの「アセスメントの枠組み」

	アセスメントの枠組み	対象を見る側面
1	健康知覚―健康管理パターン	クライアントが知覚している健康と幸福のパターン，及び健康管理の方法を表す
2	栄養―代謝パターン	代謝上の必要性に関する食物と水分の消費パターン，及び身体各部への栄養供給状態のパターンを示す
3	排泄パターン	排泄機能（腸，膀胱，皮膚）の各パターンを示す
4	活動―運動パターン	運動，活動，余暇，レクリエーションのパターンを表す
5	睡眠―休息パターン	睡眠，休息，リラクゼーションのパターンを表す
6	認知―知覚パターン	感覚，知覚と認知のパターンを表す
7	自己知覚―自己概念パターン	自己概念パターンと自己についての知覚を表す
8	役割―関係パターン	役割任務と人間関係のパターンを表す
9	セクシュアリティ―生殖パターン	性に関する満足，不満足のパターンを表すと共に，生殖パターンを表す
10	コーピング―ストレス耐性パターン	一般コーピングパターン，及びストレス耐性という点でのそのパターンの有効性を表す
11	価値―信念パターン	選択あるいは決定の手引きとなる価値，目標，信念（宗教的信念を含む）の各パターンを表す

2) 滝島紀子：看護過程から理解する看護診断 改訂3版，p.26-28，丸善出版，2019．を参考に作成

1）健康知覚―健康管理パターン

[このカテゴリーで収集する情報]

・健康であった時から自分の健康維持のためにどのような管理方法を取ってきたか．
・症状が出るまでに自分なりに考えて行ってきたこと，および努力してきたことはどんなことか．具合が悪くなったのは何が原因であると思うか．今回は我慢できる範囲を越えてしまったので受診したのか．
・体の不調に気づき，病気と意識したとき，そのことについてどのように対応をしていたか．
・医師からどんな説明を受け，どのように理解しているか，自分はどうしたいか．

このカテゴリーでは，患者の自分自身の健康と患者にとっての一番良好な状態について，その人の知覚のあり方と健康増進の知識のあり方をアセスメントする．さ

らに現在の健康をより良い状態に保つために，自覚し実行していることについて，質問しながら観察する．

2) 栄養—代謝パターン

[このカテゴリーで収集する情報]

> ・栄養は十分か，不足，過剰になっていないか．
> ・栄養摂取量が不足もしくは過剰の原因は何か．
> ・栄養不足，過剰に対して患者はどんな考えをもっているのか．

このカテゴリーでは，患者の代謝に必要なエネルギー量と食習慣を判定し，皮膚や粘膜・髪の毛や爪，歯の状態から摂取している栄養の過不足を判断する．また咀嚼や嚥下の状態などを確認して，栄養摂取を阻害している要因をアセスメントする．そして患者の健康回復に必要な食事内容や摂取の方法を患者自身がどのように考え実行しようとしているのかを観察する．

ここでは，質問と患者の観察が大切である．観察方法としてはフィジカルイグザミネーションが重要となる．フィジカルイグザミネーションとは，皮膚の状態を手で触って確認し，皮膚が浸潤状態か乾燥気味か，浮腫があるのかなどを確認していくことである．また，皮膚の損傷の程度などを血液データなども参考にして観察する．

3) 排泄パターン

[このカテゴリーで収集する情報]

> ・排泄の規則性，方法，質，量の変動または障害があるか．
> ・過剰な発汗はあるのか．

このカテゴリーでは，排泄機能の規則性や排便のための習慣と行為を判断・観察する．フィジカルイグザミネーションの方法としては，腹部の状態を触診・聴診することが大切である

4) 活動—運動パターン

[このカテゴリーで収集する情報]

> ・日常生活動作はとれているか，どんな動作や運動ができないか．
> ・日常生活動作がとれないのはなぜか（原因は何か）．
> ・患者はどのように活動し，生活したいと思っているか．

朝起きてから寝るまでの行動の，何がどの程度自分でできるか，できないのはなぜか，また患者自身は，どうなりたいと思っているかについて観察する．

5）睡眠─休息パターン

[このカテゴリーで収集する情報]

・睡眠・休息は十分か．
・望ましいリズムやパターンで睡眠・休息はとれているか．
・患者は現在の睡眠・休息に満足しているか．
・くつろげる時間はあるか．

　患者の睡眠・休息を妨げる因子，促す因子について観察・考察し，患者にとって快適で，身体的・精神的回復の手助けになる睡眠・休息のあり方を観察する．

6）認知─知覚パターン

[このカテゴリーで収集する情報]

・五感である聴覚・視覚・味覚・触覚・嗅覚に加えて運動覚を観察する．運動覚とは，関節運動に伴う四肢の方向や距離（関節角度）といった，体幹や四肢の空間における相対的な位置関係の認識のことである．
・認知・知覚機能が変化をきたしているかについて，患者の表現方法を観察する．

　患者が何かを行おうとするときに考えたり，感じたりして自分自身が認識し知覚することをアセスメントする．患者の話，行おうとする行動を直接観察していくことで認知・知覚を把握できる．ここでいう「知覚」とは，物理化学的な入力刺激をもとに外的環境や身体内部の状態の情報を得ようとする働きである．それに対して「認知」は，「知覚」された情報を大脳における高次の処理によって解釈したり，対応する行動を起こさせたりする働きである．したがって患者の感覚器官の働きとともに，それに対応する言動などの細かな表現に注目する．

　会話をしようとする場合，聞こえているのか，言葉の理解ができないのか，言葉が話せないのか，これらは全て観察している医療者側の感じたことで，自分勝手な解釈にすぎない．他人の感じ方，考え方は，その人との関わりの中から見えるものである．

7）自己知覚─自己概念パターン

　自己のイメージや価値観，病気に対する絶望感や恐怖感，不安についての認識を言葉だけでなく，態度や表現から観察する．例えば，これから始まる検査・手術に対する不安は，患者がそれまで経験したことがなければ，他者からは想像もできないほど大きい場合もある．しかし，これが全て言葉として表現されることはなく，態度や表情に現れる場合が多い．

　また患者は，自分の病気に対して絶望感や恐怖感，不安感を持っている．これらはその人の性格に関連している場合があり，そのためまず自分の性格についてどの

ように思っているか聴いてから，現在感じていることについて関連させて聴くことが大切になる．

8）役割—関係パターン

［このカテゴリーで収集する情報］

・家庭や社会で健康な生活を営んでいるか，営めない原因は何か．
・家庭や社会で健康な生活が営めないことを患者はどう考えているか．

患者の家庭や社会における役割や責任の範囲を明確にし，これらの役割や責任を果たせているかをアセスメントする．

9）セクシュアリティ—生殖パターン

［このカテゴリーで収集する情報］

・自分の性役割・性機能・性行為についてどのように考え，いままで過ごしてきたか．
・性行為・性機能に変化があったか，性に対する考え方，相手との関係が変化したか．
・治療を行う上で，性に関する心配ごとはないか．

性役割・性機能・性行為が身体の変化に伴って変化したか，またその変化により問題が生じたか，それを自分で解決できるか否か，どのような援助が必要か，アセスメントする．

10）コーピング—ストレス耐性パターン

［このカテゴリーで収集する情報］

・自分のストレスを和らげる方法はあるか．
・ストレスを感じたときに相談できる人はいるか．

全般的なコーピングパターンとストレス耐性の観点から，そのパターンがうまくいっているかアセスメントする．ストレスの処理方法，家族等のサポートシステムとその状況をコントロールし，管理する能力をどのように認識しているのかアセスメントする．

11）価値—信念パターン

患者の選択や決断に影響を与えるような人生における価値や目標，信条や宗教的信念などをアセスメントする．

2 看護計画

看護を必要とする人の健康問題と期待する成果，期待する成果を得るための個別的な看護実践の計画を記載したものである[1].

1）問題リスト

[基本事項・注意すべき事項]

・看護を必要とする人および家族と共有し，共に問題解決に取り組む手段とするために，患者・家族の立場で考えることが大切である.
・看護によって緩和・解決されるもので，患者や家族が直面している問題，今後起こりうる可能性のある問題について明らかにしていくことが望ましい.
・収集した情報をアセスメントして，患者の健康問題を推論し優先順位をつけ作成する.日々変化していく患者の問題を推測していく過程で，「情報⇔アセスメント」が繰り返し必要となる.入院時は，データベースで情報をアセスメントし問題を立案する.入院後は，経過記録にて日々の情報をアセスメントし問題を評価修正する.

ここでいう問題とは，看護を要する人が健康生活を営む上での心身の機能・能力を妨げるような事項である.問題リストとは，保健医療チームメンバーが解決すべき患者の問題を列挙したものである.

2）計画

データベースや経過記録の情報をもとにアセスメントし，計画を立案する.看護計画は，可能な限り患者・家族と共に立案し，患者・家族に説明し，患者・家族の同意を得ていることを記録する.

3 経過記録

看護を必要とする人の意向や訴え，健康問題，治療・処置，看護実践等の経過を記載したものである.計画に基づく看護実践の結果，問題がどのように変化したのか，問題の経過や患者の状態に応じた看護実践の内容と結果を示し，ケアの根拠とする.経過記録の主な様式を**表4**に示す.

表4　経過記録の様式

①経時的叙述的記録
②SOAP形式
③フォーカス・チャーティング
④フローシート

1) 経時的叙述的記録

[注意事項]

> ・記録者の主観は入れず，客観的事実のみを記載する（○○のようだ，○○と思われる等と記載しない）.
> ・時刻ごとに事実を正確に記入し，原則として看護実践者，または状況を確認した看護者が記載する.
> ・時間を統一する（標準時間であり，時計機能を持つ医療機器の時間統一が重要）.
> ・患者・家族とのやり取りを記録する（「何時何分に誰が，誰に説明した」など）.
> ・事故発生時は，事故が起こる前からの患者の状況，反応，看護行為，バイタルサイン，点滴等薬剤の残量，各種ドレーンの量等を詳細に記載する.
> 〈例〉転倒・転落：意識レベル，瞳孔，四肢の動き，外傷の有無，疼痛の有無，バイタルサインを観察し，頭蓋内出血・骨折が否定できるまで記載する.
> 　　　誤薬発生：経時的観察が必要な間は記載する.
> ・経時的な観察を要する事象や，実施した処置・ケアについて経時的な記録を要する事項を記載する.
> 　状態変化，急変および医療事故発生時
> 　患者死亡時
> 　医師から口頭指示を受けた場合：経過記録に時間・指示内容・指示医師名を記載する.
> 　医師による患者・家族への治療方針等の説明に同席したとき：患者，家族の反応を記載する.
> 　医師からの説明内容は医師診療録に記載するものであり，看護記録には記載しない.
> ・医療チームメンバーとの話し合い：実施時間，出席者，検討事項，検討により変更した計画などを記載する.
> ・看護問題以外で患者の状態を記録しておいた方が良いと判断したとき.

　伝統的な経過記録の方法であり，看護職者が勤務時間内に観察した患者の状態，実施した看護と治療・検査およびそれに対する患者の反応等の出来事を経時的（時間ごとに）に記述するものである．患者の急変時や医療事故発生時に，時刻に沿って事実を正確に記述するものであり，リスクマネジメントの視点で重要な記録である.

　患者の急変時および事故やトラブル発生時は，経時的な流れが重要となるため，観察した患者の状況・実施した看護・治療処置・検査・患者および家族の反応など事実のみを経時的に経過を追って記録する．医療事故や急変等，有事の際の看護師の経時記録の役割は非常に大きい．院内の事故調査，第三者機関の調査における重要な資料となり，関連するほとんどすべての記録物が提出対象となる．看護記録は「難解な医師の記録より，日本語で文章になっていて読みやすい」とされ，裁判資料として重要視された事例も多い.

2) SOAP形式

　問題ごとに，S（主観的情報），O（客観的情報），A（アセスメント），P（計画）の項目に整理して記載する.

S	subjective data	主観的情報	対象者が話した内容から得られた情報
O	objective data	客観的情報	看護師が観察，測定した結果，医師による診断所見や検査などから得られた客観的な情報
A	assessment	評価	収集したOとSの内容をもとに分析し，期待された成果がどの程度達成されたかを検討し評価
P	plan	計画	Aに基づいて決定した方針や内容

3）フォーカス・チャーティング

　患者を全人的にとらえ，介入を必要とするような出来事（Concerns）や看護面，医学面の問題に焦点を当て（Focus），その際の患者の状態・状況・情報（Data），それに対する介入/行為（Action），その結果/患者の反応（Response）を系統的に記載する．すなわち，フォーカスとして挙げた事柄に関するデータ，アクション，レスポンスを時系列に記入していく経過記録である．

4）フローシート

　看護を必要とする人の，特定の問題に関連する情報を記号などを用いて記載することのできる一覧表である．バイタルサインや観察項目における変化，経時的に実施したケアなどを記録することができる．簡易型経過記録ともいわれ，日々実施したケアを簡易的に記録でき，データの比較検討や経過の評価が容易にできる．

[クリニカルパス[1]と看護記録]

　クリニカルパスは，一定期間内に達成すべき健康問題の改善目標を設定し，その目標に向けて実施する検査，治療，看護等を時系列に整理した診療計画書のことをいう．クリニカルパスには，看護記録として標準計画と経過記録が含まれる．

> クリニカルパスにおける標準計画：目標を達成するために必要とされる看護実践を1日ごとに設定した標準計画
> クリニカルパスにおける経過記録：計画された看護実践を実行したことを記入する

4 要約（看護サマリー，地域連携シート）

看護を必要とする人の健康問題の経過，情報を要約したものである.

[基本事項・注意すべき事項]

・継続看護に活かすために記載する.
・退院・転院が決まったら速やかに作成する.
・個人情報の観点から，他施設・訪問看護ステーション等へ情報提供する場合は，本人または
　家族の了解を受ける.

（清水晶子，齊藤幸子）

［引用・参考文献］
1）日本看護協会：看護記録に関する指針，日本看護協会，2018.
　　https://www.nurse.or.jp/home/publication/pdf/guideline/nursing_record.pdf（2021年1月閲覧）
2）滝島紀子：看護過程から理解する看護診断 改訂3版. 丸善出版, 2019.
3）佐藤エキ子：看護記録様式を評価する　看護記録は何をゴールとするのか　看護記録の様式の分析・評価. 看護,
　　52（7）：146-150, 2000.
4）東京都保健医療公社 大久保病院 看護記録マニュアル, 2020.
5）東京都看護部科長会看護記録プロジェクトチーム：東京都立病院等看護記録記載基準作成のためのガイドライン,
　　2010.

1 看護記録の効率化と その課題

　これまで，現場の看護職員から「どうしても，看護記録に時間がかかります」「結局，看護記録がいつも後回しになってしまいます」「もっとベッドサイドで患者さんと話す時間があれば」「もっと事例検討に時間をかけたい」などの声を聞く機会が少なくなかった．そこで，ベッドサイドでの直接ケア時間の確保や直接ケアの充実を望む声に対して，記録の標準化や効率化，看護記録に関する業務改善の検討を継続している．

　日々の看護における記録関連業務は，療養上の世話，治療に応じた観察，測定，検査，処置，情報伝達にかかわること，診療報酬算定に関するものなど多岐にわたる．観察やケアを実施したら，タイムリーに記録することが効率化への近道であるが，多重業務を実践しながらでは難しい面があるのが現実である．このような状況下で，医療者が共通言語を使用して記録することはとても大切である．また，観察項目がもれなく提示され，標準化されたテンプレートを使用していくことにより，記録の効率化を図ることができる．多くの医療機関では電子カルテの導入が進み，医療の標準化，効率化，チーム医療の促進を目的としたクリニカルパスも普及している．さらに，記録する行為そのものを効率化するために，音声入力とAI（人工知能）を活用する取り組みも行われている．

　看護の分野における記録の標準化にあたっては，一般社団法人医療情報システム開発センター（MEDIS-DC）により，「看護実践用語標準マスター（看護観察編・看護行為編）」が構築された．これは2016年に「厚生労働省における保健医療情報分野の標準規格（厚生労働省標準規格）」となった．さらに，日本クリニカルパス学会が提供する「患者状態アウトカム用語集ベーシックアウトカムマスター®（Basic Outcome Master®；BOM）」が，2019年に医療情報標準化推進協議会の認定を受けた．BOMは，患者状態アウトカムを表現するための観察項目に，MEDIS-DCの看護実践用語標準マスターの一部を引用している．

　しかしながら，看護記録に関する看護師の負担や不安・悩みは尽きない．看護記録の効率化が進まない理由として，医療訴訟リスクへの懸念がある．特に，看護記

録と他の職種の記載内容の整合性において正確性が求められる．また観察や看護を実際に実施したとしても，そのことが記録になければ，観察不足，看護処置が未実施であると判断される可能性がある．診療情報開示が一般化するにつれ，看護記録の取り扱いについてもより一層の配慮が必要になってきている．さらには，診療報酬算定の根拠としての看護記録の重要度が増し，その量が増えてきていることも，記録業務の負担感を高める要因となっている．

　本項では，クリニカルパス，看護実践用語標準マスターなどの活用，テンプレートの活用について紹介していく．

（畑田みゆき）

［引用・参考文献］
1）渡邊千登世：特集 誰でもわかる看護記録．エキスパートナース，34（15）：83-87，90-93，2018．
2）瀬戸僚馬：今求められる看護記録と今後の展望．看護管理，30（4）：324-329，2020．
3）舩田千秋：電子クリニカルパスの機能を使って進化する看護記録．看護管理，30（4）：342-348，2020．
4）疋田智子：ITを活用した看護記録の効率化．看護管理，30（4）：349-353，2020．
5）あべ俊子：看護記録の標準化について．日本POS医療学会雑誌，22（1）：11-15，2018．
6）梁取萌：コンサルが伝授 看護記録の無駄・ムラ解消術．2014．
　　https://gemmed.ghc-j.com/?p=330（2021年2月閲覧）

2 クリニカルパス

1 クリニカルパスとは

　日本クリニカルパス学会は，クリニカルパスを「患者状態と診療行為の目標，および評価・記録を含む標準診療計画であり，標準からの偏位を分析することで医療の質を改善する手法」[1]と定義している.

　クリニカルパスは多職種で作成する標準診療計画であり，この「標準」においては今考えられる最善（Best Practice）のものが求められる. パスはチーム医療のツールでもあるため，標準診療計画の中には標準看護計画が含まれなければならない. 縦軸は治療，処置，検査，看護ケア項目（日常生活援助，観察項目，教育指導項目）などで構成される. 横軸は，時間軸として治療の進行段階，入院期間を示し，各段階で，アウトカム（大項目）や成果指標（小項目）を設定する（**表1**）.

1) クリニカルパスと看護記録

　日本看護協会の新たな「看護記録に関する指針」[2]では，クリニカルパスについて「一定期間内に達成すべき健康問題の改善の目標を設定し，その目標に向けて実施する検査，治療，看護等を時系列に整理した診療計画書のことをいう. クリニカルパスには，看護記録として標準計画と経過記録が含まれる」と述べられている. また，クリニカルパスにおける標準計画と経過記録に関しては以下のように記述されている.

> 標準計画：目標を達成するために必要とされる看護実践を1日ごとに設定した標準計画である.
> 経過記録：計画された看護実践を実行したことを記入する.

　このことは，クリニカルパスは標準看護計画と経過記録であり，パス適用の患者には看護実践の一連の過程を，パスによって記録する必要があることを示している.

2 クリニカルパスと看護記録の構成要素

　電子クリニカルパスの機能を活用して，適応基準，除外基準，終了基準，日々の記録と評価のバリアンス，アウトカム評価等の項目について検討していく. 看護実践の一連の過程も検討していくことで，看護の質を担保していくとともに，看護記録の効率化につながる（**表2**，**表3**）.

表1 クリニカルパスの例〔経尿道的砕石術　医療者用（アウトカムと看護ケアの一部例）〕

		5/10（月）	5/11（火） 手術前	5/11（火） 手術後	5/12（水）	5/13（木）
日付		5/10（月）	5/11（火）		5/12（水）	5/13（木）
病日		入院	入院2日目		入院3日目	入院4日目
手術		手術1日前	手術前	手術後	手術1日目	手術2日目
評価		□	□	□	□	□
アウトカム	患者状態		□全身の感染徴候がみられない	□血尿が軽度である	□感染徴候がみられない □疼痛コントロールができる □尿道カテーテル抜去後，自然排尿ができる □血尿が軽度である	□感染徴候がみられない □疼痛コントロールができ日常生活に支障がない
	治療検査	□手術前の身体的な準備ができる □手術入室基準の準備が整っている				
	活動清潔			□術後の安静が守れる	□病棟内歩行ができる	
	理解	□術前オリエンテーションの内容がわかる □手術に臨むための精神的準備ができる				
治療	処方					
	注射					
	指示コメント					
	処置		□肺血栓塞栓症予防（開始）		□尿道カテーテル抜去	
検査	バイタル	□体温：○℃ □脈拍：○回 □血圧：○mmHg □呼吸数：○回	□体温：○℃ □脈拍：○回 □血圧：○mmHg □呼吸数：○回	□体温：○℃ □脈拍：○回 □血圧：○mmHg □呼吸数：○回	□体温：○℃ □脈拍：○回 □血圧：○mmHg □呼吸数：○回	□体温：○℃ □脈拍：○回 □血圧：○mmHg □呼吸数：○回
	測定	□SpO$_2$：○%	□SpO$_2$：○%	□SpO$_2$：○% □心電図モニタリング	□SpO$_2$：○% □心電図モニタリング	
看護ケア	排泄					
	活動			□安静度：絶対安静	□安静度：安静解除	
	清潔	□シャワー浴			□清拭	
	看護ケア	□術前オリエンテーションの内容がわかる □必要物品の説明確認 □術前禁飲食の説明				
	観察			□頭痛 □悪心 □嘔吐 □膀胱刺激症状 □腹壁緊張 □血尿	□膀胱刺激症状 □腹壁緊張 □血尿 □残尿感 □排尿時痛 □尿漏れ	□膀胱刺激症状 □腹壁緊張 □血尿 □残尿感 □排尿時痛 □尿漏れ
文書	文書	□入院診療計画書 □手術説明・同意書 □麻酔説明・同意書				
記録	医師					
	看護					
	その他					
バリアンス						

表2 クリニカルパスと看護記録の構成要素

クリニカルパス	看護記録の構成要素
基礎情報	基礎情報
アウトカム	問題リスト　看護目標
観察項目　タスク	看護計画
タスクの実施記録 バリアンス記録	経過記録
バリアンス記録 バリアンス分析	要約（看護サマリー）／監査

表3 アウトカムの定義とバリアンス収集方法の関係

アウトカムの定義	バリアンス収集方法
最終達成目標 退院基準・設定日数	退院時バリアンス方式
重要な中間達成目標 クリティカルインディケーター	センチネル方式
日々の達成目標	ゲートウェイ方式
すべての患者状態および医療者の介入行為	オールバリアンス方式

3) 勝尾信一：バリアンス. クリニカルパス用語解説集第2版, p.34, サイエンティスト社, 2019. より転載

3 クリニカルパスにおける看護記録

1) 看護実践の記録

　予定された（標準化された）看護計画の項目に沿って，観察・ケアを実施した結果を入力し，実施したかどうかをチェックしていくことで看護実践の記録となる．その日に行う一連の過程を即座に把握できるため，業務の効率化につながる．

　また，観察結果やケアを経時的に確認することで，患者の状態の変化を迅速に把握できる．このことで，患者の状況の変化に対して早期に次の対応につなげられることになる．

2) アウトカム達成状況の評価

　設定されているアウトカムが達成できたかどうかで判断する．アウトカムは誰でも判断できるよう，数値や具体的な表現で表すことが望ましい（**表3**）．

3) バリアンス（標準とのずれ）発生時の記録

　パスは標準診療計画であるため，通常の経過をたどっている場合は，そのまま計画に沿って終了する．

一方，バリアンスは患者の個別性に合わせた対応であるため，収集して分析することを前提としている（**表4**）．予定外の対応を行った場合であっても，アウトカムに影響を及ぼさないものや，予定の入院日数に変更がなければ，バリアンスが生じてもパスを進行することができる．アウトカムを達成するために追加で実施した処置やケア，患者の状態，バリアンスの程度をパス内に残すことで，パスの見直しの際の分析・評価に役立てることができる．

　バリアンスの程度からみてパスから脱落したと判断した場合や，新たな問題のためにパスが進行できない場合は，その患者の状況に合わせて看護計画を立案（追加）することになる．このときの看護記録は，SOAP形式を採用している場合はSOAP形式の経過記録，患者の状態観察を頻繁に行う必要があれば経時記録等，施設内での基準に沿って記録する．

表4 バリアンスの評価

<バリアンスの分類>
分類には正のバリアンスと負のバリアンスがあり，その程度を「変動，逸脱，脱落」で区分．発生要因は，「患者・家族，病院，社会」などがある
□ポジティブ（正）のバリアンス
・予定の繰り上げ，処置の省略などにより，治療が早期に終わり入院期間が短縮するなど，患者や病院にとってプラス（良い結果）になる変化
□ネガティブ（負）のバリアンス
・予定の遅延，処置追加などにより，治療が遅延し，入院期間が延長するなど，患者や病院にとってマイナスになる変化
<バリアンスの要因>
□患者要因
・患者の身体状況，患者の精神状況，患者の学習能力，患者の意思，家族・キーパーソンの意思など
□職員要因
・医師，看護師，コメディカルなど
□病院要因
・体制，設備，器材・器具，情報など
□社会要因
・患者移送，施設，在宅，かかりつけ医（病院）の未決定など
<バリアンスの程度>
・変動：パスを変更せずに継続が可能
・逸脱：パスを一部変更して継続が可能
・脱落：パスのプロセスからはずれ，パスの継続が不可能

4 アウトカムは達成したが看護記録が必要な場合の例

インシデント，アクシデントなど，入院目的とは異なる事象が発生した場合は，それが結果的にバリアンスとなる，ならないにかかわらず記録を残す．一方で，入院目的のパスのアウトカム達成の可否は，ここで記録された事象とは切り離して判断する必要がある．

〔インシデント・アクシデント発生時の記載例〕

○月○日
12:00　昼食配膳時，「あまり食欲がない」と話す．
12:40　昼食後の状態観察のため訪室すると，左足元のベッドサイドの床に右側臥位で横になっていた．尋ねると「歯磨きをしようと靴を履こうとしたらよろけて，床に頭をぶつけた」と右手で頭を押さえながら話す．患者を抱えてベッドに坐位になり，他にぶつけたところはないか尋ねると「ない，痛いところもない」と返答があった．
12:45　頭部，全身を確認したが擦過傷，腫脹，発赤なし．上下肢の挙上・屈曲・伸展可能．瞳孔3mm不同なし，対光反射あり．
　　　　BP○○/○○mmHg，P○○回/分，R○○回/分
12:50　担当医○○へ，上記のベッドサイドの床に横になっていた経緯とバイタルサイン，全身状態を報告．
12:55　担当医○○診察，頭部CT検査の指示あり．
　　　　　　　　　　　　　　　　　　　　　　　　　　　　　　　　看護師（氏名記入）
13:50　ストレッチャーで検査室へ移送し，頭部CT検査実施．
　　　　　　　　　　　　　　　　　　　　　　　　　　　　　　　　看護師（氏名記入）

5 クリニカルパスの機能を使って効率化するには

以下に挙げる項目について検討し，実践，評価を行っていくことで，看護の質を保ち，看護記録の効率化につながると考える．

・患者目標と診療行為の目標に対して，目標を達成するために必要な看護をよく検討する．
・検討の際は，この時間，この日に，これは必要な行為かこれまで行ってきた業務を振り返り，業務改善も含めた内容をよく検討する．
・検討した内容は，すべてを網羅し，今考えられる最善のものか．
・観察，介入項目を実施することで，経験年数に関わらず同様の看護を提供することができるか．
・多忙で煩雑な業務の中でも同様の看護を提供し，記録に残せるか．

（畑田みゆき，副島祐子，植田智美）

［引用・参考文献］
1）一般社団法人日本クリニカルパス学会：クリニカルパス（略名パス）の定義.
　　http://www.jscp.gr.jp/about.html（2021年2月閲覧）
2）日本看護協会：看護記録に関する指針. p.5, 日本看護協会, 2018.
　　https://www.nurse.or.jp/home/publication/pdf/guideline/nursing_record.pdf（2021年2月閲覧）
3）勝尾信一：バリアンス. クリニカルパス用語解説集第2版. p.34, サイエンティスト社, 2019.
4）渡邊千登世：特集 誰でもわかる看護記録. エキスパートナース, 34(15)：80-81, 2018.
5）高木智美ほか：PCAPS導入による看護記録の効率化. 看護管理30(4)：331-337, 2020.
6）舩田千秋：電子クリニカルパスの機能を使って進化する看護記録. 看護管理, 30(4)：342-348, 2020.
7）日本クリニカルパス学会標準化委員会：患者状態アウトカム用語集 Basic Outcome Master®（ベーシックアウトカ
　　ムマスター®）v3.0の概要. 2018.
　　http://jscp.gr.jp/img/publ/bom/bom2018_gaiyou.pdf（2020年2月閲覧）

3 看護実践用語標準マスターなどの活用

　看護記録の効率化に向けての取り組みとして，さまざまな記録方式の提案や，標準化に向けての検討が継続的に行われている．そのなかでも，看護用語や医療用語を標準化し，標準的な言語を使用することは，職種を超えて情報の共有を円滑にする．標準的な看護用語を用いる必要性については**表1**を参考にされたい．

表1　標準的な看護用語を用いる必要性と効果

①看護記録内容の標準化	・実施した行為，観察した結果の記録として正確性・信頼性の向上
②看護記録にかかわる時間の効率性の改善	・記録の読み取り時間の削減 ・記録内容の解釈の正確性
③情報共有の向上	・他職種や患者・家族および一般の人々に看護師の実践した内容を伝達しやすくなる
④看護ケアの監査が容易になる	・実施したケアの評価・改善のために活用しやすくなる ・エビデンスデータの蓄積がしやすくなり，研究の発展とその結果の活用による看護ケアの改善に結びつけやすくなる ・実施したケアに関するデータの統計分析が容易になる

3）渡邊千登世：看護記録用語の統一化.エキスパートナース，34(15)：90，2018.より転載.

　看護記録用語の標準化に向け，一般財団法人医療情報システム開発センター（MEDIS-DC）では，「看護実践用語標準マスター」（標準セット）を作成している．これは，看護の実践現場で実際に使用されている用語を収集，整理して作成され，「看護行為編」と「看護観察編」で構成されている．看護行為は，看護計画の具体的なケア（看護行為）で，基本的な用語と助産・母性，在宅領域の用語が収載されている．看護観察は，観察項目とその結果の表記で構成されている．

　当院では，電子カルテの導入時に，これまで活用してきたNANDA-NOC-NICとMEDIS-DCの疾患別看護用語セット（疾患別セット，看護セット）を併用した看護記録方式を構築し運用している（**図1**）．当院では，疾患別セットと標準セット，看護診断を活用して看護計画の立案・実施を行い，効率化への一助としている．

　疾患別セットは，MEDIS-DCから提供されていた，各疾患における急性期・回復期・退院準備期など注目すべき節目（病期）ごとに，よく使用する看護用語を組み合わせたものであるが，2015年に提供が中止されている．

図1 NANDA-NOC-NICと看護セットを併用した看護記録システムの展開フロー

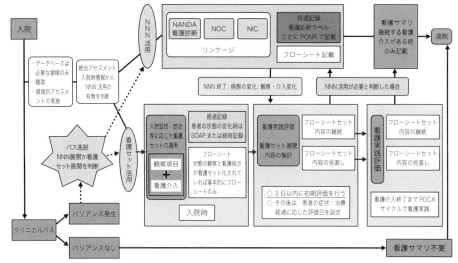

東京都保健医療公社大久保病院　看護記録・医療情報システム委員会作成

1 当院での使用例

1）疾患別セットを使用する例

　慢性閉塞性肺疾患（chronic obstructive pulmonary disease；COPD）で在宅酸素療法を実施していたが，呼吸困難となり肺炎で入院した患者に対し，入院時の統合アセスメントの結果，疾患別セットの『肺炎標準治療急性期』を使用する場合．

〔疾患別セット：肺炎標準治療　急性期〕

看護観察	咳嗽（−〜＋＋）	咳嗽の種類（湿性乾性）	3日間
	労作時呼吸困難感（−〜＋＋）	安静時呼吸困難感（−〜＋＋）	
	喀痰（−〜＋＋）	酸素飽和度（数値入力）	
	痰色調（灰白黄淡黄黄緑赤）	痰性状（粘稠水泡沫血膿漿液性）	
	呼吸音右（手入力）	呼吸音左（手入力）	
	副雑音右（上葉中葉下葉）	副雑音左（上葉下葉）	
	酸素吸入量（数値入力）	酸素吸入方法（鼻カニューレ・マスク）	
	末梢ライン：刺入部痛（−＋）	末梢ライン：腫脹（−＋）	
	末梢ライン：発赤（−＋）	悪寒戦慄（−〜＋＋）	
看護行為	IC理解納得確認（実施）	IC同席（実施）	
	治療情報提供確認（実施）	希望する治療調整（実施）	
	輸液ルート挿入管理（実施）	輸液ルート抜去管理（実施）	
	発熱対応：冷罨法（実施）		

図2 疾患別セットのイメージ

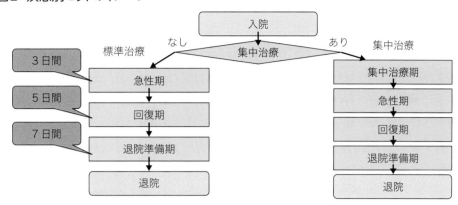

疾患における急性期・回復期・退院準備期など注目すべき節目（病期）ごとに日数を設定している.

利点	一項目ずつ検索して選択する場合は，看護師個々の認識の違いや選択忘れにより項目がばらつく可能性がある．セット化されたものを選択する場合は，どの看護師が選択しても同じ項目となり，提供される看護行為の統一にもつながる．項目を一つずつ検索して選択するよりも，セットを選択することで効率化が図れる．
課題	疾患別セットは疾患の病期別に日数を設定している．患者が次の病期（例えば回復期から退院準備期）に移行できる状態にあるのかどうか，何故この観察やケアが患者に今必要なのかという視点をもつことや判断することを省略する可能性がある．
対応策	疾患別セットを使用する場合には，使用開始時・期間終了時・状態変化時にアセスメントを行った上で記録するなど運用上のルールを明確にする．

〔疾患別セット設定期間終了時の評価記録の例〕

　肺炎で入院し，疾患別セット「肺炎標準治療急性期」を使用し3日目の患者．昨日昼から食事を開始したが，今朝の食事の際に誤嚥し食事は禁食となった．朝食後に酸素飽和度が低下し，酸素吸入量が2L→4Lへ増量となった.

○月○日　10:00　NS 肺炎標準治療　急性期

S	朝食の時にむせてしまったんだよね．痰が多くなってからむよ.
O	酸素飽和度95％，酸素マスク4L使用．喀痰量が増加し，自力喀出できないことがあり，吸引を2時間毎に実施している.
A	今朝，食事でむせており，痰の喀出も困難であることから肺炎の状態が持続すると予測される.
P	急性期の期間を3日間延長する．看護ケアに吸引を追加.

看護行為の追加

看護行為	用手吸引　1日12回

2）看護診断と標準セットを併用する例

　COPDで在宅酸素をしていたが，呼吸困難・喀痰喀出困難となり肺炎で入院した患者Eさん．入院時のアセスメント結果，看護診断の「非効果的気道浄化」を立案している．入院4日目に全身性痙攣が起きたが頭部CT・採血結果では異常はなかった．一時的な問題として看護診断は立案せず，標準セットで観察を密に行い48時間以内に再評価する．

〔経過記録例〕

　Pとして標準セットの中から「痙攣症状　観察セット」を選択してケアを開始する．

○月○日　10:00　Temporary

S	今までピクピクしたことはないよ．何だったんだろう．
O	訪室時に開眼したままで全身性痙攣10秒あり．痙攣消失後はJCS＝0．主治医診察し頭部CT撮影と採血を実施した．CT・採血結果には原因となる所見無．医師の指示で心電図モニター開始し，経過観察となる．
A	原因不明であるが，症状変化に注意していく．
P	痙攣症状　観察セットを使用し看護ケア開始．48時間後評価．

〔痙攣症状　観察セット選択例〕

看護観察	痙攣発作初発部位（手入力）	項部硬直（－＋）	5日間
	痙攣（－～＋）	呼吸抑制（－＋）	
	痙攣持続時間（数値入力）	酸素飽和度（数値入力）	
	JCS（0～300）	眼球偏位（－＋）	
看護行為	転倒防止ケア（実施）	転落防止ケア（実施）	
	室内環境調整（実施）		

（副島祐子，植田智美）

［引用・参考文献］
1）日本看護協会：看護記録に関する指針．日本看護協会，2018．
2）日本看護協会：総特集 活用しよう！「看護記録に関する指針」．看護，70(14)：6-118，2018．
3）渡邊千登世：特集 誰でもわかる看護記録．エキスパートナース，34(15)：90-99，2018．
4）医療情報システム情報センター：MEDIS標準マスター総合サイト MEDIS-DC
　　https://www.medis.or.jp/4_hyojyun/medis-master/overview/index.html（2020年2月閲覧）
5）保健医療福祉情報システム工業会：部門システム委員会 活動報告
　　https://www.jahis.jp/files/user/02_katsudo%26hokoku/04%20H28%E5%B9%B4%E5%BA%A6_%E9%83%A8%E9%96%80%E3%82%B7%E3%82%B9%E3%83%86%E3%83%A0%E5%A7%94%E5%93%A1%E4%BC%9A.pdf（2020年2月閲覧）

4 テンプレートの活用

　テンプレートとは，鋳型，雛型，定型書式などの意味を持つ英単語で，文書などを作成する際の雛型となるものをいう．ある目的や形式に沿って作成されたデータの雛型に，個別の内容を記入していくだけで目的のデータを完成させることができる．

　テンプレートを用いることで，必要な情報を漏れなく記録できる．また同じ視点で情報収集や観察をすることができ，記録の効率化が図れる．

　看護師が活用するテンプレートの例を**表1**，**図1〜3**に示す．

表1 看護師が活用するテンプレート例

- ・輸血記録
- ・抗菌薬の初回投与
- ・向精神薬使用時の記録
- ・化学療法記録
- ・疼痛評価
- ・ストーマ装具交換記録
- ・救急室記録
- ・各ハイリスク検査・処置時記録
- ・内服管理アセスメントシート　など

図1 輸血記録テンプレート例
〔入力画面〕

輸血記録	輸血記録
輸血記録	

輸血内容
　赤血球液　　　　□1単位　□2単位
　濃厚血小板　　　□5単位　□10単位　□15単位　□20単位
　新鮮凍結血漿　　□1単位　□2単位　□4単位
　自己血　　　　　□1単位　□2単位
　輸血内容

**必要な項目を
チェック，入力する**

輸血開始時刻　□□時□□分
血圧：□□／□□mmHg　脈拍：□□回/分　体温：□□℃
呼吸：□□回/分　SpO$_2$：□□%
刺入部の疼痛：○なし　○あり　　　熱感：○なし　○あり
悪寒戦慄　　：○なし　○あり　　　発疹：○なし　○あり
胸部不快感　：○なし　○あり　　　悪心：○なし　○あり
胸内苦悶　　：○なし　○あり　　　嘔吐：○なし　○あり
その他：□

```
 追加  削除
   輸血施行中観察時間 [    ]時[    ]分
    追加理由：[                                    ]
    血圧：[    ]/[    ]mmHg  脈拍：[    ]回/分  体温：[    ]℃
    呼吸：[    ]回/分  SpO₂：[    ]%
    刺入部の疼痛：○なし  ○あり    熱感：○なし   ○あり
    悪寒戦慄  ：○なし  ○あり    発疹：○なし   ○あり
    胸部不快感 ：○なし  ○あり    悪心：○なし   ○あり
    胸内苦悶  ：○なし  ○あり    嘔吐：○なし   ○あり
    その他：[                                    ]
   輸血開始5分後 [    ]時[    ]分
    血圧：[    ]/[    ]mmHg  脈拍：[    ]回/分  体温：[    ]℃
    呼吸：[    ]回/分  SpO₂：[    ]%
    刺入部の疼痛：○なし  ○あり    熱感：○なし   ○あり
    悪寒戦慄  ：○なし  ○あり    発疹：○なし   ○あり
    胸部不快感 ：○なし  ○あり    悪心：○なし   ○あり
    胸内苦悶  ：○なし  ○あり    嘔吐：○なし   ○あり
    その他：[                                    ]
```

〔記録画面〕

```
経時記録

輸血記録
  輸血内容
  赤血球液2単位
輸血開始時刻 15時00分
  血圧：110/68mmHg  脈拍：78回/分  体温：36.5℃
  呼吸：18回/分  SpO₂：98%
  刺入部の疼痛：なし  熱感：なし
  悪寒戦慄：なし  発疹：なし
  胸部不快感：なし  悪心：なし
  胸内苦悶：  なし  嘔吐：なし
輸血開始5分後 15時05分
  血圧：108/78mmHg  脈拍：82回/分  体温：36.6℃
  呼吸：18回/分  SpO₂：99%
  刺入部の疼痛：なし  熱感：なし
  悪寒戦慄：なし  発疹：なし
  胸部不快感：なし  悪心：なし
  胸内苦悶：なし  嘔吐：なし
```

チェック，
入力したものが，
カルテに記載される

図2 救急室記録テンプレート例

〔入力画面〕

```
救急室記録

来院時間：[14] 時 [30] 分
診療科：[呼吸器内科]        [春口]        医師
JCS：○Ⅲ-刺激しても覚醒しない  ◉Ⅱ-刺激すると覚醒する
     ○Ⅰ-覚醒している  ○清明
  Ⅱのレベル：○30-痛み刺激でかろうじて開眼する
            ○20-大きな声または体を揺さぶることにより開眼する
            ◉10-普通の呼びかけで容易に開眼する
補足情報：□R-不穏  □I-糞尿失禁  □A-自発性喪失
呼吸：[20] /分 ◉正 ○異常
脈  ：[128] /分 ○正 ◉異常
SpO₂：[88] % 酸素 [2] L
血圧：[138/80]
体温：[37.8] ℃
チアノーゼ：○無 ◉有
冷汗  ：◉無 ○有
瞳孔不同 ：◉無 ○有 右[  ]mm 左[  ]mm
対光反射 ：◉無 ○有 右[  ]   左[  ]
四肢麻痺 ：◉無 ○有 部位[         ]
痙攣  ：◉無 ○有
疼痛  ：◉無 ○有
嘔気  ：◉無 ○有
嘔吐  ：◉無 ○有
失禁  ：○無 ◉有
腹部膨満 ：◉無 ○有
外傷  ：◉無 ○有
家族  ：○無 ◉有 ○不明
  ○同居 ◉独居
住所  ：○無 ○有 ◉不明
介護者 ：○無 ○有 ◉不明
認知機能 ：☑問題無 □問題有 □認知症あり □不明
経済の問題：○無 ○有 ◉不明
その他 ：[                    ]
翻訳ツール：□見える通訳 □院内通訳 □友人の通訳
          □家族の通訳 □会話集
          □その他
```

**フリースペースに
入力したものは
そのまま記録される**

〔記録画面〕

```
救急室記録
  来院時間：14時30分
  診療科：呼吸器内科 春口医師
  JCS：Ⅱ-10
  呼吸：20/分 正
  脈：128/分 異常
  SpO₂：88% 酸素2L
  血圧：138/80
  体温：37.8℃
  チアノーゼ：有
  冷汗：無
  瞳孔不同：無
  対光反射：無
  四肢麻痺：無
  痙攣：無
  疼痛：無
  嘔気：無
  嘔吐：無
  失禁：有
  腹部膨満：無
  外傷：無
  家族：有 独居
  住所：不明
  介護者：不明
  認知機能：問題無
  経済の問題：不明
```

図3 内服管理アセスメントのテンプレート例

〔入力画面〕

内服管理アセスメントシート

●内服薬あり　○内服薬なし
　医師の指示に従う
　○1回配薬　○1日配薬　●看護師判断
　　　●退院後に，薬剤の管理を自分で行う必要がある
　　　○退院後に，薬剤の管理を自分で行う必要がないため看護師管理（1回管理）
　　　○麻薬と向精神薬，検査治療で床上安静期間中，内服指示量頻繁に変更するため看護師管理（1回管理）
　　　【機能チェック】薬剤師と看護師で協議，あてはまるものにチェック
　　　　　●薬袋から薬が取り出せる　　　　　　：●はい　○いいえ
　　　　　●PTP包装シート・薬包から取り出せる：●はい　○いいえ
　　　　　●口の中に入れられる　　　　　　　　：●はい　○いいえ
　　　　　●飲み込める　　　　　　　　　　　　：●はい　○いいえ
　　　　　●色・形が識別できる　　　　　　　　：●はい　○いいえ
　　　　　●字が読める　　　　　　　　　　　　：●はい　○いいえ
　　　　　●服薬時間がわかる　　　　　　　　　：●はい　○いいえ
　　　　　●持参薬の残数が処方期間と合っている：○はい　●いいえ
　　　【管理方法】あてはまるものにチェック
　　　　　○機能チェック項目に「いいえ」があるため看護師管理（1回配薬）
　　　　　●機能チェック項目に「いいえ」があるが介入の工夫により自己管理が可能になるため自己管理
　　　　　○機能チェック項目全てが「はい」のため自己管理（薬袋管理）
　　　　　　　○1日配薬
　　　　　　　●セット確認
　　　　　　　　朝，本人がセットした後に確認，1週間後に評価

❶内服薬の管理をアセスメントする際，医師の指示を確認する．
❷医師の指示を確認後（この事例の場合は看護師判断の指示が出された），
　看護師，薬剤師でともにアセスメントを行い，シートに記入する．

〔記録画面〕

| 13：38
内服管理アセスメントシート | 内服薬あり
医師の指示に従う：看護師判断
退院後に，薬剤の管理を自分で行う必要がある
[機能チェック]
　□薬袋から薬が取り出せる：はい
　□PTP包装シート・薬包から取り出せる：はい
　□口の中に入れられる：はい
　□飲み込める：はい
　□色・形が識別できる：はい
　□字が読める：はい
　□服薬時間がわかる：はい
　□持参薬の残数が処方期間と合っている：いいえ
[管理方法]
・機能チェック項目に「いいえ」があるが介入の工夫
　により自己管理が可能になるため自己管理
・セット確認　朝，本人がセットした後に確認，
　1週間後に評価 |

（野津佐代子，若杉有希）

第3章

看護記録の
書き方の実際

1 看護計画の立案と評価……70

2 問題志向型看護記録……76

3 経時記録……108

4 多職種連携記録……121

5 看護記録Q&A……228

看護計画の立案と評価

　看護過程とは,「看護を実践するための思考を導くプロセス」である.言い換えると「看護実践をどのように考えてどのように行うのかを示しているもの」[1]である.

　看護過程の構成要素は,「アセスメント→診断→計画→実施→評価」という5つの要素で構成される(**図1**).この一連の流れを,段階を踏んで進めていく.したがって,アセスメントをしないで診断へ進んだり,計画へ進んだりすることはない.

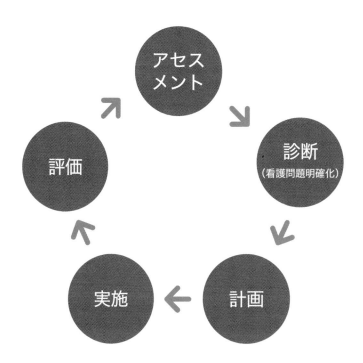

　もしアセスメントを経ずに直感的に看護診断(看護問題明確化)の目星がついても,アセスメントに戻ってアセスメントを行ってから看護診断(看護問題の明確化)を行うことが必要である.上図のような順序を踏むことが重要である.

図1　看護過程の構成要素
江川隆子編:ゴードンの機能的健康パターンに基づく 看護過程と看護診断 第6版,p.20-24,ヌーヴェルヒロカワ,2019,を参考に作成

1 アセスメント→診断

アセスメントを行うには，データ収集が必要である．データ収集は目的を持って行い，その後，収集したデータを分析する．データ収集する際には，その目的が明確になっていると系統的に収集することができる．目的を確認しながら看護理論や概念モデルを基に収集していくとわかりやすい．よく活用されるのは，ヘンダーソンの14項目，ロイの適応看護モデル12項目，ゴードンの機能的健康パターン11項目などである（**表1**）．

理論を活用していくには各理論の枠組みを理解しておくことが重要である．また項目ごとのアセスメント実施後，対象の全体像を統合してアセスメントすることが重要である．

表1　主な看護概念モデル

ヘンダーソン	ロイ	ゴードン
正常に呼吸する	酸素摂取	健康知覚－健康管理パターン
適切に飲食する	栄養	栄養－代謝パターン
あらゆる排泄経路から排泄する	排泄	排泄パターン
身体の位置を動かし，また良い姿勢を保持する	活動と休息	活動－運動パターン
睡眠と休息をとる	防衛	睡眠－休息パターン
適切な衣類を選び着脱する	感覚	認知－知覚パターン
衣類の調節と環境の調節により，体温を生理的範囲内に維持する	体液・電解質および酸－塩基平衡	自己知覚－自己概念パターン
身体を清潔に保ち，身だしなみを整え，皮膚を保護する	神経機能	役割－関係パターン
環境の様々な危険因子を避け，また他人を傷害しないようにする	内分泌機能	セクシュアリティー生殖パターン
自分の感情・欲求・恐怖あるいは気分を表現して他者とコミュニケーションをもつ	自己概念	コーピング－ストレス耐性パターン
自分の信仰に従って礼拝する	役割機能	価値－信念パターン
達成感をもたらすような仕事をする	相互依存	
遊びあるいは様々な種類のレクリエーションに参加する		
正常な発達および健康を導くような学習をし，発見をしあるいは好奇心を満足させる		

1）滝島紀子：看護過程から理解する看護診断 改訂3版．p.11-21，丸善出版，2020．を参考に作成

現在は，入院時データベースで統合アセスメントとして記載できる形式が多くなっている．この統合アセスメントから看護診断を導き出すことができる．統合アセスメントには，対象（年齢・性別），疾患，入院目的，どのような状況でどのような援助の必要性があるのか，を記載する．

2　診断→計画→実施

診断（看護問題の明確化）は2パターンの方法を記載していく．

1）パターン1：入院時データベースからの診断（看護問題の明確化）

先に記載した通り，統合アセスメントが重要になる．統合アセスメントは，各理論の枠組みの項目を入院時データベースからそれぞれアセスメントする．その中から，頭の整理のために，①問題があるとアセスメントした項目，②問題があるとはいえないが継続観察が必要な項目，③今回の入院では問題のない項目の3つに分ける．

3つに分けたら，③はそのままとし，②の中で本当に問題はないのか考える．この時点で悩んでいる項目は①に加える．

「①問題があるとアセスメントした項目＋②継続観察が必要な項目」で最後まで引っかかっていた項目，この中から，診断（問題の明確化）を導き，その時の思考過程を統合アセスメントに記載する（**図2**）．

例：秋風撫子さんの入院時統合アセスメント

83歳女性，右変形性膝関節症，
人工股関節置換術（THA）のため入院
ADLは自宅では自立だが，入院し環境の変化のため転倒リスクが考えられる．
また高齢であり術後の安静や麻酔による侵襲で，せん妄などの出現リスクや急性疼痛が考えられる．
手術まで現在のADLを維持し安全な手術を迎えることを考え♯1転倒転落リスク状態を立案する

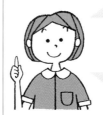

統合アセスメントでは，
各項目のアセスメントを基に整理して，
診断（問題の明確化）を導こう

「わからない，書けない」なんて
思わないで，最初は長文になっても
書いてみることが大切です

図2　統合アセスメントの例とポイント

2）パターン2：入院中に新たな問題が発生した，
　　または発生しそうな状況からの診断

　体温表や経過記録，対象の言動，検査データなどすべての状態をアセスメントし診断する．その場合，あなたが所属している組織の記録記載基準に沿って診断（問題の明確化）を記載する．

　例えば，temporaryで記載し一定期間後（24時間）に評価し診断（問題の明確化）する場合や，ケアの際に褥瘡を発見した場合には，すぐに診断（問題を明確化）する必要がある．その際，自分だけで判断することが難しい場合は，ペア看護師や勤務者間でカンファレンスし，情報を整理して共有すると，診断（問題の明確化）を決めやすいので実施してみる．

①NANDA-I看護診断

現在，NANDA-Iには4つの種類の診断がある．

・問題焦点型看護診断（実在型）
・リスク型看護診断
・ヘルスプロモーション型看護診断（ウェルネス型）
・シンドローム型

　看護診断は「①診断ラベル」，「②定義」，「③診断指標」，「④関連因子」，「⑤危険因子」の5つの要素によって構成される[3]．診断（問題の明確化）が決まったら，対象に合った計画立案を行う．

　問題を明確化し，看護問題として表現していく場合は，自分の言葉（もしくは組織で使用している表現）で対象の現在の状態を表現する（**表2**）．

表2　NANDA-Iの看護診断名と看護問題の表現

NANDA-I		看護問題
転倒転落リスク状態	⇒	転倒の恐れ（表現の例）

②N-N-N

　NANDAの場合，N-N-N（NANDA-I – NOC成果分類—NIC介入分類）があり，推奨されている介入がある．介入を決め，さらに個別の看護計画を記載する．NANDA-Iを用いて看護診断し，NOCで看護成果（目標）を決定し，NICで看護介入するというように，リンケージ（連動）しているため，「NANDA – NOC – NIC」というように表現し看護診断の1つのプロセスとなる．

　NOCとは問題解決における目標，NICとは実際に行う観察やケアを標準的に記載したものである．

NOCの測定には「1＝重度に障害」，「2＝かなり障害」，「3＝中程度に障害」，「4＝軽度に障害」，「5＝障害なし」というような，5段階からなるリッカート尺度を用いて指標を評点する．つまり，介入前（成果の基礎評点）と介入後の成果の評点の差を導き，その差が介入によって達成された成果を示す．

NIC看護介入は直接的ケア・間接的ケアの両方が含まれ，介入の対象は個人だけでなく家族や地域社会も含まれる．介入を選択する際には，「①期待される成果」，「②看護診断の特性」，「③介入の研究的基盤」，「④介入の実行の可能性」，「⑤患者の受容の可能性」，「⑥看護師の実践能力」の6つの因子を考慮する．具体的な介入には，観察項目OP（Objection Plan），ケア項目TP（Treatment Plan），教育・指導項目EP（Education Plan）がある．よい計画にはこの3つがあるといわれている．

3 評価→アセスメント

評価とは，成果（目標）が達成されたか，実際に行った観察や実践したケア介入が効果的（妥当）だったのか，対象に合っていたのか，などを評価する．感想や意見は書かない．また診断（問題の明確化）の際に，評価を行う時期を設定する．

評価時期は，一般的には7日後くらいといわれていたが，急性期一般病床では在院日数が短縮されている．あまりに介入期間が短いと適切な評価ができない．また毎日評価を記載するというのも現実的ではない．急性期では状態に合わせて3～5日後の評価日を設定する．評価をするために，毎日または各勤務帯で計画に基づいた実践を行い，結果を記録しておくことが大切である．

評価を行う時に，よく行われるのが，「継続」という評価である．成果（目標）が期間内に達成されていないから継続するというものである．この場合，期間内になぜ達成されなかったのか評価し，次の2つのうちのどちらかを行う必要がある．

・別の成果（目標）に変更する
・介入内容を変える

成果（目標）が達成していないからと，簡単に「継続」としていては，この先もよい結果にはならない．評価を行い，再アセスメントを実施する．診断（問題の明確化）が解決されるまでくり返し思考する（**図3，4**）.

（片岡正恵）

実施記録	→	評価	→	アセスメント	→	再診断
・毎日 ・各勤務帯		・成果（目標） 　達成したか ・介入は効果的 　だったか		・成果（目標）の変更 ・介入方法の変更や 　追加修正		

図3　記録→評価→アセスメントの流れ

例：秋風撫子さんの
　　♯1転倒転落リスク状態の評価

S：「段差がなくて，歩きやすかった．ビデ
　　オを見て転ばないように気を付けていま
　　した」
O：歩行時患部に痛みはあるが，バランスよ
　　く歩行．病室外の歩行時は看護師ととも
　　に歩行していた
A：転倒リスクを本人が理解し，強い痛みの
　　出現もなくリスク回避できた
P：目標達成．術後に再度リスク状態が高く
　　なることから問題は解決とせず，成果と
　　介入を変更追加し継続

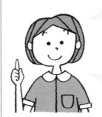

評価は感想や意見は書かずに，
成果（目標）が達成されたか，
介入が効果的だったか記載します

「評価できない」なんて言わないで．
どうすればよかったのか？と
考えることから始めましょう

図4　評価の例とポイント

［引用・参考文献］
1）滝島紀子：看護過程から理解する看護診断 改訂3版．丸善出版，2020．
2）江川隆子編：ゴードンの機能的健康パターンに基づく看護過程と看護診断 第6版．ヌーヴェルヒロカワ，2019．
3）T.ヘザー・ハードマン，上鶴重美原書編集，上鶴重美訳：NANDA-I看護診断 定義と分類2018-2020 原書第11版．
　　医学書院，2018．

ケース1　在宅医療の導入

在宅酸素療法を導入して自宅に退院予定の夕月貞十郎さん

[事例の概要] 在宅酸素療法を導入して自宅に退院予定

- ◉**対象者**：夕月貞十郎，77歳男性
- ◉**疾患名**：慢性閉塞性肺疾患（COPD[*1]）
- ◉**入院までの経過**：20歳から喫煙，50歳代より歩行時の息切れや喀痰・咳嗽を自覚していた．1週間前に風邪を引いた際に呼吸困難が出現，本日になり呼吸困難が増悪したため，救急要請．上記診断により在宅酸素療法（HOT[*2]）導入目的で入院となる．
- ◉**既往歴**：高血圧，高尿酸血症
- ◉**家族構成**：妻，子供：長男と次男．それぞれ家庭を持っており別居
- ◉**緊急連絡先**：妻 夕月千代子様
- ◉**入院時の一般状態**：

  血圧178/95mmHg，脈拍110回/分，呼吸26回/分，体温36.8℃
  身長168cm，体重69.4kg
- ◉**その他**：

  救急外来到着時の酸素飽和度は79%．呼吸困難強く肩呼吸の状態であった．既往歴に高血圧と高尿酸血症があり，近医開業医にて投薬治療を行っているが持参薬の残数が合わず，本人に確認すると「飲んだり飲まなかったりしていた」との申告があった．在宅酸素導入については，「いらないよ，そんなの．入院したら治るんでしょ」との発言あり．
- ◉**入院前の生活**：

  食事：自立，排泄：自立，睡眠：8時間睡眠，清潔：自立，運動：自立，
  嗜好：アルコール ビール350mL缶2本/日，タバコ：10本/日（20歳から継続）

[*1] COPD：慢性閉塞性肺疾患, chronic obstructive pulmonary disease
[*2] HOT：在宅酸素療法, home oxygen therapy

記録1 看護計画立案

入院時データベースから統合アセスメントを行い，看護診断を導き出し，計画を立案していく．

[統合アセスメントの記録例]

統合アセスメント
77歳の男性．COPDによる呼吸困難で入院となる．以前より，労作時の息切れや喀痰を自覚していたが，喫煙習慣は継続されており入院直前まで喫煙していた．既往歴に高血圧症があるが内服コンプライアンスは不良である．今回在宅酸素導入目的で入院となっており，既往の内服薬管理に加え在宅酸素管理も加わるため，入院中に妻を含めた生活指導が必要と考えられるため，看護計画ND#1 非効果的健康管理[*3]を立案する．

*3 定義：病気やその後遺症の治療計画を調整して日々の生活に取り入れるパターンが，特定の健康関連目標を達成するには不十分な状態
　　出典：T.ヘザー・ハードマン，上鶴重美原書編集，上鶴重美訳：NANDA-Ⅰ 看護診断—定義と分類 2018-2020 原書第11版．p.173, 医学書院，2018.

[問題リストの記録例]

問題リスト
ND#1 非効果的健康管理[*3] 定義：病気やその後遺症の治療計画を調整して日々の生活に取り入れるパターンが，特定の健康関連目標を達成するには不十分な状態

[初期計画の記録例]

ND#1 非効果的健康管理[*3]
開始日：20○○年×月△日
【診断指標】[*3] 　■治療計画を毎日の生活に組み込めない 　■健康目標の達成に向けて，効果的でない日常生活の選択
【関連因子】[*3] 　■複雑な治療計画 　■行動を起こすきっかけが十分にない 　■治療計画についての知識不足 　■感じている利益（効用）
【成果】コンプライアンス行動[*4] 　定義：リハビリテーション，回復，ウエルネスの促進のための，専門家の助言に基づいた行動 　成果の目標評点　L3⇒L5 　総合評価 　指標 　■診断を受け入れる 　■指示された治療計画について医療者と話し合う 　■指示された治療法を守る 　■指示通りに日常生活動作を行う

【介入】意思決定支援[*5]

定義：ヘルスケアに関する意思決定を行う患者に，情報と支持を提供すること

■患者とヘルスケア提供者の間で，患者の状態に対する見解の相違があるかどうかを明らかにする

■それぞれの選択肢の利点と欠点を明らかにできるように患者を援助する

■入院の早期から患者とのコミュニケーションを確立する

■患者自身によるケアの目標の明確な表現を促進する

■患者に求められた情報を提供する

■自分の意思決定を他者に説明できるように患者を援助する

■患者と家族との間の連絡役として働く

*4　出典：Moorhead,S. ほか. 黒田裕子監訳：看護成果分類(NOC)原著第5版 成果測定のための指標・測定尺度. p.314-315, エルゼビア・ジャパン, 2015.

*5　出典：「Gloria M.Bulechek, Howard K.Butcher, Joanne McCloskey Dochterman著, 中木高夫, 黒田裕子訳：看護介入分類(NIC)原書第6版, p.84, 2015, 南江堂」より許諾を得て抜粋し転載.

[経過記録の記録例]

○月△日

ND#1 非効果的健康管理[*3]	
S	昨日より楽になったから早くタバコ吸いに行きたいんだ．俺の楽しみだからさ． 病気のためだからといっても禁煙なんてできないよ．妻にも昔からタバコをやめろって言われているけど，やめないからあきらめたみたいだ．
O	経鼻カニューレにて酸素2L投与中．酸素飽和度は95％．酸素を外してしまうと酸素飽和度82％まで低下あり．ポータブルトイレへの自力移動は可能だが，労作時は肩呼吸であり軽度喘鳴が聞かれる．時々咳嗽あり，黄色の粘稠痰を自己喀痰している．喫煙に関しては，入院中でありできないこと，今後禁煙が必要なことを説明すると上記のような発言が聞かれた．
A	50年以上の喫煙歴があり，タバコに関しての依存度は高い．喫煙由来による疾患であることは理解している様子だが，禁煙に対しての意欲は低い．家族も含めて指導が必要と考える．
P	継続　指標L3⇒L5[*4]

○月□日

ND#1 非効果的健康管理[*3]	
S	先生に言われたけど，在宅酸素するとタバコ吸えないんだろ．火気厳禁って言われたから．じゃ，やりたくないな．入院したら楽になったからこのまま退院できると思うよ．
O	経鼻酸素2L投与は継続中．労作時呼吸困難は軽減傾向．しかし，酸素を外すと酸素飽和度80％前半まで低下は変わらず認める．咳嗽も軽減傾向だが，喀痰は変わらず認める．医師からの禁煙説明についても，喫煙欲求が強く受け入れられていない．
A	もともと，禁煙については否定的な言動は聞かれていた．現状，病態が安定しているように感じているのは，酸素投与をしていることも一因であることが理解できれば在宅酸素受け入れに対し，前向きになる可能性も考えられる．
P	継続　指標L3⇒L5[*4]

○月○日

ND#1 非効果的健康管理*³	
S	昨日，息子が面会に来て怒られたよ．「今，楽なのは酸素しているからだろ」って． 先生にもこのままだと入院が長引くって言われた．それは困るんだよ．孫の初節句のお祝いがあるからさ．どうしたら禁煙ってできるのかな．在宅酸素もどうやってやるのかわからないし．そういうのは入院中に教えてくれるのかな．
O	検温で訪室した際に上記発言あり．妻ではなく息子に意見されたことで意識の変化があった様子．禁煙に対する前向きな発言が初めて本人よりあり，看護師に対しても積極的に質問する様子がある．本日より酸素投与量を1Lへ変更の指示があり減量した．労作時の呼吸困難も改善傾向．安静度も酸素投与継続でトイレ歩行可能となった．
A	患者本人より，禁煙および在宅酸素導入に前向きな発言が聞かれた．同居は妻のみであるが，今回は別居の息子の発言で意識の変化に結びついている．禁煙指導には息子の協力が得られるような日時を検討することが有効と考えられる．
P	継続　指標L3⇒L5*⁴ Plan追加　可能であれば息子に禁煙指導に参加してもらう 　　　　　　次回来院時日時調整を実施

記載ポイント 看護計画立案

▶ 「非効果的健康管理」のような診断を立案する場合は，患者・家族を否定的にとらえていると誤解されないよう，丁寧な説明を行うことが大切である．相手も理解でき，納得して取り組めるよう説明することが重要となる．

記録2 退院時の看護サマリー

　退院までの経過，今後の外来フォローに向けて外来スタッフと共有し，看護の継続に活かせるよう作成する．

[看護サマリーの記録例]

退院		地域連携シートⅠ		呼吸器内科病棟	
ID フリガナ 氏名	00000001 ユヅキ サダジュウロウ 夕月 貞十郎	入院年月日	20○○年×月□日		
		入院経路	自宅		
		退院年月日	20○○年△月□日		
		退院経路	自宅		
住所TEL		診断名	慢性閉塞性肺疾患		
		術式名	なし		
感染症	HBs（−）　HCV（−）　HIV（−）　TPHA（−） Wa-R（−）			薬アレルギー	なし
				食物 アレルギー	なし

既往歴	高血圧，高尿酸血症				
家族構成	2人暮らし（長男・次男は別世帯）				
同居者	1名	同居者続柄	配偶者		
キーパーソン	夕月 千代子		続柄：妻		
社会資源	なし		介護認定	なし	

今回の入院に至った経緯と入院中の経過

20歳から喫煙，50歳代より歩行時の息切れや喀痰・咳嗽を自覚していた．
1週間前に風邪を引いた際に呼吸困難が出現，本日になり呼吸困難が増悪したため救急要請．
上記診断により在宅酸素導入目的で入院となる．
入院後より，経鼻より酸素2L投与開始．労作時呼吸困難もありポータブルトイレを使用していた．入院3日目より酸素1Lへ減量．労作時呼吸困難も軽減し，病棟にて，妻・息子とともに禁煙指導と在宅酸素療法指導実施．状態安定したため本日退院となる．

継続する看護（残された問題点）

ND#1 非効果的健康管理[*3]
在宅酸素導入について受け入れている様子がみられる．自宅での在宅酸素療法の実施状況と禁煙が続けられているか，外来受診時に確認が必要．妻が一緒に来院時は，妻にも状況の確認ができればよい．

今後の方針（医師からの説明内容，告知の有無を含む）

在宅酸素療法を続けて，外来通院で経過を見ていきましょう．指示された内服と酸素療法は守ってください．禁煙も続けてください．

医師の説明に対する受け止めや病気，治療の理解，今後の方向性について

本人：「酸素しながら，タバコ吸うと危険と言われたし，また入院するのは嫌だから頑張ります」
妻：「今までも薬もちゃんと飲まないし，禁煙もできなかったので大丈夫か心配です」
息子：「これからは，時々実家に行って父の様子を確認するようにします」

介護者への指導内容と到達度

在宅酸素の導入について
・定期的な外来通院の必要性
・旅行や飛行機に乗る際の注意点
・日常生活指導（禁煙指導含む）
上記について，患者本人，妻，長男への指導を実施．患者本人は，日常生活に対する意識の変化や禁煙には前向きになったが，妻は以前にも禁煙に失敗していること，内服コンプライアンスが不良であったことなどから不安を口にすることが多い．
長男は，今回の入院に際し，病状説明を受け，母親の不安もあり定期的に実家に訪問し両親の療養生活の手助けをすると発言があった．

退院時の状況　（2019年9月20日現在）						
精神・身体状況	認知知覚	意識レベル	清明-0			
		認知障害	無			
		疼痛	無	部位：なし	原因となるもの：	
				対処方法：		
		備考				

日常生活の状況	栄養	食事内容	蛋塩C55　常菜			
		摂取方法	自立	摂取状況	良好	
	排泄	排尿	トイレ	尿意	有	
		排便	トイレ	便意	有	最終排便日：9月19日
			排便コントロール	無	性状：普通便	
	保清更衣移乗	洗面	自立	保清	清拭・シャワー浴	
		更衣	自立		最終保清日：9月19日	
		移動	自立	移乗	自立	
	休息	睡眠	眠剤使用で良眠	頓用：ゾルピデム5mg		
医療情報	医療情報	内服薬	有	内服管理状況	1日配薬	
		褥瘡	無	部位・大きさ・深さ		
			処置方法等			

医療材料・衛生材料の準備や手配についての説明

在宅酸素：㈱○○○○（マスクの交換や酸素ボンベの補充等はすべてメーカー対応）

その他

次回外来受診日：2020年○月△日10時

担当看護師	（氏名記入）	記載者	（氏名記入）
主治医	（氏名記入）	承認者	（氏名記入）

記載ポイント　退院時の看護サマリー

▶看護サマリーは，実践した看護の経過，継続する看護を要約し，看護の継続に活かす内容を記載する．

▶今回は，今後定期的に外来通院予定であるため，外来看護師に共有してほしい内容を含めた．

（山内祥子，阿部由紀子）

ケース2　褥瘡

緊急入院の時点で褥瘡があった藤宮寿夫さん

[事例の概要] アテローム血栓性脳梗塞で緊急入院した際に褥瘡がみられた

- ◉**対象者**：藤宮寿夫，82歳男性
- ◉**疾患名**：アテローム血栓性脳梗塞
- ◉**入院までの経過**：9/1　隣人が訪室したところ，フローリングの床に倒れているのを発見する．意識はあり会話可能．自力で動けず，隣人が救急要請．本人より2日前から動けなくなったとのこと．1週間前に自転車で転倒し，左肩を受傷したが受診はしていない．そのころから動きが鈍くなった．食欲もなかった．
- ◉**既往歴**：高血圧
- ◉**家族構成**：県外に兄：30年来交流なし
- ◉**緊急連絡先**：○○区 生活保護担当者 裏末氏
- ◉**入院時の一般状態**：
  血圧150/90mmHg，脈拍85回/分，呼吸24回/分，体温37.2℃
  身長158cm，体重60.0kg
- ◉**その他**：
  左不全麻痺　MMT[*1]左上下肢3右上下肢5　左上肢感覚障害あり
  水分摂取時むせ込みあり禁食．飲水とろみ付にて少量可
  アルブミン値：4.3g/dL　ヘモグロビン値17.5g/dL
  褥瘡あり：左上肢内側：2.0cm × 2.0cm，左腋窩：1.0cm × 1.0cmの2か
  　　　　　　　　所に水疱破綻した剥離
  　　　　左上腕：発赤　熱感ややあり
  　　　　左肘部：1.0cm × 1.0cm 剥離，乾燥あり
  　　　　左大転子部：発赤　中心部硬結あり　左大腿　広範囲に発赤
  　　　　左膝関節外側：2.0cm × 3.0cm　水疱形成後表皮痂皮あり
  　　　　DESIGN-R®2020　11点：深さ (d) 2，滲出液 (e) 1，大きさ (s)
  　　　　　　　　　　　　　　　9,炎症・感染 (i) 1，肉芽形成 (g) 0，
  　　　　　　　　　　　　　　　壊死組織 (n) 0，ポケット (p) 0
- ◉**入院前の生活**：
  食事：自立，排泄：自立，睡眠：7時間睡眠，清潔：自立，運動：自立
  嗜好：アルコール：日本酒1合/週，タバコ：なし

---

*1　MMT：manual muscle test, 徒手筋力テスト

入院時に褥瘡に関する危険因子，および，すでに褥瘡を有する患者について評価を行う．褥瘡に関する看護ケアは，下記のように全入院患者に褥瘡に関するスクリーニングを行い，専任の医師および専任の看護職員が適切な褥瘡対策の診療計画の作成，実施および評価を行っていく場合と，入院時データベースから統合アセスメントを行い，計画を立案していく場合もある．

褥瘡の有無（現在）
□なし　☑あり　□仙骨部　□坐骨部　□尾骨部　□腸骨部　□大転子部　□踵部
　　　　　　　　□右腸骨部　□左腸骨部　□右大転子部　☑左大転子部　□右踵部
　　　　　　　　□左踵部　□後頭部　□右耳介部　□左耳介部　□右頬骨部
　　　　　　　　□左頬骨部　□頭部　□顔面　□額　□鼻根　□鼻孔部　□口唇
　　　　　　　　□右坐骨結節　□左坐骨結節　□右肩峰部　□左肩峰部　□恥骨部
　　　　　　　　□右胸部　□左胸部
　　　　　　　その他　左上肢内側部，左腋窩部，左上腕部，左肘部，左大腿部，左膝関節外側
褥瘡の有無（過去）
　省略
危険因子の評価
　日常生活自立度　C2：自力で寝返りも打たない
　・基本的動作能力（ベッド上　自立体位変換）　　　　□できる　☑できない
　　　　　　　　　　（椅子上　坐位姿勢の保持，除圧）　□できる　☑できない
　・病的骨突出　　　　　　　　　　　　　　　　　　　☑なし　□あり
　・関節拘縮　　　　　　　　　　　　　　　　　　　　☑なし　□あり
　・栄養状態低下（Alb 3.0g/dL 以下，Hb 11g/dL 以下）☑なし　□あり
　・皮膚の湿潤（多汗，尿失禁，便失禁）　　　　　　　□なし　☑あり
　・皮膚の脆弱性（浮腫）　　　　　　　　　　　　　　□なし　☑あり
　・皮膚の脆弱性（スキンテアの保持，既往）　　　　　□なし　☑あり
褥瘡の状態の評価（DESIGN-R®）
　深さ　□なし　□持続する発赤　☑真皮までの損傷　□皮下組織までの損傷
　　　　　□皮下組織を超える損傷　□関節腔に至る損傷　□深さ判定が不能の場合
　滲出液　□なし　☑少量：毎日のドレッシング交換を要しない
　　　　　　　　　　□中等量：1日1回のドレッシング交換を要する
　　　　　　　　　　□多量：1日2回以上のドレッシング交換を要する
　大きさ（cm²）　□皮膚損傷なし　□4未満　□4以上16未満　□16以上36未満
　　直径×長径に直交する最大径　☑36以上64未満　□64以上100未満　□100以上
　炎症・感染　□局所の炎症徴候なし　☑局所の炎症徴候あり（創周辺の発赤，腫脹，熱感，疼痛）
　　　　　　　□局所の明らかな感染徴候あり（炎症徴候，膿，悪臭）
　　　　　　　□全身的影響あり
　肉芽形成　☑創閉鎖または創が浅いため評価不能　□創部の90%以上を占める
　　良性肉芽が占める割合　□創部の50%以上90%未満を占める　□創部の10%以上50%未満を占める
　　　　　　　　　　　　　□創部の10%未満を占める　　　　□全く形成されていない
　壊死組織　☑なし　　□軟らかい壊死組織あり　□硬く厚い密着した壊死組織あり
　　ポケット（cm²）：（ポケットの直径×長径に直交する最大径）－潰瘍面積
　　　　　　　☑なし　□4未満　□4以上16未満　□16以上36未満　□36以上

記録2　看護計画立案

　入院時データベースから統合アセスメントを行い，看護診断を導き出し計画を立案していく．

[統合アセスメントの記録例]

> 統合アセスメント
> 82歳の男性．アテローム血栓性脳梗塞で緊急入院．
> 〜〜〜〜〜〜〜〜〜〜〜〜（褥瘡の部分のみ抜粋）〜〜〜〜〜〜〜〜〜〜〜〜
> 自転車での転倒と2日前よりフローリングの床に倒れていたことによる多数の褥瘡みられる．（図1）
> 左不全麻痺，感覚障害があり自力での体位変換や除圧，清潔行動等が難しい状態である．現在の栄養状態に問題はみられないが，禁食となるため低栄養となり，新規褥創発生のリスクあり．
> 皮膚・排泄ケア認定看護師の介入とともに看護計画 ND＃1　皮膚統合性障害状態[*2]を立案する．

*2　定義：表皮と真皮の両方またはどちらか一方が変化した状態
　　出典：T．ヘザー・ハードマン，上鶴重美原書編集，上鶴重美訳：NANDA-Ⅰ　看護診断―定義と分類 2018-2020
　　原書第11版. p.515, 医学書院, 2018.

図1　褥瘡の発生部位

①左上肢内側 2.0cm×2.0cm 剥離
②左腋窩 1.0cm×1.0cm 剥離
③左上腕部は発赤と熱感
④左肘部 1.0cm×1.0cm 剥離，乾燥
⑤左大転子部は発赤と中心部硬結
⑥左大腿に広範囲に発赤
⑦左膝関節外側に 2.0cm×3.0cm 水疱形成後表皮痂皮

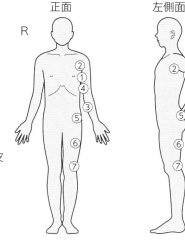

正面　　　左側面

[問題リストの記録例]

> 問題リスト
> ND#1 皮膚統合性障害[*2]
> 定義：表皮と真皮の両方またはどちらか一方が変化した状態

[初期計画の記録例]

ND#1 皮膚統合性障害[*2]
開始日：2019年9月1日
【診断指標】 　■皮膚統合性の変化 　■その部分を触ると熱い 　■発赤
【関連因子】 　（外的因子） 　■排泄物　■湿度　■湿気　■骨突出部上の圧迫　■分泌物 　（内的因子） 　■体液量の変化　■栄養不良
【成果】組織の統合性：皮膚と粘膜[*3] 　定義：皮膚と粘膜の組織に異常がなく生理的機能が正常であること 　成果の目標評点　L3⇒L5 　総合評価 　指標　皮膚温　感覚　水分量　皮膚の統合性　異常な色素沈着　皮膚の剥離　皮膚の落屑 　紅斑　硬結
【介入】圧迫潰瘍ケア（褥瘡ケア）[*4] 　定義：圧迫潰瘍（褥瘡）の治癒を促進すること 　1　定期的に潰瘍の性状を大きさ（縦×横×深さ），ステージ（Ⅰ～Ⅳ），位置，滲出液，肉芽組織または壊死組織，上皮化を含め描写する 　2　周辺の皮膚の色調，体温，浮腫，湿潤，外観を観察する 　3　肌にやさしい石けんと水で潰瘍周囲の皮膚を洗浄する 　4　すべての排液の性状に留意する 　5　潰瘍部に透明な被膜剤を貼付する 　6　軟膏を塗布する 　7　適切な場合ドレッシング材を貼付する 　8　創部の感染の徴候と症状を観察する 　9　長時間の圧迫を避けるため1～2時間ごとに体位変換する 　10　特殊なベッドやマットレスを使用する 　11　適切な食事摂取量であるか確認する 　12　栄養状態を観察する 　13　適切な熱量と良質なタンパク質の摂取を確かめる 　14　皮膚・排泄ケア認定看護師の相談を開始する

＊3　定義：皮膚と粘膜の組織に異常がなく生理的機能が正常であること
　　　出典：Moorhead,S. ほか. 黒田裕子監訳：看護成果分類（NOC）原著第5版　成果測定のための指標・測定尺度.
　　　p.454, エルゼビア・ジャパン, 2015.
＊4　定義：圧迫潰瘍（褥瘡）の治癒を促進すること
　　　出典：「Gloria M.Bulechek, Howard K.Butcher, Joanne McCloskey Dochterman著, 中木高夫, 黒田裕子
　　　訳：看護介入分類（NIC）原書第6版, p.75, 2015, 南江堂」より許諾を得て抜粋し転載.

[経過記録の記録例]

○月○日

ND#1 皮膚統合性障害*2	
S	痛いのかな. よくわからない.
O	皮膚・排泄ケア認定看護師とともに左上下肢の皮膚を観察し, 下記の処置を実施する. ①左上肢内側2.0cm×2.0cm ②左腋窩1.0cm×1.0cmの2か所が水疱破綻した剥離とみられる. 微温湯にて洗浄し, 絆創膏にて保護する. ③左上腕部は発赤と熱感ややあり. 保湿のため軟膏塗布しドレッシング材貼付にて保護する. ④左肘部1.0cm×1.0cm 剥離, 乾燥あり. ドレッシング材貼付にて保護する. ⑤左大転子部は, 発赤と中心部硬結あり. 紅斑, 熱感なし. ポリウレタンフィルムにて保護する. ⑥左大腿に広範囲に発赤あり. ⑦左膝関節外側に2.0cm×3.0cmの水疱形成後表皮痂皮あり. 発赤, 熱感なし. ポリウレタンフィルムにて保護する.
A	感染徴候は見られていないが, 腋窩部, 大転子部の感染リスクが高い.
P	継続　指標L3⇒L5*2

○月△日

ND#1 皮膚統合性障害*2	
S	痛いよ. わかったよ, 体の向き変えたいとき呼べばいいんでしょ.
O	①左上肢内側は滲出液多く発赤継続している. 絆創膏にて保護する. ②左腋窩ごく少量滲出液あり, 感染徴候なし, ドレッシング材貼付にて保護する. ③左上腕部は発赤継続. 水疱形成しドレッシング材除去時剥離形成. ドレッシング材変更し貼付する. ④左肘部のドレッシング材が膨潤しているため交換する. 上皮化傾向. ⑤左大転子部の発赤と中心部硬結は消失している. ポリウレタンフィルム貼付を継続する. ⑥左大腿の発赤は消失している. ⑦左膝関節外側に水疱形成している. 剥離回避のためポリウレタンフィルム貼付を継続する. 　健側上肢にて体位変換用枕をずらし, 柵をつかみ左側臥位になることあり. 体の向きを変えるときはナースコールで看護師を呼ぶように説明した.
A	褥瘡部感染徴候なく改善傾向である. 自力で動き患側が圧迫され, 新規褥瘡発生のリスクあり.
P	継続　指標L3⇒L5*3

○月□日

ND#1 皮膚統合性障害^{*2}	
S	大丈夫だよ．ちょっと痒いかな．
O	①左上肢内側　②左腋窩　④左肘部　⑤左大転子部　⑥左大腿上皮化し治癒． 　△△軟膏塗布． ③左上腕部は上皮化したばかりで皮膚脆弱．絆創膏にて保護． ⑦左膝関節外側に表皮痂皮あり．発赤，熱感なし．ドレッシング材変更し 　貼付する． 　尿意や便意についてナースコールあり．体位変換についてはナースコー ルなく健側上肢にて柵をつかみ左側臥位になることあり． 　昨日よりペースト食開始．8割程度摂取．腹痛ないが軟便から水様便あり． 肛門周囲，臀部発赤みられる．□□軟膏塗布．
A	入院時の褥瘡は改善傾向である．新規褥瘡はみられていないが，自力で動 き患側が圧迫されることがあるため，皮膚トラブルが起きやすい状態である．
P	継続　指標L3⇒L5^{*3}

記載ポイント　経過記録

▶褥瘡部位が多数ある場合，経過がわかるように部位ごとに番号をつけて記載する．

（山内祥子，阿部由紀子）

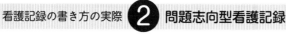

ケース3　嚥下障害

脳梗塞に伴い嚥下障害を発症した桔梗文子さん

[事例の概要] 左放線冠梗塞（脳梗塞）に嚥下障害を併発

- ◉**対象者**：桔梗文子，83歳女性
- ◉**疾患名**：左放線冠梗塞
- ◉**入院までの経過**：2019年9月20日　6時　起床時，右足に違和感があったが歩行可能なため，経過をみていた．8時 朝食を摂取中，味噌汁にむせ込み，飲み込めない状態であった．立ち上がろうとした際右足に力が入らず，転倒する．夫が救急車を要請し，緊急入院となる．
- ◉**既往歴**：高血圧
- ◉**家族構成**：夫と二人暮らし．長女は遠方に住んでいる．
- ◉**入院時の一般状態**：
  血圧 183/90mmHg，脈拍 86回/分，呼吸 18回/分，体温 36.7℃，
  意識レベル 清明，身長 152cm，体重 40.0kg
- ◉**入院前の生活**：
  食事：自立，排泄：自立，睡眠：5〜6時間睡眠，清潔：自立，
  運動：自立，嗜好：アルコール：なし，タバコ：なし

記録1　看護計画立案

[問題リストの記録例]

問題リスト
ND#1 嚥下障害[*1] 定義：嚥下メカニズムの機能異常で，口腔・咽頭・食道の構造や機能の欠損を伴う状態

*1　定義：嚥下メカニズムの機能異常で，口腔・咽頭・食道の構造や機能の欠損を伴う状態
　　出典：T.ヘザー・ハードマン，上鶴重美原書編集，上鶴重美訳：NANDA-I　看護診断―定義と分類 2018-2020
　　原書第11版. p.204, 医学書院, 2018.

[看護計画立案の記録例]

ND#1 嚥下障害[1]
開始日：2019年10月1日
【診断指標】[1] ■第1期：口腔相 　■段階的な嚥下 ■第2期：咽頭相 　■むせる 　■嚥下の遅延
【関連因子】[1] 関連する状態 ■神経学的問題 　■脳神経障害
【成果】嚥下の状態：咽頭期[2] タイミングの良い嚥下反射　声の質の変化　息が詰まる　食塊の大きさ/組成に適した嚥下の回数　頭部をまっすぐ保つ　嚥下努力の増大　喉頭の挙上　くしゃみ反射　食物を受け入れられる　嚥下訓練：喉頭の段階 咳　むせる　誤嚥
【介入】[3] 　■嚥下療法 ①　患者のリハビリテーション計画に継続性を確保するために，ヘルスケアチームの他のメンバーと共働する（例：作業療法士・言語聴覚士・栄養士） ②　嚥下治療の必要な理由を患者/家族に説明する ③　適切な場合，補助具を提供/使用する ④　食事終了後30分間坐位を維持できるよう援助する ⑤　食物を取り扱う準備として口を開閉するように患者に指導する ⑥　片麻痺の患側の腕をテーブル上に出して座れるように患者を援助する ⑦　誤嚥の徴候と症状をモニターする ⑧　食べているときの患者の舌の動きをモニターする ⑨　食べたり，飲んだり，嚥下しているときに口唇の閉じ具合をモニターする ⑩　嚥下のテスト結果に基づいて，適切な硬さの食物と適切な濃度の水分を提供/モニターする ⑪　適切なエネルギー摂取と水分摂取をできるように援助する ⑫　体重をモニターする ⑬　必要な場合，口腔ケアを提供する

*2　定義：口腔から胃への水分や固形物の安全な通過
　　出典：Moorhead,S. ほか. 黒田裕子監訳：看護成果分類(NOC)原著第5版　成果測定のための指標・測定尺度.
　　p.145, エルゼビア・ジャパン, 2015.
*3　定義：嚥下を促進し，嚥下障害の合併症を予防すること
　　出典：「Gloria M.Bulechek, Howard K.Butcher, Joanne McCloskey Dochterman著, 中木高夫, 黒田裕子
　　訳：看護介入分類(NIC)原書第6版, p.110, 2015, 南江堂」より許諾を得て抜粋し転載.

望ましくない記載	なぜ✗? 理由
ND＃1　嚥下障害*¹ S：おいしくない． O：嚥下障害あり．言語聴覚士介入中．右麻痺あり． 　　食事は全介助．むせ込みなし． A：嚥下障害があるが介助をすれば食事は可能と考える． P：継続　指標L3→L5*²	・嚥下障害はあるが，情報が少なく，嚥下の状況がわからない． ・アセスメントが嚥下障害のアセスメントになっていない．

望ましい記載	押さえたいポイント・根拠
ND＃1　嚥下障害*¹ S：飲み込みにくい．とろとろしたご飯はおいしくない．早く，お寿司が食べたい． O：入院時から嚥下障害あり，言語聴覚士介入中．本日より嚥下ペースト食開始となる．右麻痺あり，自力摂取不可能で全介助である．円滑に開口するが口に溜め込み，飲み込むのに2〜3回嚥下している．小スプーンで少量ずつだと，むせ込みはない． 　　吐気，嘔吐なし．主食5割，副食5割摂取する．食事時間40分 A：口腔期と咽頭期の嚥下障害があり，介助にてむせ込みがないことから，ケアは有効と考える． P：継続　指標L3→L5*²	・嚥下の状態を細かく記載することで，先行期，準備期，口腔期，咽頭期，食道期のどの部分が障害されているのか理解できる． ・この例では口腔期，咽頭期が障害されていることがわかる．

記録3　多職種チーム介入時の記録

　患者の状況に応じて，多職種から見た経過，アセスメント，改善のための提案などについて情報共有を行っていく．

[NST回診の記録例]

NST回診・カンファレンス記録
実施日時：2019年10月2日
参加者：○専任医師　○専任看護師　○専任管理栄養士　○専任薬剤師　○言語聴覚士
【栄養状態評価】 主観的評価：中等度 総合評価：中等度
【必要栄養量】 必要エネルギー1,206 kcal（活動係数1.2　ストレス係数：1.1） ＊Harris-Benedictの公式（現体重）から算出

【カンファレンス内容・提案】
問題：摂取量不足
提案：嚥下ペースト食開始となったが，食事量が少なく，必要エネルギーに達していない． 　　　カロリーが確保できるまで，末梢点滴の追加の検討．週1回の体重測定，適宜，TP*4， 　　　Alb*5の測定．
今後の予定：NST介入継続

*4　TP：総タンパク, total protein
*5　Alb：アルブミン, albumin

［摂食機能療法の記録例］

摂食機能療法（日々の記録）
訓練時間：2019年10月1日　12：00〜12：40
【食事形態】：経口摂取 主食：ペースト 副食：流動 形態：ペースト 水分（お茶など）：とろみ
【実施内容】 口腔ケア，摂食訓練
【実施時の姿勢】 ベッドアップ45°
【嚥下観察項目】 先行期：問題なし 準備期：問題なし 口腔期：飲み込みに時間がかかる 咽頭期：水でむせる 食道期：問題なし

［リハビリ科介入　嚥下造影の記録例］

嚥下造影
時間：2019年10月7日　13：30〜13：45
施行医師：（氏名記入）
内容：口に入れ，2〜3回に分け嚥下するが食道への流れ込みなし． 　　　訓練を重ね，刻み食まで摂取可能なレベルである．

記録4　当院における摂食機能療法の紹介

[摂食機能療法導入の流れ]

①下記の項目に一つでもチェックが入れば，食事開始フローチャートを活用し，状況に応じてリハビリテーション科に依頼する．

ハイリスク疾患	既往歴：□脳卒中　□神経筋疾患　□認知症　□誤嚥性肺炎
リスク要因	□高齢者（75歳以上）
ハイリスク状態	□ムセがあり（食事時・食事以外）　□うとうとしている時間が長い □発熱を繰り返している　□体重減少（1カ月で−5％以上） □嗄声，湿性咳嗽がある　□食事摂取（30分以上） □評価不能（入院時のみ）　□痰が増えた

②内視鏡下嚥下機能検査，嚥下造影により，摂食機能療法の有効性を評価．

③摂食機能療法説明書に基づき，患者，家族へ説明を行う．

④摂食機能療法実施計画書を発行し，計画に沿ってケアを実施していく．

⑤日々のケア実施後の記録（訓練後の記録）は，テンプレートを活用して，観察項目や実施内容が漏れなく伝わるようにする．また，テンプレートを活用することで，記録の効率化が図れる．

[摂食機能療法実施計画書]

摂食機能療法実施計画書

開始日 _____　　作成日 _____

算定期限 _____　　作成者 _____

ID	氏　名	生年月日	性　別	主治医
診断名	嚥下障害			リハ医　○○　○○
病棟				診療科

1. 現在の食事形態・食事動作の評価

□ 禁食　　　□ 内服（□ あり　　□ なし　　　）

□ 経管　　　　（投与ルート：　　　　　　　　　　）

□ 食事経口摂取（　　回 / 日）

主食	副菜	形態	量	食事動作
□ ペースト	□ 流動	□ ペースト	□ ハーフ	□ 介助
□ 重湯	□ 三分粥	□ みじんとろみ	□ 全量	□ 監視
□ 三分粥	□ 五分粥	□ みじん		□ 自立
□ 五分粥	□ 軟菜	□ きざみ	水分 (お茶等)	
□ 全粥	□ 常菜	□ 一口大	□ とろみ	
□ 軟飯		□ 加工なし	□ ゼリー	
□ 米飯				
□ パン			その他（　　　　　　）	

2. 摂食・嚥下障害患者における摂食状況のレベル

経口摂取なし

□ Lv.1　嚥下訓練を行っていない

□ Lv.2　食物を用いない嚥下訓練を行っている

□ Lv.3　ごく少量の食物を用いた嚥下訓練を行っている

経口摂取と代替栄養

□ Lv.4　1 食分未満の嚥下食を経口摂取しているが，代替栄養が主体

□ Lv.5　1〜2 食の嚥下食を経口摂取しているが，代替栄養が主体

□ Lv.6　3 食の嚥下食経口摂取が主体で，不足分の代替栄養を行っている

経口摂取のみ

□ Lv.7　3 食の嚥下食を経口摂取している.代替栄養は行っていない

□ Lv.8　特別食べにくいものを除いて 3 食経口摂取している

□ Lv.9　食物の制限はなく，3 食を経口摂取している

正常

□ Lv.10　摂食・嚥下障害に関する問題なし

3. 問題点

□ 痰多量・口腔内汚染

□ 覚醒状態不良

□ 摂食姿勢保持不可

□ 食事・食物の認知不良 / 摂食障害

□ 口腔内問題 / 口腔器官運動・歯の問題

□ 喉頭下垂・嚥下反射遅延・喉頭挙上不足

□ 喀出力低下 / 咽頭残留・誤嚥リスク

□ むせあり / 咽頭残留・誤嚥リスク

□ 舌骨上筋群筋力低下

□ 喉頭挙上速度低下

□ 栄養不良

□ その他　（　　　　　　　　　　　　　）

4. 目標

□ 現状維持・廃用予防

□ 楽しみとしての摂取可能

□ 一部の栄養を経口摂取可能

□ 3 食経口摂取可能

□ 正常の摂食・嚥下能力

□ 経口摂取量増加

□ その他　（　　　　　　　　　　　）

5. 嚥下訓練プログラム

□ 口腔ケア

□ 吸引

□ 嚥下体操

□ 口唇の運動

□ 舌の運動

□ 構音障害

□ フェイスマッサージ

□ 内服訓練

□ 摂食訓練

　□ 摂食姿勢調節

　□ 環境調整　□ 食後吸引・残渣喀出

その他

□ 本人・家族指導

□　（　　　　　　　　　　　　）

6. 補足

[訓練後の記録例（テンプレートを活用）]

看護の日々の記録

```
訓練時間
□：□〜□：□
実施内容
    □口腔ケア
    □吸引
    □嚥下体操
    □口唇の運動
    □舌の運動
    □構音訓練
    □フェイスマッサージ
    □内服訓練
    □摂食訓練
    □その他
実施時の姿勢
    □椅子
    □車椅子
    □ベッド
    □その他注意点
義歯の有無
    □無
    □有
食事摂取状況
    主□▼　　副□▼
```

看護の評価時の記録

```
訓練目標
    □現状維持・廃用予防
    □楽しみとして摂取可能
    □一部の栄養を経摂取可能
    □3食経口摂取能
    □正常の摂取・嚥下能力
    □経口摂取量増加
    □その他
実施内容
    □口腔ケア
    □吸引
    □口唇の運動
    □舌の運動
    □構音訓練
    □フェイスマッサージ
    □内服訓練
    □摂食訓練
    □その他
実施時の姿勢
    □椅子
    □車椅子
    □ベッド
    □その他注意点
食事形態
    □禁食
    □経管栄養
    □食事経口摂取
    □その他
```

（百々由紀子，佐々木利奈）

ケース4　慢性疼痛

直腸がんに伴い慢性疼痛を訴えている柊 岩雄さん

[事例の概要] 直腸がん原発巣に対する放射線治療目的の入院時，肛門痛の訴え

●**対象者**：柊 岩雄，69歳男性

●**疾患名**：直腸がん．肝転移疑い

●**入院までの経過**：2018年3月，1年ほど前から，血液混じりの水様便があり，痔だと思って市販薬にて対応したが改善なし，救急搬送，緊急入院となる．入院後の2018年3月に直腸がん，多発肝腫瘍，脾臓多発腫瘤の診断．3月4日横行結腸人工肛門造設術＋CVポート造設（右胸部）施行．
3月×日より化学療法（Pmab＋FOLFIRI[*1]）開始．経過良好で4月6日自宅退院．肛門痛に対しは在宅にて本人管理，オキシコンチン® 10mg/日．レスキューとして，オキノーム® 2.5mgを2回/日を内服し疼痛に対応．今回，原発巣に対し放射線治療のため入院となる．入院時に肛門痛の訴えあり．

●**既往歴**：10歳　中耳炎

●**家族構成**：姉，妹　同居なし

●**入院時の一般状態**：
血圧118/75mmHg，脈拍81回/分，呼吸16回/分，体温35.7℃
身長164.0cm，体重52.0kg

●**入院前の生活**：
食事：自立，排泄：自立，睡眠：5～6時間睡眠，清潔：自立，運動：自立
嗜好：アルコール：機会飲酒，タバコ：なし

●**入院後の経過**：
6月1日放射線治療目的で入院し，同時に疼痛の訴えあり，ND#1 慢性疼痛[*2]の看護問題立案．7月28日退院．その後も化学療法治療継続中．

＊1　Pmab＋FOLFIRI：大腸がんに対する分子標的薬パニツムマブ投与とFOLFIRI（フォルフィリ）療法を組み合わせた抗がん薬治療レジメンの名称

＊2　定義：実在する，あるいは潜在する組織損傷に伴う，もしくはそのような損傷によって説明される不快な感覚的・情動的経験（国際疼痛学会）．発症は突発的または遅発的で，強さは軽度から重度までさまざまあり，持続的・反復的で回復は期待・予測できず，3か月以上続く
出典：T .ヘザー・ハードマン，上鶴重美原書編集，上鶴重美訳：NANDA-Ⅰ 看護診断一定義と分類 2018-2020 原書第11版. p.575, 医学書院, 2018.

[看護計画立案の記録例]

ND#1 慢性疼痛[*2] 定義：実在する，あるいは潜在する組織損傷に伴う，もしくはそのような損傷によって説明される不快な感覚的・情動的経験（国際疼痛学会）．発症は突発的または遅発的で，強さは軽度から重度までさまざまあり，持続的・反復的で回復は期待・予測できず，3か月以上続く
開始日：2018年6月1日
【診断指標】[*2] ■以前の活動を続ける能力の変化 ■睡眠パターンの変化 ■食欲不振 ■言葉で伝達できない場合は，標準的疼痛行動チェックリストによる疼痛の徴候 ■痛みの顔貌 ■疼痛行動/活動変化の代理人からの報告 ■自己中心的 ■標準疼痛スケールによる痛みの程度の自己報告 ■標準疼痛ツールによる痛みの性質の自己報告
【関連因子】[*2] ■睡眠パターンの変化 ■精神的苦痛 ■倦怠感 ■体格指数（BMI）の増加 ■非効果的セクシュアリティパターン ■損傷物質 ■栄養失調 ■神経圧迫 ■長時間のパソコン使用 ■度々重い荷物を運ぶ ■社会的孤立 ■全身振動
【成果】痛みが軽減したと述べることができる[*3] 　疼痛の自己コントロール[*3] ■疼痛がコントロールされたことを報告する
【介入】 観察計画O-P ■疼痛の状況（部位，強さ，症状など），訴え，動作 ■疼痛スケール ■時間的知覚の変化 ■筋緊張の変化 ■自律神経系の変化（発汗，瞳孔散大，バイタルサイン） ■日常生活動作の障害 ■炎症所見（血液検査のデータなど） ■睡眠状況 ■食事摂取状況

■薬剤の使用状況とその効果
　　　■疼痛に対する認識

　援助計画T-P
　　　■疼痛状況をアセスメントし，医師との連絡調整をする
　　　■医師の指示を受け，疼痛コントロール（鎮痛薬使用）をする
　　　■鎮痛薬使用後の効果をアセスメントする
　　　■安楽な体位の工夫をする
　　　■温罨法をする
　　　■冷罨法をする
　　　■圧迫を除去する（エアーマットなど使用する）
　　　■疼痛部位の安静を保つ
　　　■リラクセーション，マッサージを行う
　　　■精神的安定への援助（訴えに対する理解と支持的態度を示す）
　　　■日常生活動作の援助
　　　■気分転換（音楽を聴く，散歩，読書，レクリエーションなど）
　　　■適当な訪室をし，声掛けやタッチングを行い不安など表出できる環境を作る
　　　■鎮静薬使用に対する正確な情報を提供する

　教育計画E-P
　　　■疼痛緩和法と気晴らしの治療的活用について家族を含めて説明する

＊3　定義：疼痛をコントロールするための個人の行動
　　　出典：Moorhead,S. ほか. 黒田裕子監訳：看護成果分類（NOC）原著第5版 成果測定のための指標・測定尺度.
　　　p.612, エルゼビア・ジャパン, 2015.

記録2 痛みの評価と記録

[経過記録]

ND#1 慢性疼痛＊2 の経過記録の記載例	押さえたいポイント・根拠
S：じっとしていれば痛くないです．眠れてます．全体的な痛みはよくなりました．2/10くらいかな．痛い時は6くらいだったのが4/10〜5/10です．シャワーで少し痛くなりました．入る前飲んだほうがよかったですね．不安な気持ちと痛みが重なって，痛くなっていると思います．メンタルが落ちつけばね．（痛い時は薬を使うよう説明）わかりました．	患者本人から聞いたことを記載
O：3月17日からオキシコンチン®10mg／日で開始．痛みに対し頓用薬の内服はしていない．シャワー浴，ストーマの交換も自立にて可能．肛門痛軽度（NRSスケール2/10）あるものの，全体的な痛みは軽減している．安静時に疼痛の出現はない．体動時に出現するため，臥床傾向であり，ベッド上で過ごすことが多い．	痛みは人によって感じ方や程度が異なり，客観的にどのくらい痛いのか評価することが難しいため，痛みのスケールを使用して記載する
A：今まで，体動時に疼痛が増強していたこともあり安静でいることが多い．ADLアップすることに不安があるよう．疼痛コントロールを図ることで，ADLアップ，日常生活への不安の軽減につなげる．3か月以上の継続した疼痛であり，今後も	SとOから患者はどんな状態や状況にあるのか分析した結果としての見解を記載

がん性疼痛コントロールは必要，緩和ケアチームへの介入依頼をする．	
P：ND#1　目標L3→L4 [*3] ・緩和ケアチームへの回診依頼 ・体動時前に頓用薬の麻薬（オキノーム®2.5mg）を内服して，疼痛緩和を図る	Aで明らかになった対象の状態状況を改善するための方法を計画する

[痛みの評価スケール]

　痛みの評価スケールにはさまざまなものがある（**表1**）．そのなかでも，NRS（Numerical Rating Scale, **図1**）は最もよく使用されている．方法は，「0」から「10」までの11段階の数字を用いて，患者自身に痛みのレベルを数字で示してもらうものである．痛みの評価の基準点として，初診時，または治療前の最大の痛みを10とする方法（pain relief score）と，患者がこれまでに経験した最大の痛みを10とする方法がある．

表1　痛みの評価スケール

①視覚的評価スケール：VAS (Visual Analog Scale)
②表情スケール：FRS (Face Rating Scale)
③数値評価スケール：NRS (Numeric Rating Scale)
④McGill(マクギル)痛みの質問票：MPQ (McGill Pain Questionnaire)

図1　NRS

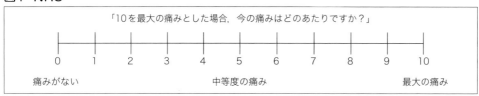

「10を最大の痛みとした場合，今の痛みはどのあたりですか？」

0　1　2　3　4　5　6　7　8　9　10

痛みがない　　　　　中等度の痛み　　　　　最大の痛み

> **記載ポイント**　痛みの評価と記録
>
> ▶患者の痛みの評価においては，かかわる医療者が同じスケールを用いて評価し，記録することが大切である．それぞれの施設でどの評価スケールを使用しているかを確認し，それについてよく理解して評価，記録を行う．

[緩和ケアチーム依頼書・計画書]

緩和ケアチーム依頼書 / 計画書

| 患者 ID
　　0000000
　　［フリガナ］
　　［氏名］
　　［性別］
　　［生年月日］ | 依頼病棟　　　　　　　　　依頼日
診療科
主治医　　　　　　　　　担当看護師
診断名　　　　　　　　　告知の有無：　□ 有　　　□ 無
転移の有無　□ 無　□ 不明
　　　　　　　□ 脳　□ 骨　□ 肝　□ 肺　□ その他（　　　　）|

<table>
<tr><td rowspan="8">基本データ</td><td colspan="2">〈依頼内容〉
□ 疼痛管理　　□ その他（　　　　　　　　　　　　　　）</td></tr>
<tr><td>〈主訴〉</td><td rowspan="5">〈痛みの部位〉

○○○○</td></tr>
<tr><td>〈身体症状〉
1. 痛み　　　　□ なし　　□ 軽　　□ 中　　□ 重
2. 食欲不振　□ なし　　□ あり
3. 嘔気・嘔吐　□ なし　　□ 軽　　□ 中　　□ 重
4. 便秘　　　□ なし　　□ 軽　　□ 中　　□ 重
5. 倦怠感　　□ なし　　□ 軽　　□ 中　　□ 重
6. その他　　（　　　　　　　　　　　　　　　）</td></tr>
<tr><td>〈ADL〉
1. 歩行　□ 自立　□ 要介助
2. 排泄　□ 自立　□ 要介助
3. 食事　□ 自立　□ 要介助
4. 入浴　□ 自立　□ 要介助</td></tr>
<tr><td>〈薬剤使用〉
オピオイド　　　□ なし　　□ あり（　　　　　　　）
　　　　　　　　レスキュードーズ　（　　　　　　　）
非オピオイド鎮痛薬　□ なし
　　　　　　　　□ あり　　（　　　　　　　　　）
その他　　　　　□ なし
　　　　　　　　□ あり　（　　　　　　　　　　）</td></tr>
<tr><td>〈本人の希望〉</td><td>〈化学療法〉　　　□ なし
　　　　　　　　　□ あり
　　　　　　　　　（　　　　　　　　　　　　）
今後の治療予定　□ なし
　　　　　　　　　□ あり</td></tr>
<tr><td>〈家族の希望〉</td><td>〈放射線治療〉　　□ なし
　　　　　　　　　□ あり
部位（　　　　　　　　　　　　）
期間（　　　　　　　　　　　　）</td></tr>
</table>

<table>
<tr><td rowspan="4">計画書</td><td colspan="3">初回カンファレンス日時：　　年　　月　　日（　　時　　分～　　時　　分）
参加者：</td></tr>
<tr><td>初期アセスメント</td><td>緩和ケア目標
①
②
③</td><td>緩和ケア計画
□ 身体症状緩和
□ 精神症状緩和
□ 服薬指導
□ 医療相談
□ 看護相談
□ その他（　　　　　）</td></tr>
<tr><td>次回予定
□ 継続（　　月　　日　　PCT カンファレンス）
□ 終了</td><td colspan="2">緩和ケアチーム医師　　薬剤師　　　　　看護師</td></tr>
</table>

［緩和ケアチーム回診の記録例］

回診日	月　日
出席者	○○医師，××医師，△△薬剤師，リハビリ：PT○○，▽▽， 栄養科：□□　緩和ケア認定◇◇看護師

【痛みについて】
　安静時はNRSスケール2/10で経過
　体動時や労作時のレスキューの使用歴なし．回診15分前にオキノーム® 2.5mg（水に溶かしたもの）をあらかじめ服用し，本人が「不安」と訴えていた階段昇降をPT[*4]○○とともに実施．階段の昇り始めは，軽度のふらつきがあったが，手すりや壁に手を添えながらPTの支えなしで，1フロア分の階段の昇り降りを実施できた．
　階段昇降後に痛みの変化を問うと「痛くないです．2/10くらいです」と，疼痛の増強認めず．「タイミングがわからなかったけど，うまくいきましたね」との反応．

【その他のつらい症状について】
　「食事のことが気になります．体力落ちている感じもする」と，栄養科で食事内容に関しての対応を行うこととした．
　オキノーム®の服用に抵抗があるようだったが，階段昇降後の痛みの増強もなく，効果を実感できた様子．下肢筋力の低下を感じている様子で（自宅が2階にあることもあわせて）階段を昇る必要ありとのことで，筋力アップの介入を進める．上記より，以下の対応を推奨．
　①予測される労作（入浴やリハビリなど）の前にオキノーム®の予防投与
　　※レスキューの使用頻度でベースアップの検討を次回に予定
　②次回の抗がん剤まで入院しているようであれば在宅療養を目的とした階段昇降のリハビリ
　　介入
　③栄養士の介入による食事変更（PCT[*5]で対応）

STAS日本語版[1]
　1．痛みのコントロール：痛みが患者に及ぼす影響
　　　2＝中程度の痛み
　　　　　時に調子の悪い日もある．痛みのため，病状からみると可能なはずの日常生活動
　　　　　作に支障をきたす
　2．痛み以外の症状コントロール：痛み以外の症状が患者に及ぼす影響
　　　　症状名：倦怠感
　　　1＝時折の，または断続的な単一または複数の症状があるが，日常生活を普通に送っ
　　　　　ており，患者が今以上の治療を必要としていない症状である
　3．患者の不安：不安が患者に及ぼす影響
　　　2＝今後の変化や問題に対して張り詰めた気持ちで過ごしている
　　　　　時折身体面や行動面に不安の徴候が見られる
　4．家族の不安：不安が家族に及ぼす影響
　　　　　　今後の変化や問題に対して張り詰めた気持ちで過ごしている
　　　　　　時々，身体面や行動面に不安の徴候が見られる
　　　　　　コメント：姉，妹
　　　2＝今後の変化や問題に対して張り詰めた気持ちで過ごしている
　　　　　　時々，身体面や行動面に不安の徴候が見られる
　5．患者の病状認識：患者自身の予後に対する理解
　　　7＝入院直後で情報が少ないため評価できない
　6．家族の病状認識：家族の予後に対する理解
　　　7＝入院直後で家族はいるが面会に来ないなど情報が少ないため評価できない
　7．患者と家族とのコミュニケーション：患者と家族とのコミュニケーションの深さと率直さ

	1＝時々，または家族の誰かと率直なコミュニケーションがなされている

8. 職種間のコミュニケーション：患者と家族の困難な問題についての，スタッフ間での情報交換の早さ，正確さ，充実度

   関わっている人（職種：医師，看護師，薬剤師，栄養科，リハビリ）

   1＝主要スタッフ間では正確な情報伝達が行われる

   その他のスタッフ間では，不正確な情報伝達や遅れが生じることがある．

9. 患者・家族に対する医療スタッフのコミュニケーション：患者や家族が求めたときに医療スタッフが提供する情報の充実度

   1＝情報は提供されているが，充分な理解はされていない

次回回診日	6月10日

＊4　PT：physical therapist, 理学療法士
＊5　PCT：palliative care team, 緩和ケアチーム

記載ポイント　多職種チーム回診時の記録

▶他職種やPCTへの依頼を行った場合は，カンファレンスや回診後の記録を共有する．その内容に沿ってケアを行い，次回の回診に備えて記録を残すことが大切である．

（百々由紀子，佐々木利奈）

［引用・参考文献］
1) STASワーキンググループ編：STAS-J（STAS日本語版）スコアリングマニュアル第3版　緩和ケアにおけるクリニカル・オーディットのために. 日本ホスピス・緩和ケア研究振興財団, 2007.
　http://plaza.umin.ac.jp/stas/stas_manualv3.pdf（2020年11月閲覧）

ケース5　認知症

肺炎・脱水症で入院した認知症患者の姫川すずらんさん

[事例の概要] 既往に認知症のある患者が，急性疾患（肺炎）の治療のため入院

- **対象者**：姫川すずらん，88歳女性
- **疾患名**：肺炎
- **入院までの経過**：2019年〇月にアルツハイマー型認知症と診断される．自宅で過ごしていたが，徐々に息子の顔が分からなくなることもあった．
  2020年〇月□日に雨の中，近所を徘徊しているところを発見され，翌日より発熱あり．近医受診し，抗菌薬内服処方されるが，解熱しないため当院受診し，肺炎と脱水症と診断され，治療目的のため入院となる．
- **既往歴**：
  60歳：高血圧（内服治療中），72歳：右膝変形性膝関節症（手術：人工関節），
  87歳：アルツハイマー型認知症（内服治療中）
- **家族構成**：息子夫婦と孫と4人暮らし
- **入院時の一般状態**：
  血圧：138/66mmHg，脈拍：81回/分，呼吸：16回/分，体温：38.5℃
  身長：151.6cm，体重：48.5kg
- **入院前の生活**：
  食事：自立，排泄：自立，睡眠：6～7時間睡眠，清潔：自立，運動：自立
  認知・知覚：アルツハイマー型認知症．記憶障害，徘徊行動などあり
  嗜好：アルコール：なし，タバコ：なし
  性格：穏やかであったとのこと

[記録例] 入院2日目

Temporary	
S	家に帰らないと，子供が待ってるから帰らないと．え，病院，そうなの．
O	肺炎・脱水症のため入院．入院時は38度台の発熱あり，朦朧とし自発的な行動はなかったが，補液と抗生剤点滴使用し本日36度台．入院中であることを説明し，家族も了承していることを説明すると納得．
A	高齢であり，既往に認知症があることから，現状認識が困難な状況．説明により納得されるため，随時説明を行い，同意を得ていく必要あり．
P	訪室ごとに入院中であることを説明．○月○日再評価

入院3日目　場面:日中に嫁の面会あり.

Temporary	
S	ここは病院でしょ．名前は忘れちゃったけど．あぁ，○○病院なのね．点滴してるのよね．
O	JCSⅠ-1．昨日は夜間不穏あり．日中は家族の面会もあり，入院中であることは理解できている．説明を繰り返すことで入院中であることを言葉にしており，点滴中はルートを触る様子はない．
A	昨日は生活環境の変化により不穏が確認されたが，家族の協力もあり繰り返し説明を行うことで入院中であることは理解できている．
P	本人が理解できるよう繰り返し説明を行う．T終了

記録2　問題が持続する場合の記録

[記録例]

入院3日目　場面:夕方息子の面会あるが帰宅願望が強い.

Temporary	
S	あら，どちらさんかしら．息子の迎えに行かないと，私一人だから．
O	JCSⅠ-2．息子が面会に来るが，認識できず．息子を迎えに行くと，帰宅願望強い．肺炎になり治療のため入院していることを説明するが，理解得られず．食事摂取量少なく持続点滴中．ルート触る動作はないが，点滴に注意を払えず，ルートが引っ張られた状態で動いているところを発見する．
A	高齢であり，既往に認知症あることから環境変化に対応できていない状況．治療中であるが，点滴ルートなどに注意が払えていない状況であり自己抜去のリスクおよび，転倒のリスク高いため看護介入を行う必要あり．
P	T終了．ND#1 急性混乱[*1]を立案し介入．成果指標L2→L3[*2]

*1　定義:短期間に発症する，意識，注意，認知，知覚の可逆的障害で，持続期間が3か月未満の状態
　　出典:T.ヘザー・ハードマン，上鶴重美原書編集，上鶴重美訳:NANDA-Ⅰ看護診断―定義と分類 2018-2020 原書第11版. p.311, 医学書院, 2018.
*2　定義:人，場所，時間を正確に認識する能力
　　出典:Moorhead,S. ほか. 黒田裕子監訳:看護成果分類(NOC)原著第5版 成果測定のための指標・測定尺度. p.264, エルゼビア・ジャパン, 2015.

［看護診断］ND#1 急性混乱*1を立案

ND#1 急性混乱*1   定義：短期間に発症する，意識，注意，認知，知覚の可逆的障害で，持続期間が３か月未満の状態
開始日：202○/×/×　　　次回評価：（202○/×/××）
【診断指標】 　■認知機能の変化　■興奮　■誤解　■落ち着きがない
【関連因子】 　■脱水症　■栄養失調　■睡眠覚醒周期の変化
【成果】見当識*2 　定義：人，場所，時間を正確に認知できること 　①重要他者を認知できる　3 　②現在いる場所を認知できる　2 　⑨現在の重要な出来事を認知できる　2
【介入】せん妄管理（急性混乱管理）*3 　定義：急性混乱状態をきたしている患者に対して，安全で治療目的に合った環境を提供すること 　①せん妄の原因を軽減または除去するための治療を開始する 　　→医師へせん妄治療薬の処方を依頼する 　②興奮している患者の監視のため，拘束する代わりに，家族や患者と親しい病院ボランティアの協力を得る 　　→日中は家族と面会できるよう整える 　③患者の恐怖や感情を認識する 　　→患者の言葉を傾聴し否定をしない 　④楽観的だが現実的な，安心できるような声掛けをする 　　→低く大きな声でゆっくりと声掛けをする 　⑤不安を抑えるような習慣を続けられるようにする 　⑥患者に起こっていること，今後起こりうると予測されることについての情報を提供する 　⑦患者が具体的にしか考えることができない場合，抽象的な思考を求めない 　　→簡単に答えられる質問をする 　⑧重要他者の訪問を奨励する 　　→家族の面会を勧める 　⑨穏やかに安心させるような論争的でない方法で，自分の認識を伝える 　⑩栄養，排泄，水分摂取，保清に関連するニーズの介助を行う 　　→トイレは付き添い歩行，シャワーを２回/週見守りで実施する 　⑪答えることのできない見当識に関する質問をして患者にもどかしい思いをさせない 　　→時間や，場所など患者に質問をしないようにする 　⑫患者に人や場所，時間を伝える 　　→質問ではなく医療者から場所や，時間を訪室時に伝える 　⑬記憶を刺激し，再調整し，適切な行動を促進するための環境的な手がかりを用いる 　　（例：標識，写真，時計，カレンダー，環境の色分け） 　　→家族へ写真や日々使用している時計などを持参してもらい本人の見える位置に設置する 　⑭簡易的かつ直接的，記述的な言葉を使ってコミュニケーションをとる 　　→簡潔な単語や短文で声掛けを行う

＊3　出典：「Gloria M.Bulechek, Howard K.Butcher, Joanne McCloskey Dochterman著, 中木高夫, 黒田裕子訳：看護介入分類(NIC)原書第６版, p.396, 2015, 南江堂」より許諾を得て抜粋し転載.

[記録例]

入院5日目　場面:点滴を気にする様子なく動き出してしまう.

ND#1 急性混乱[*1]	
S	え，これ何してるの（点滴をみながら）．そうだったの．帰ろうと思ってたのよ．ここは病院なのね．
O	点滴を実施しているが，気にする様子はなく家に帰ろうと着替えをしている．ルートが絡まっている状態．入院中であることを説明し，点滴を見せながら治療中であることを伝える．10分ほど話をし，納得される．発熱はなく，食事が昨日より再開され，10割摂取できている．
A	認知機能障害により，治療中であることを忘れてしまう．点滴中であり，自己抜去のリスクも高いため，引き続き，危険行動の観察をしていく．
P	目標維持．

入院7日目　場面:点滴は終了となったが，夜間のみせん妄状態が持続する.

ND#1 急性混乱[*1]	
S	え，病院なの．家に帰らないと．子どもが待っているんですよ．
O	点滴は本日で終了．病院という認識がなく，20時頃から帰宅願望の言動がある．トイレ誘導しても「さわらないでよ」と繰り返す．家に帰ろうと荷物をまとめる様子があり，自宅に「今から帰るから迎えに来て」と電話する姿が見られた．眠前にリスペリドン® 内服．
A	点滴ルート抜去となり，自己抜去のリスクはない．状況認識はできておらず，離院のリスクはあるため，行動観察の必要性あり．
P	目標維持．

入院7日目　場面:点滴は終了となったが，夜間のみせん妄状態が持続する.

Temporary	
S	ここはどこなの，そうなんですか，家に帰らないといけないから失礼します．
O	JCSⅠ-2．離床センサーが鳴り訪室すると帰宅願望強く落ち着きがない状態．日中は，家族の面会があり落ち着いて話をしていたが，家族が帰宅し夕食後より，荷物をまとめたり，着替えをしていたりとソワソワしている．肺炎になり治療のため入院していることを説明するが，理解得られず．
A	高齢であり，ベースに認知症があることから環境変化に対応できず，混乱している状態．家族に協力してもらい，本人が安楽に過ごせる環境を整えていく必要あり．
P	ND#2 安楽障害[*4]を立案し介入　成果指標L2→L4[*5]

＊4　定義:身体的・心理スピリチュアル的・環境的・文化的・社会的側面における，安心・緩和・超越が欠如している感覚
出典:T.ヘザー・ハードマン，上鶴重美原書編集，上鶴重美訳:NANDA-Ⅰ 看護診断─定義と分類 2018-2020 原書第11版. p.568, 医学書院, 2018.
＊5　定義:個人の身体的, 心理・霊的, 社会文化的, 環境的な安心と安全
出典:Moorhead,S. ほか. 黒田裕子監訳:看護成果分類(NOC)原著第5版 成果測定のための指標・測定尺度. p.124, エルゼビア・ジャパン, 2015.

［看護診断］

ND#2　安楽障害*4を立案

ND#2 安楽障害*4 定義：身体的・心理スピリチュアル的・環境的・文化的・社会的側面における，安心・緩和・ 　　　超越が欠如している感覚
開始日：202○/×/×　　最終評価：解決（202○/×/××）
【診断指標】 　■リラックスできない　■落ち着きがない　■不安な状況
【関連因子】 　■環境管理が不十分　■状況管理が不十分　■プライバシーの不足
【成果】安楽の状況*5 　①身体的安寧　2 　②症状コントロール　4 　③心理的安寧　2
【介入】認知症管理*6 　①患者の身体的・社会的・心理学的な過去や普段の習慣や日々行っていることを確認する 　　→本人はパズルが好きということなので，日中パズルができる時間を作る 　②患者の認知機能状態に合わせて行動の予測をする 　　→起きようとしている時や起きた時にはトイレなどの声掛けをする 　③刺激の少ない環境を提供する（例：静かで心地よい音楽，色鮮やかでなく地味かつ馴染み 　　のある柄の装飾，認知処理能力を超える活動をしない，小集団で食事をとる） 　　→日中はデイルームで家族と過ごす時間を作る 　④接触を始める際，自己紹介をする 　　→声掛けの初めは看護師の○○ですと名乗る 　⑤接触を始める際，患者をはっきりと名前で呼び，ゆっくりと話す 　　→低く大きな声で，名前を呼んで声掛けをする 　⑥一度に1つずつ，簡単な指示を与える 　⑦はっきりとした，低い，温かみのある，丁寧な言葉で話す 　⑧現在の出来事や季節，位置，名前などの合図を送って見当識をつける支援をする 　⑨風景画や景観，その他馴染みのある絵を患者の部屋に選択する 　　→家族写真など本人が馴染みのあるものを家族に持参してもらい，室内の環境を整える 　⑩部屋，トイレ，そのほかの場所に移動する患者を援助するため，文字よりも記号を用いる 　　→トイレやナースコールがわからない場合は本人が見える場所にわかるように表示をする 　⑪睡眠や薬剤使用，排泄，食事摂取，セルフケアといった活動の普段の行動パターンを特定 　　する（○/○追加）

*6　定義：慢性混乱状態にある患者に対して，部分的に変更した環境を提供すること
　　出典：「Gloria M.Bulechek, Howard K.Butcher, Joanne McCloskey Dochterman著, 中木高夫, 黒田裕子
　　訳：看護介入分類(NIC)原書第6版, p.500, 2015, 南江堂」より許諾を得て抜粋し転載.

[記録例]

入院8日目　場面:睡眠薬を使用して夜間眠れたことで，日中も穏やかに過ごせている.

ND#1 急性混乱*1	
S	この歌がすきなのよ．えっ，トイレに行こうと思って．
O	日中はデイルームで音楽を聴きながら，パズルをする様子あり．家族の面会も毎日あり，穏やかに過ごしている．
A	入院中の認識は低いが，家族の協力もあり興奮なく過ごせている．
P	ND#1 解決

入院9日目　場面:日中は落ち着くが，夜間のみせん妄状態が持続する.

ND#2 安楽障害*4	
S	え，病院なの．家に帰らないと．子どもが待っているんですよ．
O	家族に協力してもらい，家族写真などをベッドサイドに設置．日中は家族の面会あり，落ち着いて過ごせているが，夜間になると帰宅願望が出ている．写真を見せ，入院中であり，家族も承知していることを説明するが，認識困難であり興奮状態．夜間2回トイレに起きたが，その都度状況が理解できず，説明を繰り返している状況．
A	家族の協力と環境を整えることで，日中は穏やかに過ごせている．夜間熟眠できるよう援助していく必要あり．
P	目標維持．プラン追加し眠剤検討する．

入院12日目　場面：終日穏やかに過ごせるようになった.

ND#2 安楽障害*4	
S	トイレに行きたいんです．
O	離床センサーが鳴り訪室すると上記発言あり．トイレまで案内し，ナースコールをするよう説明するとバックコールあり．夜間は眠剤追加し，5-6時間熟眠できている様子．
A	眠剤変更により熟眠でき，穏やかに過ごすことができている．引き続き環境を整えていく．
P	目標維持．プラン継続．

記載ポイント　ケアを見つける手がかりとしての記録

▶認知症の患者にせん妄が起こると，目の前の状況への対応に精一杯となり，記録が不十分になることがある．そのような場合は，現在の患者が置かれている環境や，実施したケアへの反応などを細かく書いていくことで，個別的なケアを見つける手がかりとなる.

（副島祐子，植田智美）

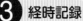

ケース1　転倒

夜間，ベッドサイドに座り込んでいた

●患者：87歳女性，誤嚥性肺炎のため入院

患者紹介

・入院当日から不穏になり，ナースステーションに近い部屋に移動する．ナースコールは理解できていない．
・入院2日目，長女の面会時に転倒，転落の危険性があり，体幹ベルト，体動センサーの使用について同意を得た．体動センサー，体幹ベルトの準備を行う．日勤の看護師から不穏時はリスペリドン内用液1包を内服するように申し送られた．
・夕食時はベッド上で体幹ベルトは外し看護師が付き添いのもと摂取した．

・20時頃から不穏になり，21時20分にリスペリドン内用液1包内服，22時10分にブロチゾラム0.25mg1錠内服したが，パジャマの着脱を繰り返したり，大声で長女の名を呼ぶなどの言動があるため，ベッドでナースステーションに移送し見守りを行う．
・翌3時，看護師が他患者から声をかけられ患者に背を向けた時にドスンという音がして振り返ると，右足元側の床に座っていた．

✗

	望ましくない記載	**なぜ✗?**　理由
21：20	<u>落ち着きなく</u>不穏行動あり．リスペリドン内用液1包内服	「落ち着きがない」とはどのような行動か．実際の行動を記載する．
22：10	大きな声で「まりちゃん」と叫び起き上がり動作が<u>頻回</u>	頻回という表現は人により尺度が違うため適切ではない．具体的な回数や，何分おきといった表現が望ましい．
	<u>ブロチゾラム1錠内服</u>	薬剤の1錠の容量が記載されていない．薬剤を記載する時は，薬品名のフルネーム，1錠の容量や1回量を正しく記載する．
23：00	ウトウトしているが着衣を脱いだり着たりしている	
0：00	まったく落ち着かない．「トイレに行きたい」と言ったため，<u>Pトイレ設置し対応</u>	一般的でない略語を使用しない（院内の基準略語としてあれば使用可能である）．ポータブルトイレを設置し，看護師が何をしたのか不明．この記録では，設置しただけと読み取れる．

0：30	タッチガードを嫌がり<u>大声で騒ぎ</u>，他患者から<u>クレームあり</u>．ナースステーションに連れてきた	「大声で騒ぎ」では客観的ではない．クレームという表現が不適切．第三者が読んで不快になる表現はしない．
2：00	<u>落ち着きがないのは変わらない</u>	
3：00	一瞬，看護師が目を離した際にドスンと音がして<u>転倒していた</u>	転倒した場面を目撃していないのに，転倒したと記載している．患者がどのような姿勢でいるのか，発見時の様子がまったくわからない．

なぜ〇?

	望ましい記載	押さえたいポイント・根拠
16：00	長女に転倒の危険性を説明し，抑制の同意を得て体幹抑制を準備する．	説明と同意を得たことの記載がされている．
18：00	夕食時ベッドへ戻る．食事中のみ体幹抑制を外し看護師付き添いのもと食事摂取する．夕食後，体幹抑制を開始する．	
20：00	体幹抑制を外そうとマグネットを触っている．	
21：20	ナースコールは手元にあったが押すことはなく，<u>3部屋離れた病室まで聞こえる大きな声で「まりちゃん」と呼んでいる．</u> 訪室し話を聞くと「家に帰る」と言い，肺炎で入院していることを説明するが「そんなことはない」と<u>同じことを5回繰り返す．</u>リスペリドン内用液1包を内服する．	患者の行動や言葉をそのまま引用している．声の大きさの表現が具体的である．看護師の患者へのケアが記載され，その反応が（患者が同じことを繰り返し話している様子など）明確である．
22：00	<u>「これ外して」とベッド柵をガタガタとゆらしたり，</u>長女の名前を大きな声で呼び続け看護師2人で対応する．<u>両隣の病室の患者から「静かにしてほしい」と申し出があった．</u><u>ブロチゾラム0.25mg1錠追加内服する．</u>	薬剤名がフルネームで記載され，1錠あたりの容量や1回量が正しく記載されている．
23：00	看護師1人がベッドサイドで付き添い見守る．<u>ウトウトはしているが病衣を脱いだり着たりを繰り返している．病衣をすべて脱いでしまった時は，看護師が着衣を介助した．</u>	
0：00	「トイレに行く」と訴えがあり，ベッドサイドで<u>ポータブルトイレを使用して看護師の見守りのもとで排泄．</u>ベッドに戻り体幹抑制装着しようとするが拒否行動が強く手足をバタバタさせるため，他の看護師の応援を要請し，ベッドごとナースステーションに移送し見守る．体幹抑制を外しベッドの高さは一番低くし，4点柵で看護師1人がベッドサイドで見守る．	
2：00	ウトウト目は閉じているがベッド上に座り病衣の着脱を10〜15分おきに繰り返している．立ち上がる動作も1時間に3回程度あり制止した．	

3：00	開眼・閉眼を繰り返し坐位にはなっていたが，立ち上がる動作は消失した．ベッド上で足元寄りに座って病衣のボタンをいじっていた． ベッドサイドで見守る看護師が，他患者から，声をかけられて患者に背を向けた時に，<u>ドスンという音がして振り返ると右足元側の床に座っていた．ベッド柵4点はすべて上がったままだった．</u>
3：01	他の看護師と2名で患者を支えてベッドに戻す．その際ベッド柵に自分で掴まり，ベッドに座った．外傷はなく，疼痛の訴えもない．血圧142/86mmHg，脈拍91回/分．当直医へ報告．
3：06	当直医A診察し，経過観察となる．
7：00	長女に連絡し，夜間転倒したこと，外傷はなく経過観察していることを報告する．

転倒時の状況が第三者でもわかる記載になっている．

記載ポイント　転倒時の経時記録

▶患者の転倒・転落する可能性を予見し，看護および医療が適切に行われていたのかが問われる．

▶起こった事実を客観的，具体的かつ簡潔に記載する．想像や憶測，自己弁護的反省文，他者批判，感情的表現など，第三者が記録を読んだときに事実を誤解する可能性のある要素は記載しない．

▶転倒時だけでなく，その前の患者の様子や看護師の対応，転倒後の観察や医師への報告や対応などが記載されている必要がある．

▶転倒事故が発生した場合は，記録の形式をSOAPから経時記録に切り替えて，事実を記載する．憶測は記載しない．

▶抗凝固薬を飲んでいる場合は，出血を起こしていないか観察し，経過を追って記載することが大事である．

（平峰範子，若杉有希）

ケース2　無断離院

病院職員に伝えず自宅に戻った

患者紹介

●患者：78歳男性，肺炎で入院．軽度認知障害あり

・入院10日目．肺炎で入院し点滴治療を行い呼吸器症状は改善してきた．入院していることを説明しても忘れてしまうことがあった．

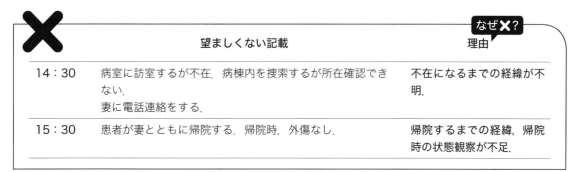

	望ましくない記載	なぜ✕? 理由
14：30	病室に訪室するが不在．病棟内を捜索するが所在確認できない． 妻に電話連絡をする．	不在になるまでの経緯が不明．
15：30	患者が妻とともに帰院する．帰院時，外傷なし．	帰院するまでの経緯，帰院時の状態観察が不足．

	望ましい記載	なぜ〇? 押さえたいポイント・根拠
13：00	病室内で椅子に座っていた．	最終，所在を確認した記録を残す．
13：30	私服姿の患者を廊下で他看護師が見かけていた．	
14：30	病室に訪室するが不在．病棟内を捜索するが所在確認できない． 病棟看護師長にその旨報告． 緊急連絡網にて，院内を捜索する． 警備員が「13時過ぎにそのような人を見かけた」と返答あり．防犯カメラで確認すると，患者が外に出ていくところが確認された．	無断離院の疑いが生じた場合は，すみやかに上席者に報告し，多くの人員で患者の安全確保と所在確認を行う．
14：40	自宅に連絡するが電話はつながらず，本人の携帯にかけるがつながらない．妻の携帯へ連絡し，患者の行方が不明であることを伝える．	
15：00	妻から家に帰宅すると患者が自宅にいたと連絡あり．	
15：30	患者が妻とともに帰院する．どこに行っていたか尋ねると「家の鍵を閉めてきたのか不安になってちょっと帰ってたんだよ」と返答あり．帰院時，外傷なし．転倒もしていないとのこと．血圧130/80mmHg　脈拍68回/分　体温36.8℃　SpO$_2$ 100%	外出時の外傷の有無を確認し記録に残す．
15：40	外出希望時は，事前の申請と妻同伴による安全の確保が必要であることを，再度・家族本人に説明する．	

記載ポイント　無断離院時の経時記録

▶発生時の状況の変化を経時記録で記載する．

▶発生時は自施設で決められた手順に沿って対応する．無断離院によってアクシデントが発生した場合は，対応内容が手順に沿ったものかが問われるため，詳細な記載をすることが必要となる．

（平峰範子，若杉有希）

ケース3　褥瘡発生

入院当日,左踵部に水疱を形成していた

患者紹介

●患者：93歳女性，要介護4，誤嚥性肺炎のため入院

・1か月前より徐々に経口摂取不良.
・入院時：Alb2.8g/dL，褥瘡無，皮膚乾燥有.

・入院後：禁食，ベッド上安静，ほぼ自力体動なし，体位交換を看護師にて実施.

✕ 望ましくない記載 ／ なぜ✕? 理由

時刻	望ましくない記載	理由
16：00	体位交換，オムツ交換実施.	実施した内容，観察した内容は記録する.
18：00	体位交換時，左踵部に発赤あり．クッション使用し除圧する.	
20：00	記載なし	実施した内容，観察した内容は記録する.
22：00	「うーうー」と声をあげていたため訪室すると，クッションがベッドの下に落ちていた．左踵部に 2×2 の水疱形成みられた．医師へ報告．保護せず，保湿と除圧し経過観察の指示を受ける.	数値の単位がない.

○ 望ましい記載 ／ なぜ○? 押さえたいポイント・根拠

時刻	望ましい記載	押さえたいポイント・根拠
16：00	看護師2名にて体位交換，オムツ交換実施．皮膚乾燥見られたため，保湿剤を塗布する.	
18：00	体位交換時，左踵部に発赤あり．クッション使用し除圧する.	
20：00	看護師2名にて体位交換，オムツ交換実施．左踵部の消失しない発赤あり．クッション使用し除圧する.	
22：00	「うーうー」と声をあげていたため訪室すると，クッションがベッドの下に落ちていた．左踵部に 2.0cm×2.0cm の水疱形成みられた．医師へ報告．保護せず，保湿と除圧し経過観察の指示を受ける.	数値の単位を正しく記載する.

記載ポイント　褥瘡発生時の経時記録

▶状況の変化が見られなくても，実施した内容，観察した内容は記録する．記録記載がないと，実際に実施していても，していないとみなされる.

▶数値の単位は正しく記載する.

（阿部由紀子，山内祥子）

夜間巡視時に自発呼吸がない状態に気づいた

◉患者：85歳女性，下痢・嘔吐で精査入院

・脳血管障害のため運動性失語があった．下痢・嘔吐のため精査入院した当日の深夜，夜勤看護師が巡視すると意識がなく，自発呼吸がないことに気づいた．

✘ 望ましくない記載

時刻	望ましくない記載	理由
4：00	巡視すると，反応がなく心肺停止していたため胸骨圧迫開始．	どういう状態で心肺停止していたかわからない．発見前の状態がわからない．
4：03	心電図モニター装着．心拍数0．バッグバルブマスク換気開始．当直医師Eがアドレナリン注0.1%シリンジ1A IV（1回目）実施．	行った医療行為のみ記載され，身体反応が記載されていない．
4：10	モニター上心停止，アドレナリン注0.1%シリンジ1A IV（2回目），胸骨圧迫再開．	
4：14	モニター上VT，DC200J実施，アドレナリン注0.1%シリンジ1A IV（3回目）	
4：15	自脈再開あり．SpO$_2$測定不能．自発呼吸なし，バッグバルブマスク換気再開．胸骨圧迫中止	
4：16	塩酸ドパミン3mL/h開始．	
4：17	気管挿管7.0mm 23cm固定．自発呼吸なし．バッグバルブマスク換気再開．	
4：20	バッグバルブマスク換気しながらICUへ搬送．	

⬤ 望ましい記載

時刻	望ましい記載	押さえたいポイント・根拠 なぜ⬤？
0：00	巡視時睡眠中．苦痛表情ないがうなり声あり．オムツに水様便少量あり．体位交換実施．	発見前の状態がわかる記録がある．
1：00	巡視時睡眠中．うなり声消失．	
2：00	巡視時睡眠中．右側に体位交換実施．吸引し口腔内より唾液様のものあり．オムツに排泄なし．	
3：00	巡視時睡眠中．痰がらみなし．	
4：00	巡視すると，右側臥位で横たわっていた．寝衣前胸部に径30cm大，頭部周辺の寝具に径30cm大程度に茶色の水様性吐物跡があった．呼びかけに返事はなく，自発呼吸がなく，左右頸動脈は触知できなかった．	発見時の患者の状態が見たまま記載されている．吐物の量・性状が明確にわかる．

	口腔内, 鼻腔内から吸引し茶色の水様性の排液のみ吸引. 食物などの残渣はなかった. スタッフコールで応援要請し胸骨圧迫を開始した.
4：02	スタッフコールでかけつけた看護師Bに「エマージェンシーコール」を依頼し要請する. 看護師Cに救急カートと心電図モニターを要請した.
4：03	救急カート到着し背板挿入. 心電図モニター装着. 心拍数0. 胸骨圧迫・酸素10Lバッグバルブマスク換気開始.
4：05	当直医D・Eと管理看護長Fと他病棟看護師6人の来棟あり. 当直D医師により右上肢より末梢20Gライン確保し, 採血実施, 生食500mLを全開滴下開始.
4：06	心拍数＝0, 胸骨圧迫継続. 瞳孔 左4.5mm 右4.5mm 当直医師Eがアドレナリン注0.1％シリンジ1A IV（1回目）実施.
4：08	看護師Aが, 主治医へ, 4時に訪室したところ自発呼吸がなく頸動脈が触れない状態を発見したと連絡した. 主治医は1時間で到着する予定.
4：10	モニター確認. 心静止, アドレナリン注0.1％シリンジ1A IV（2回目）, 胸骨圧迫再開. 看護師Aが長女へ, 「4時頃, ○さんの状態が悪くなり対応しています. 今後の対応について相談したいので, 至急病院に来てください」と連絡し, 1時間で到着予定.
4：14	モニター上VT, DC200J実施, アドレナリン注0.1％シリンジ1A IV（3回目）.
4：15	自己脈再開あり. HR＝60回/min, BP＝64/30mmHg, SpO_2測定不能. 自発呼吸なし, バッグバルブマスク換気再開. 胸骨圧迫中止.
4：16	塩酸ドパミン3mL/h開始.
4：17	気管挿管 7.0mm23cm固定. 自発呼吸なし. バッグバルブマスク換気再開. 挿管時, 口腔内吸引行うが吐物は吸引できず, 白色唾液様のものが吸引. 挿管後, 気管内吸引施行しチューブ内30cm程度量の白色痰を吸引する. 意識レベルJCS II-30, わずかに開眼あり.
4：20	バッグバルブマスク換気しながらICUへ搬送.

応援要請後からの応援者の到着時間・蘇生処置の内容・処置による身体反応が明確に記載されている.

記載ポイント　急変時の経時記録

▶ 状況が急変する前からの状態を記録する.

▶ 急変前に患者と会話したり, 行動を観察したりしたことがあれば, 患者の言動をそのまま記載する.

▶ 家族への説明内容は, 看護師が説明したことは記載するが, 医師が説明した内容は医師が記載し, 看護師は記載しない. 看護師が補足した内容, 説明を聞いているときの家族の反応や言葉などは記載する.

（平峰範子, 若杉有希）

検査室から帰室1時間後，点滴の急速滴下に気づいた

●患者：54歳男性

患者紹介

・点滴指示：1. ビーフリード® 輸液1,000mL
　　　　　　　0：00〜16：00 62mL/h 末梢
　　　　　　2. ソルデム® 3A 500mL
　　　　　　　16：00〜23：59 62mL/h 末梢

・点滴は左前腕部に22Gで留置され，手動で調整を行っていた．

✖ 望ましくない記載　　　　　なぜ✖? 理由

時刻	望ましくない記載	理由
8：45	勤務交代時に点滴確認し，ビーフリード® の残量が500mL弱であるのを確認する．	
10：00	X線検査室から帰室．点滴の残が<u>360</u>であり，速度を<u>60/h</u>に調整する．	量や速度の単位がない，正しくない．
11：00	訪室すると点滴の残量が150mLになっている．30mL/hに調整し，医師Aに報告．<u>速度はそのままで経過観察となる．</u>	医師の口頭指示が正確に記載されていない．

⬤ 望ましい記載

時刻	望ましい記載
8：45	勤務交代時に点滴確認し，ビーフリード® の残量が500mL弱であるのを確認する．
10：00	X線検査室から帰室．点滴の残が<u>360mL</u>であり，速度を<u>60mL/h</u>に調整する．
11：00	訪室すると点滴の残量が150mLになっている．点滴刺入部確認し，腫脹や疼痛などの点滴漏れの徴候はないことを確認する．30mL/hに調整し，医師Aに報告．<u>速度はそのまま30mL/hで16時まで行い，経過観察の指示を受けた．</u>
11：30	点滴30 mL/hで滴下中，気分不快の訴えなし．

記載ポイント　点滴の急速滴下時の経時記録

▶輸液の残量や速度などの単位は正しく記載する．

▶医師の口頭指示の場合は，そのままを記載する．省略したり，指示を聞いた人の解釈を交えて記載すると，第三者が記録を読んだときの解釈が変わってしまう．

（平峰範子，若杉有希）

ケース6 内服薬

内服薬自己管理中,曜日を間違え内服した

●患者：50歳女性,腹膜透析導入のため入院

・9月10日夕食後から,トランサミン® 250mg 1錠を火・木・土に夕食後内服が開始となっていた.内服は患者が薬袋で管理し,内服後のPTP包装シート*で看護師が内服したことを確認.

✖ 望ましくない記載

9月10日 15：30	本日夕よりトランサミン® 250mg 1錠が開始になる.内服方法を説明し,内服曜日の箇所にマーカーを引いて渡す.
9月13日 20：30	夕食後薬の内服確認に訪室.リボトリール® 錠0.5mg 2錠の他に火・木・土に内服するトランサミン® 250mg 1錠の空のPTP包装シートがあった.本人に確認すると,「あれ,飲んじゃったみたいね.最近増えた薬だから,慣れていなくて間違えちゃった」と話す.
20：40	内科当直医Aに報告し,経過観察でよいと指示を受ける.

* PTP包装シート：press through pack.薬を包装する方法の一つ.錠剤やカプセル剤を,凸型に形成した樹脂シートとアルミニウム箔で1錠ずつ包んだもの.

⬤ 望ましい記載 / なぜ⬤？ 押さえたいポイント・根拠

9月10日 15：30	本日夕よりトランサミン® 250mg 1錠が開始になる.内服方法を説明すると「主治医のB先生から聞いています.さっき薬剤師さんからも説明がありました.曜日を間違えないようにしないとね」と発言あり.内服する曜日の箇所にマーカーを引いて渡す.	**患者の理解度を患者の言葉で記載している.**
9月13日 20：30	夕食後薬の内服確認に訪室.リボトリール® 錠0.5mg 2錠の他に火・木・土に内服するトランサミン® 250mg 1錠の空のPTP包装シートがあった.本人に確認すると,「あれ,飲んじゃったみたいね.最近増えた薬だから,慣れていなくて間違えちゃった」と話す.	
20：40	内科当直医Aに報告し,経過観察でよいと指示を受ける.	

（平峰範子,若杉有希）

ケース7　胃管の自己抜去

経管栄養終了後に自己抜去した

患者紹介

●患者：80歳女性，脳出血

・脳出血で入院し，嚥下障害のため経鼻から経管栄養で栄養摂取.
・徒手筋力テスト（Manual Muscle Test；MMT）で右上肢5，左上肢3.

・ミトンを外すとすぐ鼻のところに手を持っていく様子を確認していた. ベッド上では同一姿勢を維持できず, もぞもぞと動いていた
・意思疎通は図れなかった.

✖ 望ましくない記載　　なぜ✖?　理由

19：30	右手のミトンはずれ，胃管チューブを右手で握っていた. 先端まですべて抜けていた. 吐物なし. 呼吸音両肺野　雑音なし　SpO₂ 98%	発生前・発生時の状況が不明確.
19：45	当直医師に報告. 胃管は明日の朝挿入となる. 両上肢のミトンも解除する.	

⬤ 望ましい記載　　なぜ〇?　押さえたいポイント・根拠

17：00	病室訪室. 意識レベルJCS Ⅲ-100，両上肢ミトン装着中. 挨拶するが返答なく，両手を上下にパタパタ動かしていた.	投与前の危険行為の有無の確認が明確に記載されている.
17：30	経管栄養開始のため訪室. 両上肢ミトン外し手指の循環, 皮膚トラブルがないことを確認する. ミトンを外すと右手を顔に持っていく動作がありミトン再装着する. 体位を整えファーラー位とし経管栄養開始する.	
18：00	ミトン外れなし. 姿勢が崩れていたため再度ファーラー位に整える.	
19：00	経管栄養終了. セミファーラー位にする.	自己抜去時の状況が，経管栄養投与中か終了後かにより誤嚥のリスクが異なるため明確に記載する必要がある.
19：30	右手のミトンがはずれ，胃管チューブを右手で握っていた. 先端まですべて抜けていた. 吐物なし. 呼吸音両肺野副雑音なし. SpO_2 98%.	
19：45	当直医師に報告. 胃管は明日の朝挿入となる. 両上肢のミトンも解除する.	
21：00	呼吸音両肺野副雑音なし. SpO_2 98%.	

記載ポイント　**胃管の自己抜去時の経時記録**

▶経鼻胃管抜去は，誤飲による窒息や肺炎の危険性があるため，経時的に記録する必要がある.

▶発生後すぐには呼吸状態が変わらなくとも，時間が経過してから症状が出る場合があるため，継続して観察を行う必要があり，その観察を記録に残すことも必要である.

（平峰範子，若杉有希）

ケース8　暴言・暴力

救急外来で突然,大声を出している

◉**患者：68歳男性**

・4日前に救急外来で整形受診し湿布を処方され，その際精査のため再受診が予約された．再受診日の前に，突然，何の手続きもなく直接救急外来に現れ，看護師に向かって怒り始める．

✖	望ましくない記載	なぜ✖？ 理由
13：00	この病院で，湿布を出されてかぶれたと言って救急外来のカウンターに直接来院．	対応にどのくらいの時間を費やしたのか不明．
	1週間前に処方された湿布を貼付し，左手母指付け根に4日目から瘙痒感出現．若干発赤出現した様子． そのことで怒っている様子．声を荒らげ「なんでこんなことも伝わらないんだ．お前の名前は何ていうんだ．自分で判断できるならおれは医者になってるよ」「責任者だせ」と脅迫あり．	実際の患者の言動・行動がわからず恐怖を感じた根拠が，明確ではない．
	本日受診を希望しているのか確認．本日は診察日ではないことを説明．徐々に怒りがおさまったのか病院から出て行った	

●	望ましい記載	なぜ●？ 押さえたいポイント・根拠
13：00	この病院で，湿布を出されてかぶれたと言って救急外来のカウンターに直接来院．	
13：05	話を聞き，カルテから受診状況を確認．詳細を聞くと1週間前に処方された湿布を貼付し，左手母指付け根に4日目から瘙痒感出現．若干発赤出現．声を荒らげ「なんでこんなことも伝わらないんだ．お前の名前は何ていうんだ．自分で判断できるならおれは医者になってるよ」「責任者だせ」と大きな声で話し，カウンターを足でドンドンと蹴る．警備員・事務職員に応援要請し同席してもらう．	患者の言動をそのまま記載する． 暴言・暴力により恐怖を感じた際は，他職種の応援を要請する．
13：15	「湿布をして包帯をしてもらったんだけど，そのときから痒くなったんだ．包帯を巻き間違えて痒くなったらどうするんだ」「巻き方を整形の医者に教えてもらいたい」「僕は山岳部にいたんだから，たすき掛けにしたらいいことはわかってるんだ」と大声で繰り返す．	

13：20	本日受診を希望しているのか確認．本日は整形の診察日ではないことを説明する．	
13：30	「○○病院にはスポーツ専門の医者がいるけど，ここはいないのか」患者の話を傾聴していると徐々に声のトーンが下がり始める．「また明後日，整形に予約を取っているからそのときまた来る．ちゃんと伝えておいて」と言って病院から出ていく．	発生から対応が終了するまでの時間経過を明確にする．

記載ポイント 暴言・暴力時の経時記録

▶患者の言葉や行動をそのまま記載する．
▶個人の感情は記載せず，事実を客観的に記載することが大事である．

（平峰範子，若杉有希）

ケース9　患者の状態が変化したとき

食事の準備時，顔貌の変化に気づいた

患者紹介

●患者：67歳女性

・脳梗塞のためA病院へ緊急入院し，左半身麻痺のリハビリテーション目的にて転院してきた．
・転院時の徒手筋力テスト（MMT）は，右上肢5，右下肢5，左上肢3，左下肢4であった．

・転院後7日目，看護師が朝食のセッティングをしていたところ，MMTの低下，顔貌の変化に気づき医師へ報告．頭部CTで再梗塞が発見された．

✕		望ましくない記載	**なぜ✕?** 理由
	6：10	血圧144/86mmHg，脈拍72回/分，体温36.2℃．<u>MMT著変なし</u>．気分不快，頭痛なし．	記載が具体的でない．
	6：20	尿意の訴えあり，車椅子で多目的トイレへ移動し看護師介助で移乗し排泄する．	
	<u>7：30</u> <u>7：40</u>	食事準備のため，ギャッジアップすると顔が歪んでいる印象．<u>MMT低下あり</u>，<u>血圧166/92mmHg</u>　<u>160/92mmHg</u>．<u>脈拍76回/分</u>． <u>当直医Aへ報告する．診察後頭部CTへ．</u>	看護記録を上書きしている．改ざんとみなされる．医師への報告や診察時間が不明．
	8：00	頭部CTにて，再梗塞のためICUへ転棟．	

	望ましい記載	なぜ〇? 押さえたいポイント・根拠
6:10	血圧144/86mmHg，脈拍72回/分，体温36.2℃，JCS Ⅰ-2，<u>MMT右上肢5，右下肢5，左上肢3，左下肢3</u>，頭痛，嘔気などの訴えなし．	
6:20	尿意の訴えあり，車椅子で多目的トイレへ移動し看護師介助で移乗し排泄する．	
7:30	食事準備のため訪室する．ギャッジアップすると，顔が歪んでいる印象あり．<u>JCSⅡ-10，MMT右上肢5，右下肢5，左上肢2，左下肢2と低下あり</u>．血圧166/92mmHg，脈拍76回/分，体温36.0℃．	患者の状態の変化（何を観察したのか）が明確に記載されている．
7:47	当直医Aへ，顔の歪みとMMTの低下を報告する．	記録を正しく追記修正している．
7:50	<u>7:30血圧166/92mmHg の記載は，7:40血圧160/92mmHgの記載間違いである</u>．	医師への報告や診察時間が明確に記載されている．
7:53	<u>当直医A来棟し診察，頭部CTの指示あり，ストレッチャーで放射線科へ移送する</u>．	
8:00	当直医Aより，頭部CTにて，再梗塞の治療のためICUへ転棟の指示を受ける．	

記載ポイント 患者の状態が変化した時の経時記録

▶ 状態の変化を発見する前の症状の有無が記載されていることが大切である．
▶ 医師への報告時間や，報告内容を記載する．
▶ 後から気が付いて記載したい場合は，"△月△日追記" として記録する．

【改ざんとは】
　改ざんとは，記録を不正に書き換えることです．看護師が，記録の書き換えを不正に行った場合，それが刑法上の各犯罪の要件に当たれば，それぞれの罪となり，刑法上の責任を負います．
　なお，看護師が看護記録に追記日時，追記者を記して追記するのは，追記前の記録の状態がわかりますので，改ざんには当たりません[1]．

（平峰範子，若杉有希）

[引用・参考文献]
1）看護法務研究会編：看護業務を巡る法律相談．p.620，新日本法規出版，2019．

ケース1　自宅近くの透析専門クリニックとの連携

血液透析を導入して在宅へ戻る春野桜子さん

[事例の概要] 外来通院から透析導入目的で入院し自宅退院予定

- **対象者**：春野桜子，66歳女性
- **疾患名**：糖尿病腎症
- **プロフィール**：糖尿病腎症のため，当院外来に通院中であった．今回，腎機能のデータの悪化，数日前からの呼吸困難出現のため，血液透析導入目的で入院となった．入院日に短期透析カテーテルを挿入．翌日シャント造設手術を施行．シャントが使用できるまでは短期透析カテーテルから血液透析を実施．シャント肢の管理を含め食事指導，薬剤指導を実施．シャントからの穿刺も可能となり退院．退院後は自宅近くの透析クリニックに通院することとなった．
- **入院までの経過**：糖尿病腎症のため当院通院中．今後，血液透析導入する可能性があることを医師から説明されていたが「透析を行うことは不安，怖いです」と訴え不安が強かった．外来で経過観察していたが，今回，数日前から呼吸困難，下肢の浮腫，倦怠感があり，腎機能の悪化が認められ，血液透析導入目的で入院となる．
- **既往歴**：12歳　虫垂炎（手術施行），50歳代　高血圧（内服治療中），56歳　糖尿病（治療中）
- **家族構成**：夫と二人暮らし．娘と息子は独立して県外に住んでいる．
- **入院時の一般状態**：
  血圧：139/81mmHg，脈拍：77回/分，呼吸：20回/分，体温：36.5℃
  身長：156.5cm，体重46.2kg
- **入院前の生活**：
  食事：自立，排泄：自立，睡眠：5～6時間睡眠，清潔：自立，運動：自立
  嗜好：アルコール：機会飲酒，タバコ：なし
- **性格**：「どちらかと言えば，おだやかかな．あまり物事に，こだわらない」と話す．

外来受診の際の説明，入院前説明外来で入院の説明を行ったときに記載する．

[医師説明時の記録例]

入院時の説明
時刻：11：00
説明医師：（氏名記入）　　　　同席看護師：（氏名記入）
説明を聞いた人：本人
患者の反応：医師の説明をうなずきながら聞いている．その後本人へ医師の説明はどのような内容であったかを確認すると「呼吸が苦しいので明日から入院をして透析を始めると言われました．そのためにシャントを作るって．透析はやりたくなかったけれど，仕方ないですよね」と話す．
対応内容：医師からの説明を聞いた後に，これから入院するまでの手続き方法について説明し，入院前説明外来に案内した．

記載ポイント　医師説明時の記録

▶看護師が同席し，患者・家族が医師の説明をどう理解しているのかを把握する．
▶本人の言葉で記録する．
▶表情や発言を観察し記録する．
▶医師の説明内容を記載しがちだが，反応や理解度を記載する．

[看護師対応時の記録例]

入院前説明外来（説明）
時刻：2020年4月2日　11：30～12：00
説明看護師：（氏名記入）
入院前説明外来に来た人：本人
医師からの症状説明をおぼえていますか：はい 内容：「透析を始めると言われました．本当はやりたくなかったです．でも苦しいのが取れるみたいなのでがんばらなくちゃと思っています」と話す．
入院前の医師の説明で不明なこと：有 「どれくらいの入院期間になるのか知りたかったです．仕事をしているわけではないけれど，あまり長い間家を空けたくないと思っています」と話す． 主治医に電話で確認，約3週間の入院になるだろうと本人へ伝えた．本人から「わかりました」と返答があった．
対応内容： 予定入院：入院のしおりを用いて入院の説明を行い，情報シートをもとに情報収集を行った． 患者の反応：「バスタオルとかは持ってきたほうがいいですか．それ以外は，だいたいわかりました」 看護師の対応：バスタオルは自身で持参するか，レンタルを利用できることを伝える．

▶入院前から外来と病棟の連携を図り，退院を見据えた情報収集を行う．

▶患者が安心して入院できるように，入院中のスケジュール等を説明し理解を得る．

▶看護師だけでなく，必要に応じて他職種（薬剤師・栄養士など）も同席する．

記録2 入院診療計画書

入院診療計画は，医師，看護師，その他必要に応じて関係職種が協働して総合的な診療計画を作成する．

入院診療計画書	
病棟（病室）	901病棟　1001号室　ベッド01
主治医氏名	（氏名記入）
主治医以外の担当者名	医師　　　　　　（氏名記入）
	看護師　　　　　（氏名記入）
病名（他に考え得る病名）	慢性腎不全
症状	呼吸困難
推定される入院期間	約20日間
検査内容及び日程 **医師（主治医）が記載する** ⋯⋯● **看護師は記載漏れがないか確認する** ⋯⋯●	☑採血　　　（予定日　　）　□CT　　（予定日　　） ☑レントゲン（予定日　　）　□MRI　（予定日　　） ☑心電図　　（予定日　　）　□内視鏡（予定日　　） ☑エコー　　（予定日　　）　□その他
治療計画 （手術・処置は下記）	☑内服薬　　　☑点滴注射 薬剤については，必要に応じて病棟薬剤師が対応します．
	その他：血液透析を行います
手術・処置及び日程	☑手術（術式名：シャント造設手術）　　（予定日　　） ☑処置（処置名：短期カテーテル挿入）　（予定日　　）
特別な栄養管理の必要性	☑あり　　　　　　　　□なし
看護計画 ●⋯⋯ **「手術の準備，前後の観察を行います」のようにまとめず，個別性のある計画を記載する**	・シャント手術が安心して受けられるように説明や手術の準備を行っていきます． ・手術の後は異常の早期発見・速やかな対応に努めます． ・シャントの管理が自身で行えるように，指導を行っていきます．
リハビリテーション等の計画	必要に応じて支援します．
在宅復帰支援	退院後も継続して透析治療を行うことができるよう支援します．
その他	

入院診療計画について説明を受け，了承しました．
2020年4月3日　　　患者同意署名
同意者
患者との続柄

患者と家族へ入院診療計画書の内容を説明し，同意を得たうえでサインしてもらう ·· ●

記録3　入院時の記録

　入院時のオリエンテーション内容，医療看護支援ピクトグラムの説明，医師からの説明後の反応などを記載する．

[入院時の記録例]

入院時の説明
時刻：2020年4月3日　10：00
説明を聞いた人：本人，夫
説明内容：透析導入目的の入院であることを確認する． 　　　　　入院パンフレットを用いて，入院時オリエンテーションを行う．入院についての理解を確認し，入院の同意を得る． 患者の反応：「透析導入のための入院であり，入院について理解しています」と話す．

[医療看護支援ピクトグラムの説明の記録例]

医療看護支援ピクトグラムの説明
時刻：2020年4月3日　10：30
説明を聞いた人：本人，夫
説明内容：医療看護支援ピクトグラム（**図1**）について説明し，同意を得る． 患者の反応：「ひと目で今の状態や制限することがわかりますね．左手にシャントを作るから，左手から採血や血圧測定できないことをみなさんわかって頂けるのは非常にありがたいです．よろしくお願いします」と話す．

医療看護支援ピクトグラム（**図1**）とは，その患者についての情報や注意喚起事項を視覚的記号で表し，患者の状態について情報共有するためのコミュニケーションツールである．ピクトグラムとは，「絵文字」「絵詞」のことを指す．

図1 医療看護支援ピクトグラムの例

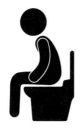 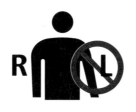 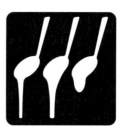

ポータブルトイレ　　　　　　左上肢採血・血圧測定禁止　　　　水分とろみつき

［入院時の医師説明時の記録例］

医師からは，シャント作成について手術治療の必要性，予想される手術後の経過，起こりうる合併症，予測される入院期間について説明があった．

説明　（医師氏名記入）（同席看護師氏名記入）
時刻：2020年4月3日　11：00
主治医より本人・夫へ現状と今後の治療方針について説明があった． 患者の反応 　説明を頷きながら聞いていた．「シャントの管理はどうしたらよいですか」と質問があり，看護師より管理方法について簡単に説明した．さらに，手術後に詳しく説明を行うことと，不安なく管理ができるよう支援していくことを説明した．夫より「シャントが閉塞した場合はどうなりますか」と質問があり，主治医から説明を行った．説明後に，心配なことや，わからないことはないかと問うと，「先生の説明はわかりやすく理解できましたので，安心して手術に臨めます」と話す．

［透析導入期の記録例］

透析導入期の指導とは，シャント造設前にシャントや透析について説明をすることである．当院では，透析看護認定看護師が行っている．

導入期の指導
時刻：2020年4月4日　11：00
指導内容：①アクセスの必要性 　　　　　②ドライウエイトとは 患者の反応：頷きながら説明を聞き，「シャントを大切にしていかないといけないですね．体重管理・水分管理はとても大事ですね」と話す．

記録4 看護計画に沿った記録と評価

　入院時データベースでは問題立案を行わなかったが，具体的にシャント造設が決まったことから，入院への理解度や糖尿病の管理を含めた健康管理状態をアセスメントし，看護計画を立案した.

[記録の例]

4月4日

　シャントを造設し，透析導入となるため，シャント管理や透析の知識，内服管理，栄養管理が重要となる. 今後，自己管理を日々の生活の中で取り入れていくことを望んでいる. 不安を自信につなげ，自己管理ができるようにND＃1 健康管理促進準備状態[*2]を立案した.

Temporary	
S	病気やシャント，透析などについて先生から説明があり，私なりに理解しています. いずれ透析になるとは思っていましたが，やはり不安は大きいです. 看護師さんから，午前中に指導を受けました. 頑張っていこうと思っていますが，きちんと管理ができるかしら.
O	本日，主治医から手術，透析療法などについて説明があり，理解は良好であるが今後に対しての不安がある. 自宅では食事や内服の管理は行っているが食事制限の理解や知識が必要となる.
A	今後に対して理解し，シャント管理を行っていこうとはしているものの，漠然とした不安を抱いていると考える. また，薬の自己管理や塩分制限の食事作りなどシャントを造設し，管理に向けて充分な管理能力はあると考える.
P	ND＃1　健康管理促進準備状態[*2]　立案する.

*2　定義:病気やその後遺症の治療計画を調整して日々の生活に取り入れるパターンが，さらに強化可能な状態
　　出典:T.ヘザー・ハードマン,上鶴重美原書編集,上鶴重美訳:NANDA-Ⅰ看護診断―定義と分類 2018-2020 原書第11版. p.175, 医学書院, 2018.

4月7日

ND＃1　健康管理促進準備状態[*2]	
S	シャントの音が聞こえます. 手術の痛みはまだあります. 栄養指導は以前受けたことはありますが忘れていることもあったので，理解できました.
O	4月5日，左手にシャントを造設し，術後2日目. 創部痛軽度持続. 患部腫脹あり. 本日，栄養士より栄養指導を実施した.
A	栄養指導を受け，再確認できたと考える.
P	継続

4月14日

ND＃1	健康管理促進準備状態*²	
S	シャント側の手は大切にすることはわかりました．シャントがいつもと違うなと思ったら，クリニックの先生に伝えたいと思います．聴診器買います．	
O	本日，パンフレットを使用し，シャント音の聴取方法，必要性，入浴のタイミング，閉塞の症状と対処法について説明した．熱心に聞き，時折質問も聞かれた．	
A	透析導入のパンフレットを用いて説明を行い，現実的にとられ，漠然だった不安が解消したと考える．自己管理習得に向けて，計画有効と考える．	
P	継続	

4月19日

ND＃1	健康管理促進準備状態*²	
S	本日，シャントから初めて透析をしました．退院も決まりました．自分の体なので，しっかり管理していこうと思います．お世話になりました．	
O	本日，シャントより初透析を実施し，特にトラブルなく終了となった．明日自宅退院予定．	
A	今後に対して前向きな発言があり，自信に繋がったと考える．	
P	現時点での目標達成と評価し，プラン終了	

記録5　栄養サポートチームとのカンファレンス記録

　春野さんは軽度の栄養状態の悪化がみられたため，栄養サポートチームに介入を依頼した．その評価内容・結果を記載する．

[NST回診・カンファレンス記録の例]

NST回診・カンファレンス記録
回診者：医師；(氏名記入)，看護師；(氏名記入)，栄養士；(氏名記入)，薬剤師；(氏名記入)
実施時刻：2020年4月6日　11：00〜11：20
【栄養状態評価】主観的評価：中等度 総合評価：中等度 【必要栄養量】必要エネルギー△△△△ 【カンファレンス内容・提案】 TP（総タンパク）6.4g/dL　Alb（アルブミン）値　2.6g/dL 透析導入前で食事制限（低タンパク食）を摂取しており，栄養状態が悪化している．尿毒症状があり，味覚低下により食欲の減退があるため，十分な栄養摂取ができていない．透析導入することで尿毒症状が改善され食欲が改善する可能性がある．今後も一定量の食事摂取継続できるようフォローしていく．

退院後は自宅近くの透析クリニックへと通院することとなったため，透析クリニックへのサマリーを作成する．

[サマリーの記録例]

退院		地域連携シート I		腎臓内科病棟	
ID フリガナ 氏名	00000001 ハルノ　サクラコ 春野　桜子	入院年月日		2020年4月3日	
		入院経路		自宅	
		退院年月日		2020年4月20日	
		退院経路		自宅	
住所TEL		診断名		糖尿病腎症	
		術式名		2020.4.4 左シャント造設術	
感染症	HBs（−）　HCV（−）　HIV（−）　TPHA（−） Wa-R（−）		薬アレルギー		なし
			食物 アレルギー		なし
既往歴	12歳　虫垂炎（手術施行），50歳代　高血圧（内服治療中）， 56歳　糖尿病（治療中）				
家族構成	夫と二人暮らし　娘と息子は独立し県外に住んでいる				
同居者	1名	同居者続柄	夫		
キーパーソン	春野　梅雄		続柄：夫		
社会資源	活用なし		介護認定	なし	

今回の入院に至った経緯と入院中の経過

　糖尿病腎症のため当院通院中．今後，透析導入する可能性があることを医師から説明されており，外来で経過観察していた．今回，数日前から呼吸困難出現あり，腎機能の悪化が認められ，血液透析導入目的で4月3日に入院となる．

　4月3日，左頸部へ短期透析カテーテル挿入し，血液透析開始．血液透析中は血圧低下，気分不快なく経過した．翌日4月4日に左前腕にシャント造設手術を受け，シャント音，スリルは良好であった．

　4月19日，シャント初回穿刺し，問題なく穿刺ができ，左頸部の短期透析カテーテル抜去．経過良好のため4月20日に退院となる．退院後は，自宅近くの貴院にて血液透析を行うこととなった．

継続する看護（残された問題点）

ND#1 健康管理促進準備状態[*2]

　入院時に透析についての説明を行った際，医師からの説明に理解は良好であったが，「不安が大きい．やっていけるかしら」との訴えがあった．本人の管理能力もあるが，今後透析を行っていく上で，食事や内服管理，シャント管理についての指導が必要であると考え，自己管理を日々の生活の中で取り入れていけるよう介入を行った．

　入院の翌日にシャント造設したのち，透析導入のパンフレットを用いて，シャント管理方法の指導を開始．聴診器を用いたシャント音の聴取方法，入浴のタイミング，閉塞の症状と対処方法について説明を行った．時折質問も聞かれ，不安の軽減につながった．また栄養士からの栄養指導を実施した．栄養指導に関しては「理解できた」との反応であった．

「自分の体なので，しっかり管理していこうと思います」という発言があったことから，今後に対して前向きにとらえているといえるが，退院後に実際に自宅で過ごし，新たな不安が出現することも予測される．本人の訴えに耳を傾け，不安の軽減に努め，透析治療が継続できるよう支援していく必要がある．

今後の方針（医師からの説明内容，告知の有無を含む）

自宅近くの透析専門クリニックで，週3回透析治療を行っていく．

医師の説明に対する受け止めや病気，治療の理解，今後の方向性について

本人：「透析で体が楽になりました．いろいろ覚えたことを続けながら，週3回，透析を続けていきます」と．

介護者への指導内容と到達度

夫も面会時に透析導入のパンフレットに目を通していた．

退院時の状況　（2020年4月20日現在）

精神・身体状況	認知知覚	意識レベル	清明-0				
		認知障害	無				
		疼痛	有	部位：		原因となるもの：	
				対処方法：			
		備考					
日常生活の状況	栄養	食事内容	塩分，脂肪制限食				
		摂取方法	自立		摂取状況	良好	
	排泄	排尿	トイレ		尿意	有	
		排便	トイレ		便意	有	最終排便日：4月19日
			排便コントロール	有	対応方法：毎日○○○を内服しコントロール．3日排便なければ△△を追加している．		
	保清更衣移乗	洗面	自立		入浴	シャワー浴：自立	
		更衣	自立			最終入浴日：4月19日	
		移動	歩行：自立		移乗	自立	
	休息	睡眠	良眠				
医療情報	医療情報	内服薬	有	内服管理状況	本人管理		
		褥瘡	無	部位・大きさ・深さ			
			処置方法等				

医療材料・衛生材料の準備や手配についての説明

なし

その他

担当看護師	（氏名記入）	記載者	（氏名記入）
主治医	（氏名記入）	承認者	（氏名記入）

▶看護サマリーおよび地域連携シートは，実践した看護の経過，継続する看護を要約
　し，看護の継続に生かすために記載する．

▶誰がみても理解できるよう略語は使用せず，わかりやすい言葉を使用する．

▶継続する看護を記載する時は，入院中の看護の経過と，継続する看護介入の内容を
　簡潔に記載する．

▶今回の事例は，透析クリニックの看護職へ，今後継続してほしい内容にしている．

▶上記以外に透析条件を記載した「透析サマリー」を作成する．

（野津佐代子，佐々木利奈）

ケース2 自宅退院を目指す独居者における連携

くも膜下出血で緊急入院・手術となった夏川源五郎さん

[事例の概要] 術後，回復期リハビリテーション病院への転院を経て自宅退院を目指す独居の患者

◉**対象者**：夏川源五郎，73歳男性

◉**疾患名**：くも膜下出血

◉**入院までの経過**：2019年10月15日10時頃，自宅を友人が訪ねたら，ソファにもたれぼーっとしている様子があった．声をかけるが頭を抱えて痛い様子であったため，救急要請．訪ねたときは会話が可能だったそうだが，来院時意識レベルⅠ-2，頭部CTの結果くも膜下出血を認めた．脳動脈瘤クリッピング術が必要と診断され，緊急手術目的で入院となる．

◉**既往歴**：70歳：右大腿骨頸部骨折（手術後），高血圧（内服治療中）

◉**家族構成**：独居（妻は8年前に他界，子どもなし）

◉**入院時の一般状態**：

　血圧：140/75mmHg，脈拍：68回/分，呼吸：20回/分，体温：36.8℃
　身長：155.6cm，体重：68.5kg

◉**入院前の生活**：

　食事：自立（数日前から吐き気が時々あり），排泄：自立（時々間に合わないことがある）
　睡眠：6〜7時間睡眠，清潔：自立，運動：自立
　嗜好：アルコール：日本酒1.5合/日，タバコ：あり

◉**性格**：頑固（本人の申告）

記録1　救急外来での記録

　入院の説明，緊急手術について医師が説明を行った際の患者の反応について記載する.

[救急外来での入院前説明時の記録例]

入院時の説明
時刻：12：00
説明医師：（氏名記入）　　　　同席看護師：（氏名記入）
説明を聞いた人：本人
患者の反応：医師の説明をうなずきながら聞いている.「良くわかりました.手術は怖いけどしょうがない.やってもらうしかない」「ひとり暮らしで，頼る身寄りもいないし，友達には迷惑かけられないし」と話す.
看護師の対応：入院や手術の準備については，心配はいらない，手術後のことについても病院のスタッフも一緒に検討・支援していくことを説明した.

記載ポイント　入院時の説明

医師が入院の説明を行う際には看護師が同席し，患者・家族が医師の説明を正しく理解できているのかを把握し，記録に際しては以下に留意する.
▶本人の言葉で記録する.
▶表情や発言を観察し記録する.

記録2　スクリーニングシート

　入院時にスクリーニングシートにて，今後の生活で何らかの支援が必要と思われる患者を抽出する.

スクリーニングシート					
氏名	夏川　源五郎			実施者	（氏名記入）
性別	男	生年月日	1945年11月10日	実施日	2019年10月15日
入院日	2019年10月15日				
【基本情報】					
主病名	くも膜下出血				
プライマリーナース	（氏名記入）				

【スクリーニングチェック項目】	
疾患	□悪性腫瘍　□認知症　□誤嚥性肺炎の急性呼吸器感染症
全般的な問題	☑緊急入院　□要介護認定が未申請　□虐待を受けている又は可能性がある　□生活困窮者（経済的問題を抱えている） □入退院を繰り返している　☑独居　☑身寄りがない・家族不明 □介護力不足（□高齢者世帯　□介護能力に問題あり）
身体状態	☑入院前に比べADLが低下し退院後の生活様式の再編が必要である □排泄に介助を要する
退院後に必要な医療処置	□在宅酸素　□気管切開　□経管栄養　□吸引　□透析　□自己導尿　□人工肛門　□人工膀胱　□IVH　□自己注射　□褥瘡処置 □創処置　□食事・栄養管理（　　食）□服薬管理　□リハビリ
その他	□その他（　　　　　　　　　　　　　　　　　　　　）
【アセスメント】	
病棟検討日	2019年10月15日
病棟検討者	☑医師　☑看護師　☑本人　□家族　□その他（友人）
支援内容	□在宅にて支援が必要　☑転院・施設入所で支援が必要 □退院先未定で支援が必要　□その他（経済的・心理面等）で支援が必要
備考	①面談　救急外来にて実施済 ②MSW介入
【対応方法・依頼先】	
対応方法・ 依頼先	□在宅⇒看護相談　　☑転院・施設入所希望あるいは未定⇒MSW □その他⇒MSW　　□病棟対応
【患者支援センター退院支援担当】	
担当者	MSW　（氏名記入）
対応	☑本人と面談しました．引き続き支援します． □キーパーソンに来室促してください． □家族と面談しました．引き続き支援します． □現時点での支援は不要です．何かありましたら連絡ください．
備考	

入院診療計画は，医師，看護師，その他必要に応じて関係職種が共同で総合的な診療計画を作成する．

入院診療計画書		
病棟（病室）	HCU　　ベッド03	
主治医氏名	夏川　源五郎	
主治医以外の担当者名	医師	（氏名記入）
	看護師	（氏名記入）
病名（他に考え得る病名）	くも膜下出血	
症状	意識障害	
推定される入院期間	約15日間～20日間	
検査内容及び日程	☑採血　　　　　（予定日　　　）　□CT　　　（予定日　　　） ☑レントゲン　（予定日　　　）　□MRI　　（予定日　　　） ☑心電図　　　（予定日　　　）　□内視鏡　（予定日　　　） ☑エコー　　　（予定日　　　）　□その他	
治療計画 （手術・処置は下記）	☑内服薬　　　　　☑点滴注射 薬剤については，必要に応じて病棟薬剤師が対応します．	
	その他：	
手術・処置及び日程	☑手術（術式名：クリッピング手術）　　（予定日10月15日） □処置（処置名：　　　　　　　）　　（予定日　　　　　　）	
特別な栄養管理の必要性	☑あり　塩分制限食	□なし
看護計画	・クリッピング手術が安心して受けられるように説明や手術の準備を行います． ・術後の神経症状に合わせて，身の回りの援助を行っていきます．	
リハビリテーション等の計画	必要に応じて支援します．	
在宅復帰支援	術後の状態に合わせて退院への準備・指導を行います．	
その他		
入院診療計画について説明を受け，了承しました． 　2019年10月15日　　患者同意署名 　　　　　　　　　同意者　　　夏川　源五郎 　　　　　　　　　患者との続柄　　本人		

［入院後の経過］

10/15	緊急入院，緊急手術，クリニカルパス適応．
10/23	術後の経過良好にて，一般病棟へ転棟．

記録4 看護計画に沿った記録・評価（一般病棟での経過:入院9日目）

　手術後8日経過し，リハビリを進めている．歩行バランス不良のため，バランス改善を目指したリハビリを行う方針となった．

[記録例] 10月23日

Temporary	
S	これで呼ばないといけないんだったっけ．
O	廊下を一人で歩いているところをみかける．歩行時ふらつきあるため，トイレに行きたくなった時や部屋から出る前にナースコールのボタンを押すように説明するが，ナースコールは押してこない． JCS I-2，ナースコールの説明をするが，1人で歩き出してしまう． MMT上肢5/5，下肢5/4．左下肢に軽度麻痺ありバランス不良あり．離床センサーを設置する．
A	軽度麻痺あり歩行は見守りが必要．ナースコールの説明を行うが，レベルI-2であり現状認識困難（看護師を呼ぶことを忘れてしまう）と考える．
P	ND#1 転倒転落リスク状態*1 立案．離床センサーを設置し，歩行時見守りを行うと共にバランス改善のためのリハビリに視点を置き介入する．指標L4→L5*2

*1 定義:転倒や転落が発生しやすく，身体的危害を引き起こし，健康を損なう恐れのある状態
　　出典:T.ヘザー・ハードマン，上鶴重美原書編集，上鶴重美訳:NANDA-I 看護診断―定義と分類 2018-2020 原書第11版．p.496，医学書院，2018.
*2 定義:身体のバランスを保つ能力
　　出典:Moorhead,S. ほか．黒田裕子監訳:看護成果分類（NOC）原著第5版 成果測定のための指標・測定尺度．p.411-412，エルゼビア・ジャパン，2015.

[看護計画]

ND#1 転倒転落リスク状態*1 定義：転倒や転落が発生しやすく，身体的危害を引き起こし，健康を損なう恐れのある状態
開始日：2019/10/23　　　次回評価：10/29
関連因子
【危険因子】 ■可動性障害　　■歩行困難　　■下肢筋力の低下　　■年齢65歳以上 ■1人暮らし　　■認知機能の変化　■バランス障害　　■術後回復期
【成果】身体バランス7/2　L4→L5*2 ①立位バランスを保つ　4 ②歩行バランスを保つ　4 ③よろめく　4 ④つまずく　4
【介入】運動療法：バランス*3 ①バランスが求められる活動に参加する患者の能力を明らかにする 　→歩行時ふらつきあり，見守りの実施 ②運動のために安全な環境を提供する 　→離床センサーを設置し，コールにすぐ対応をする

③集中しやすいように環境を整える

④バランスを維持し改善するため，運動療法の重要性について患者を指導する

⑤足首の強化と歩行プログラムを援助する

　→理学療法士と情報を共有し，自主訓練メニューの実施を促し確認する

⑥運動を行う際に患者をサポートするための補助器具を提供する

　→理学療法士と相談し，必要であれば，歩行器を使用する

⑦バランス運動に対する患者の反応を観察する

⑧バランス，運動，または転倒・転落の教育プログラムのための資源を提供する

　→歩行時はナースコールするよう説明を行う

＊3　定義：バランス機能を維持・強化・回復するために，特定の活動・体位・動作を使用すること
　　　出典：「Gloria M.Bulechek, Howard K.Butcher, Joanne McCloskey Dochterman著, 中木高夫, 黒田裕子
　　　訳：看護介入分類(NIC)原書第6版, p.101, 2015, 南江堂」より許諾を得て抜粋し転載.

[看護計画の評価記録の例] 10月29日

　　場面：入院15日目，移動時にナースコール依頼ができるようになる.

ND＃1 転倒転落リスク状態＊1	
S	ちょっとトイレに行って，そのあと歩く練習をしてみたいんだけど.
O	JCS I - 1．ナースコールできず離床センサー使用していたが，説明により移動時はナースコールでの依頼ができている．トイレの後，病棟を1周するが，ときどきふらつきあり，手すりを利用して歩行訓練を実施．右足が上がらない時があるため注意するよう声掛けを行う.
A	ナースコールでの依頼ができており，危険行動なく過ごせているが，歩行時ふらつきあることにより転倒リスクは高いと考える.
P	離床センサー中止．指標変更なし．ND＃1継続

[リハビリカンファレンスサマリーの例]

開催日	2019年10月29日		時刻	15：00〜15：30
参加者	医師：　　　　　　　MSW：　　　　　　　薬剤師： 栄養士：　　　　　　PT：　　　　　　OT： ST：　　　　　　病棟看護師： 　　　　　　　　　　　（各参加者の氏名を記入する）			
背景	同居家族	なし		
	親族関係	なし		
	家屋	アパート（2階建ての2階）　階段15段あり		
	入院前ADL	自立		
	介護保険	申請中		
	薬の自己管理の必要性	あり		
	認知症状	軽度物忘れ		
看護師	（氏名記入）	歩行は不安定で，見守りを実施している．入浴時にも介助を行っている.		
主治医	（氏名記入）	くも膜下出血クリッピング手術後で経過は良好．傷の痛みの訴えあるが，それは日がたてばよくなって		

		くる．リハビリ科としては自宅退院可能なのか，無理なようであれば，回復期リハ経由で自宅退院方針とする．
リハビリ短期目標	ADL向上	
リハビリ医	（氏名記入）	歩行不安定，高次脳機能評価も含めて介入
PT	（氏名記入）	歩行バランスが悪い．独居と聞いているので，歩行の安定性を図るためにももう少しリハビリを続けた方がよさそう．
OT		介入なし
ST	（氏名記入）	高次脳機能の評価を行う．
MSW	（氏名記入）	担当ケアマネージャー決定．リハビリの状態で転院先探す．
退院支援看護師	（氏名記入）	担当ケアマネージャーが決定し自宅退院方針と決まれば，ケアマネージャーと相談しカンファレンスの日程を調整していく．
薬剤科	（氏名記入）	高血圧のため内服治療中．現状はコントロールされているため，自己管理できるかどうかの評価を行っていく．
栄養科	（氏名記入）	面談実施．自分で料理はあまりせず，日々の食事はコンビニなどのお弁当が多かった様子．塩分などについて個別指導を行う．

記録5　地域包括ケア病棟へ転棟

　入院16日目，多職種カンファレンスの結果，地域包括ケア病棟を経由し回復期リハビリ病院へ転院方針となる．

[地域包括ケア病棟入院診療計画書の記録例]

地域包括ケア病棟入院診療計画書		
病棟（病室）	地域包括ケア病棟　2020号室　ベッド01	
主治医氏名	（氏名記入）	
主治医以外の担当者名	医師	（氏名記入）
	看護師	（氏名記入）
病名（他に考え得る病名）	くも膜下出血	
症状	手術後の創部痛	
推定される入院期間	約20日間	
その他 ・看護計画 ・リハビリテーションなど	・神経症状の観察を行い，リハビリテーションが継続して行えるように援助していきます．	

在宅復帰支援担当者	（氏名記入）	
在宅復帰支援計画	退院後の療養環境の確認を行い，必要に応じて支援を行います． ☑理学療法：評価・移動能力の拡大 □作業療法：介入なし ☑療法：評価	
その他の連絡事項	☑算定対象期間（○月30日まで）	
検査内容及び日程	血液検査など適宜施行します．	
治療計画	リハビリテーション，服薬での血圧コントロール	
手術・処置及び日程	予定はありません．	
特別な栄養管理の必要性	☑有　　□無	塩分・脂肪制限食
入院診療計画について説明を受け，了承しました． 　2019年10月30日　　　患者同意署名 　　　　　　　　　　　同意者　　　夏川　源五郎 　　　　　　　　　　　患者との続柄　　　本人		

[地域包括ケア病棟転棟時説明の記録例] 10月30日

地域包括ケア病棟転入時・看護計画の説明　10月30日
時刻：16：00
患者・家族への説明：本人
説明内容：転棟の目的について"地域包括ケア病棟入院診療計画書"を基に確認し，療養上の 　　　　　看護について説明し同意を得る． 患者の反応：新しい病棟でリハビリを続けていくんですね．わかりました．

[退院前の看護計画の評価記録の例] 11月5日

　　地域包括ケア病棟へ転棟後，回復期リハビリ病院への転院を明日に控えている．

ND＃1 転倒転落リスク状態[*1]　11月5日	
S	大分歩けるようになったよ．
O	独歩可能であるが，歩行時ふらつきは続いている． リハビリ担当者からは以前より歩行安定してきたが，足上げが不十分でつまづく可能性があるとのこと．また，転倒歴もあり歩行時に見守り継続中．明日，回復期リハビリ病院へ転院予定．
A	環境の変化で転倒する可能性がある．
P	継続介入について，転院サマリーに記載する．

記録6　退院サマリー

　回復期リハビリテーション病院への転院にともない，これまでの経過についてのサマリーを作成する．ここでは，地域包括ケア病棟への転棟時に急性期病棟（一般病棟）で作成したサマリーを地域連携シートに変更し，必要事項を追加し作成した．追記内容は，回復期リハビリテーション病院向けの伝達事項である．

[転院サマリー記録の例]

退院		地域連携シートⅠ		○○病棟
ID フリガナ 氏名	000000000 ナツカワ　ゲンゴロウ 夏川　源五郎	入院年月日	2019年10月15日	
		入院経路	自宅	
		退院年月日	2019年11月6日	
		退院経路	転院（○○リハビリ病院）	
住所TEL		診断名	くも膜下出血	
		術式名	脳動脈瘤クリッピング手術	
感染症	HBs(−)　HCV(−)　HIV(−)　TPHA(−) Wa-R(−)	薬アレルギー	なし	
		食物 アレルギー	なし	
既往歴	高血圧（内服治療中）			
家族構成	独居（妻は8年前に他界）			
同居者	無し	同居者続柄	無し	
キーパーソン	いちむら　たろう	続柄：	友人	
社会資源	活用無し	介護認定	要介護1	

今回の入院に至った経緯と入院中の経過

　2019年10月15日10時頃，自宅に友人が訪ねたら，ソファにもたれてぼーっとしている様子があった．声をかけるが頭を抱えて痛い様子あり，救急要請．訪ねた時は会話可能だったそうだが，来院時意識レベルJCS Ⅰ-2，頭部CTの結果，くも膜下出血を認め脳動脈瘤のクリッピングが必要と診断され緊急手術目的で入院となり，10月15日に手術を受けた．術後合併症なく経過しているが，歩行時のつまづきあり，今回，自宅退院に向けてリハビリ継続目的で転院となる．

継続する看護（残された問題点）

ND＃1　転倒転落リスク状態*1
独歩可能なレベルではあるが，歩行時のふらつきがある．リハビリ担当者は，自宅内での生活はできると思われるが，足上げが不十分でつまづく可能性があるため歩行時に見守りが必要である．

今後の方針（医師からの説明内容，告知の有無を含む）

手術後の経過は良いので，歩行が安定するまで，リハビリの継続をしましょう．

医師の説明に対する受け止めや病気，治療の理解，今後の方向性について

「病気は手術でよくなっていると言われている」
「歩けるようになったけど，家に一人でいると転ぶと危ないから，まだ家には帰れないみたい．家は2階だし階段もあるから，歩く練習を頑張って，早く家に帰れるようになりたい」

介護者への指導内容と到達度						

退院時の状況　（2019年11月4日現在）						
精神・身体状況	認知知覚	意識レベル	清明			
		認知障害	物忘れあり			
		疼痛	有	部位：右頭部	原因となるもの：術後の創部痛	
				対処方法：鎮痛剤投与		
		備考				
日常生活の状況	栄養	食事内容	塩分・脂肪制限食			
		摂取方法	自立	摂取状況	良好	
	排泄	排尿	リハビリパンツ	尿意	あり	
		排便	リハビリパンツ	便意	有	最終排便日：11月3日
			排便コントロール	無	対応方法：	
	保清更衣移乗	洗面	一部介助	入浴	シャワー浴：一部介助	
		更衣	一部介助		最終入浴日：11月4日	
		移動	歩行見守り	移乗	見守り	
	休息	睡眠	良眠			
医療情報	医療情報	内服薬	有	内服管理状況	看護師管理	
		褥瘡	無	部位・大きさ・深さ		
			処置方法等			

医療材料・衛生材料の準備や手配についての説明
退院処方として1週間分内服薬を処方しています.

その他
キーパーソンの友人が，一週間に1回のペースで面会に訪れ本人を励ましている. 転院後は，少し遠くなるが同じペースで面会には行くつもりでいるとのことであった. 40年来の友人で，本人はとても頼りにしているが，友人が帰った後は「迷惑をかけっぱなしで申し訳ない」と涙を流すこともある.

担当看護師	（氏名記入）	記載者	（氏名記入）
主治医	（氏名記入）	承認者	（氏名記入）

（副島祐子，植田智美）

ケース3　地域包括ケア病棟との連携

地域包括ケア病棟へ転棟後，退院する秋風撫子さん

[事例の概要] 地域包括ケア病棟を経由して自宅退院予定

● **対象者**：秋風撫子，83 歳女性

● **疾患名**：右変形性股関節症

● **入院までの経過**：2020 年 1 月頃，散歩時に右股関節の違和感や痛みを感じるようになった．5 年くらい前から体重が増え，約 8kg 増加した．痛みが持続するため，近医受診．近医より手術を勧められ当院紹介される．外来にて CT，MRI 撮影を行い右人工股関節置換術（total hip arthroplasty；THA）適応と診断され，4 月 14 日，手術目的のため入院した．

● **既往歴**：高血圧

● **家族構成**：独居，夫：他界，都内に長女家族在住

● **入院時の一般状態**：

　血圧 140/75mmHg，脈拍 68 回 / 分，呼吸 20 回 / 分，体温 36.8℃

　身長 155.6cm，体重 68.5kg，BMI 28.29

● **入院前の生活**：

　食事：自立，排泄：自立，睡眠：6 〜 7 時間睡眠，清潔：自立，運動：自立，嗜好：アルコール 焼酎水割り 1 杯 / 日，タバコ なし，性格：「穏和だといわれる」と話す．

● **地域包括ケア病棟転棟までのエピソード**

　・一般病棟にて急性期治療終了．

　・一般病棟にて「ND ＃ 1 急性混乱[*1]」が看護計画立案されていた．

　・急性混乱の目標は達成され解決となった．

　・手術後は，転倒予防のため離床センサーを使用していたが，トイレ移動時などはナースコールにて対応できている．

　・現在，リハビリ状態は独歩可能なレベルであるが，リハビリ中に痛みが出ると足上げが不十分でつまずくことがある．自宅退院に向け，リハビリを継続するために地域包括ケア病棟へ転棟となる．

[*1] 定義：短期間に発生する，意識，注意，認知，知覚の可逆的障害で，持続時間が3か月未満の状態
出典：T.ヘザー・ハードマン，上鶴重美原書編集，上鶴重美訳：NANDA- I 看護診断 定義と分類 2018-2020 原書第11版. p.311, 医学書院, 2018.

記録1　地域包括ケア病棟入院診療計画書

患者が地域包括ケア病棟に入院する際に作成する．患者への説明時にも用いる．

[書式の例]

地域包括ケア病棟入院診療計画書		
病棟（病室）	地域包括ケア病棟　2020号室　ベッド01	
主治医氏名	（氏名記入）	
主治医以外の担当者名	医師	（氏名記入）
	看護師	（氏名記入）
病名（他に考え得る病名）	右変形性股関節症	
症状	手術後の創部痛	
推定される入院期間	約20日間	
その他 ・看護計画 ・リハビリテーションなど	・体重コントロールの必要性を理解し，食事療法を継続できるように支援していきます． ・リハビリテーションや病棟内でも歩行練習を行います． ・痛みが強い場合には，痛み止めを使用いたします．	
在宅復帰支援担当者	（氏名記入）	
在宅復帰支援計画	退院後の療養環境を確認させていただくとともに，必要に応じて支援させていただきます． ☑理学療法：評価・移動能力の拡大 ☑作業療法：評価・上肢機能の訓練・ADLの拡大 □言語療法；評価	
その他の連絡事項	☑算定対象期間（5月30日まで）	
検査内容及び日程	必要時実施いたします．	
治療計画	リハビリテーション，服薬での疼痛コントロール	
手術・処置及び日程	予定はありません．	
特別な栄養管理の必要性	☑有　　□無	塩分・脂肪制限食
入院診療計画について説明を受け，了承しました． 　2020年5月10日　　　患者同意署名 　　　　　　　　　　　　同意者 　　　　　　　　　　　　患者との続柄		

記載ポイント　地域包括ケア病棟入院診療計画書

▶地域包括ケア病棟への転棟時には必ず作成し，同意を得る．

▶本人はもとより，家族にも説明する．

▶地域包括ケア病棟で習得・導入し，自宅退院後も継続できる仕組みや支援内容を具体的に記入する．

記録2　説明と同意の記録

地域包括ケア病棟転入時の説明と同意について記録する.

[記録の例]

地域包括ケア病棟転入時・看護計画の説明と同意
時刻：16：00
説明を聞いた人：本人
説明内容：転入の目的を確認し,療養上の看護について説明し同意を得る.
患者の反応：説明にうなずきながら「なるほど,わかりました.お願いしますね」と話す.

記載ポイント　説明と同意の記録

▶患者や家族の反応は,患者・家族の言葉で記載する.

記録3　看護計画に沿った記録と評価

地域包括ケア病棟に転入までのエピソードに対し,看護計画を立案する.看護計画を新たに立案する場合はTemporaryを使いSOAPで記載する.

[記録の例]

Temporary	
S	「新しい病棟ね」「これで呼ぶの」と.
O	ナースコールを握りながら上記話す. 本日,リハビリ継続のため地域包括ケア病棟へ転棟.移動やトイレの時はナースコールにて看護師を呼ぶことを説明する.患者のリハビリの状態は,独歩可能なレベルである.術後の創部痛が残存している状況であり,ときどき疼痛のため足上げが不十分でつまずく可能性があるとリハビリ担当者からの情報あり.転倒歴あり.面会に来られていた長女から「勝手に歩いて転倒することが不安で,離床センサーを使用してください.お願いします」と申し出あり.前病棟では事前にナースコールがあり,離床センサーは3日前より中止していた.
A	痛みのため足上げ不十分による歩行バランスを崩す可能性および,転棟による環境の変化が加わるため,歩行時・移動時に転倒しないようにしていく必要がある.
P	離床センサーを設置する.ナースコールを手の届くところに設置し,患者に用事がある際には,ナースコールを押すように説明をすることを看護計画に反映させる. ND#2 転倒転落リスク状態[*2]を立案する.成果指標L4→L5[*3] T終了.

［看護計画の記録例］

ND#2 転倒転落リスク状態[*2]   定義：転倒や転落が発生しやすく，身体的危害を引き起こし，健康を損なうおそれのある状態
開始日：2020/05/10　　最終評価：解決（2020/05/30）
関連因子
【危険因子】 　環境：照明が不十分←夜間は足元が暗い場合がある 　生理的：下肢筋力の低下，歩行困難，可動性障害 　ハイリスク群：年齢65歳以上，転倒や転落の既往 　関連する状態：認知機能の変化，足に影響する病気，術後回復期，バランス障害
【成果】 　機能的健康：可動性：身体バランス⇒定義：身体のバランスを保つ能力[*3] 　5/10　L4→L5 　立位バランス，姿勢，歩行バランスを保つ 　よろめく，めまい，震える，つまずく
【介入】 　安全：リスク管理：転倒・転落予防⇒定義：転倒による身体損傷リスクのある患者に対し，特別な予防策を講じること 　①転倒・転落のリスクに影響する行動や要因を特定する 　②足取り，バランス，疲労の程度を観察する 　③感覚について尋ねる→しびれの有無を確認する 　④歩行と動きに関する観察を患者と共有する→歩行時は見守りを行う 　⑤歩行を安定させるための補助器具を用意する（例：杖，歩行器） 　⑥患者が容易に手の届く範囲に物品を置く→カゴを準備してもらう 　⑦必要な場合，ベッドからの転落予防のため，適切な長さおよび高さのサイドレールを使用する 　⑧電動ベッドの高さを一番低い状態にしておく 　⑨すばやく呼び出しライトに応答する 　⑩患者がベッドから離れる際，介護者に警告するためのベッドアラームを使用する→離床センサー対応 　⑪安全な履物を提案する→個別対応として，踵のある靴を履いてもらう 　⑫歩行を含めた日々の身体的運動プログラムを開始する→病棟内をリハビリ以外で午前・午後に歩行練習を行う

＊2　定義：転倒や転落が発生しやすく，身体的危害を引き起こし，健康を損なうおそれのある状態
　　　出典：T.ヘザー・ハードマン，上鶴重美原書編集，上鶴重美訳：NANDA-Ⅰ看護診断 定義と分類 2018-2020 原書第11版. p.496，医学書院，2018.
＊3　出典：Moorhead, S.ほか黒田裕子監訳：看護成果分類（NOC）原著第5版 成果測定のための指標・測定尺度. p.441，エルゼビア・ジャパン，2015.
＊4　出典：「Gloria M.Bulechek, Howard K.Butcher, Joanne McCloskey Dochterman著，中木高夫，黒田裕子訳：看護介入分類（NIC）原書第6版，p.473，2015，南江堂」より許諾を得て抜粋し転載.

[経過記録の例]
5月12日（病棟転棟後2日目の記録）

ND#2 転倒転落リスク状態*²	
S	だいぶ歩けるようになりました．
O	用事のある時には，ナースコールを押している．転棟後に認知力の低下はなく経過している．病棟内での歩行練習では，2周目になると痛みが出てくる様子で足の引きずりが見受けられた．少し休むように伝えるが，「もう少し歩く」と頑張る姿あり．歩容は前かがみ気味であるが，ふらつきはない．
A	用事のある時はコールもできるようになっているため，離床センサーの必要性について検討する必要がある．歩行練習では歩行距離が長くなってくると，足を引きずることがあり，つまずき，転倒の危険性は高い．継続して見守りで歩行していくことが必要である．病棟での歩行練習は有効．
P	プラン継続．カンファレンスで離床センサーの必要性について検討を行う．指標L4→L5で変更なし*³．

　上記経過を踏まえて，その日のカンファレンスで離床センサーの必要性について検討し，ナースコールは必要な時に使用できていること，受け答えに整合性があることから，離床センサーは中止することとなった．

記録4　多職種連携の記録

　リハビリカンファレンスなど多職種連携について記録する．

[記録の例]

テーマ	リハビリカンファレンス		
開催日	2020年5月7日	時刻	15：00～15：30
参加者	医師：（氏名）　　MSW：（氏名）　　薬剤師：（氏名）　　退院支援看護師：（氏名） 栄養士：（氏名）　　PT：（氏名）　　OT：（氏名）　　ST：（氏名） 病棟看護師：（氏名）　　（氏名）　　（氏名）　　（氏名）　　（氏名）　　（氏名）		
背景	同居家族	なし（夫は他界）	
	親族関係	長女家族（車で30分以内）に在住	
	家屋	一軒家（2階建）	
	入院前ADL	杖使用し自立	
	介護保険	要支援1	
	薬の自己管理の必要性	あり（独居のため）	
	認知症状	年齢相応	
看護師	（氏名）	病棟内見守りで歩行している．痛みがない場合はスムーズに歩行できている．	
主治医	（氏名）	カロナール®（200mg）2錠×4で疼痛コントロール中．創部の異常はない．継続してリハビリを進める．	
リハビリ短期目標	休憩せずに杖歩行が100mできる		

リハ医	（氏名）	だいぶ歩行距離が延びてきた．あと2週間程度で目標達成できる範囲にある．	
PT	（氏名）	リハビリ室内では休み休みだが，70mを2周できるようになった．痛みが強い場合は，爪先が上がらずつまずきそうになることがあり，もう少し見守りは必要．自宅に階段があり，昇降練習も同時に行っている．家屋調査が必要かもしれません．	2単位/回
OT	（氏名）	右股関節をかばっていた時期が長く，足をひきずるような歩容となっていることがある．その場で修正をしている．内服薬をPTP包装シートから自身で取り出すことは可能なレベル．	1単位/回
ST			
MSW			
退院支援看護師	（氏名）	介護保険の再認定の申請を行っている．5/15に認定調査予定．	
薬剤科	（氏名）	高血圧，利尿薬を服用中．午前中はトイレに通うため，ふらつきには注意が必要です．	
栄養科	（氏名）	塩分制限食となっているが，退院後は自身で調理されるのであれば，栄養指導を行います．	
カンファレンスまとめ		退院までに栄養指導，自宅に段差がないか，部屋からトイレまでの距離など家屋調査が必要か検討．	

記載ポイント　カンファレンス内容を効率よく記録するためのポイント

▶電子カルテへの記録の場合，例えば，各スタッフが入力できる方向性シート等に入力したものが，リハビリカンファレンスの用紙にリンクされるようにするなどが挙げられる．

記録5　退院前カンファレンスの記録

退院前カンファレンスについて記録する．

［記録の例］

テーマ		退院前カンファレンス
開催日		2020年5月8日
参加者	院外	長女，ケアマネジャー
	院内	本人，主治医：（氏名記入）　PT：（氏名記入） 退院支援看護師：（氏名記入）　病棟看護師：（氏名記入）
カンファレンス要約		

●主治医：2020年1月頃から散歩時に右股関節の違和感や痛みを感じるようになった．
　5年前から体重増加があった．痛みが持続するため，近医を受診し手術を勧められ当院を紹介された．外来でMRI検査を行った結果，右人工股関節置換術が適応となり，4月14日に入院し，4月15日に予定通りの手術を行った．術後の経過は順調であるが，傷の痛みがまだ残存しているため，痛み止めを使用している．徐々に痛み止めはなくても可能となってくる．リハビリについては理学療法士から話してもらう．

高血圧の治療については内服で血圧コントロールできている．しかし，朝に利尿薬を使用しているため，午前中はトイレの回数が3〜4回と多い．退院後は独居と聞いているが，調理はご本人自身で行うのでしょうか．入院前に体重増加があり，栄養管理を行ってもらうためにも，栄養指導を娘さんと受けてもらいたい．

●PT：術前からリハビリを行っている．車いすに移乗し始め，現在は歩行できるまでに至っている．しかし，創痛が時々あり，爪先が上がらずつまずきそうになることもある．このため，病棟内では見守りとしている．階段昇降も練習中．自宅での段差はどの程度あるのか，退院前に家屋調査を行いたいが，ご家族の同意が必要となる．

退院後に買い物はどうするのか確認したい．荷物を持って歩くことは現時点では難しい．娘さんが買い物をするなら，問題はない．

作業療法士からは内服薬のPTP包装シートから薬を取り出すことは可能と聞いている．また，歩き方に少し特徴があるため，リハビリ中に姿勢を修正している．その歩き方を病棟でも練習してほしい．

●退院支援看護師：介護保険について，入院前は要支援1だったが，再認定するよう申請している．5月15日に認定調査が来る予定．

●病棟看護師：現在，内服薬は1回ごとに看護師が配薬している．1日ごとに管理するなど少しずつ自己管理できるようにしていく．体重を毎朝測定しているが，増減はほとんどなし．体重が3kgくらい減ると動きやすくなるのではないか．PTから退院前に家屋調査の話が出たが，退院後に自宅での生活がどの程度できるようになったか確認の訪問（退院後訪問）も行える．これについても，同意が必要となる．その際の交通費は患者が負担することになる．

●長女：「栄養指導はぜひ一緒に受けたいと思います．日にちの調整をしますので，教えてください」

●本人：「階段がちょっと怖い感じがします．もう少し練習したら自信がついてくると思います．歩く姿勢や体重測定も今頃ですが，大事だと気が付きました．体重が増えないように食事にも気を付けていきたいと思います．退院前，退院後に家に見に来てくれるなんて嬉しいことはないわね．ぜひお願いします．交通費を負担すれば来ていただけるのね」

●ケアマネジャー：「退院後でもケアプランの調整はできますので，安心してください」と説明．ケアマネジャーからの質問はない．

【退院前までに行うこと】
・栄養指導日を調整し，長女と一緒に受けられるようにする．
・家屋調査が可能か再確認し，できれば退院日に実施できるようにする（退院前訪問）．
・（退院日が決定したら）退院前，退院後訪問の同意書を作成，サインをもらう．

記載ポイント 退院前カンファレンスの記録

▶情報提供，情報共有の相手は誰なのかによって，記載内容を変える必要がある．
今回の事例では，退院時のケアマネジャーと共有したい内容にしている．

記録6 退院サマリー

　退院時の患者の身体状況などを記載し，介護者や地域医療施設との情報・課題共有やスムーズな連携に活用する．

[書式の例]

退院		地域連携シート I		整形外科病棟	
ID フリガナ 氏名	00000001 アキカゼ　ナデシコ 秋風　撫子	入院年月日	2020年4月14日		
		入院経路	自宅		
		退院年月日	2020年5月30日		
		退院経路	自宅		
住所TEL		診断名	右変形性股関節症		
		術式名	2020.4.15　右人工股関節置換術		
感染症	HBs（−）　HCV（−）　HIV（−）　TPHA（−） Wa-R（−）			薬アレルギー	なし
				食物 アレルギー	なし
既往歴	年齢不明：高血圧（内服治療中）				
家族構成	夫（他界）　長女（都内在住：車で30分程度）				
同居者	0名	同居者続柄			
キーパーソン	微風　桜子	続柄：長女			
社会資源	活用無	介護認定	再認定中		

今回の入院に至った経緯と入院中の経過

　2020年1月頃，散歩時に右股関節の違和感や痛みを感じるようになった．5年くらい前から体重が増え，約8kg増加した．痛みが持続するため，近医受診．近医より手術を勧められ当院紹介される．外来にてCT，MRI撮影を行い人工股関節置換術（THA）適応と診断され，4月14日，手術目的のため入院．4月15日に手術を実施．一般病棟では一時的な術後せん妄様となり，ナースコールせずに歩き出そうとすることがあった．転倒を予防するため，離床センサーを使用して経過観察を行っていたが，ナースコールが押せるようになり，離床センサーは中止できた．

　術後のリハビリは順調に進み，自力歩行可能な状態までになった．地域包括ケア病棟に転棟後，創部痛は，カロナール®（200mg）2錠×4内服でコントロール中．リハビリ中に痛みが強いときに爪先が上がらず，ちょっとした段差でつまずくことがあるとの情報があったが，トイレ歩行時や病棟廊下歩行練習時は，看護師が見守り，段差でつまずくことはなく経過した．

　自宅退院に向け，高血圧，体重増加に対し，体重コントロールが必要となるため，長女とともに栄養指導を受けてもらった．薬の管理については，入院中内服薬は1日配薬とし，飲み忘れはない．PTP包装シートも自身で開封できる．作業療法士から細かい作業についてほぼ自立していることを確認．退院調整を行い，5月30日に退院となった．

継続する看護（残された問題点）

ND#2 転倒転落リスク状態*2（2020/5/10〜継続）
自宅退院に向け，転倒を防ぐ看護計画を立案した．トイレ歩行時や病棟廊下歩行練習時は，看護師が見守り，歩行状態は安定し，段差でつまずくことはなく経過した．
退院後は，自宅での歩行状態が安定するまで，転倒の可能性は残存していると考え，継続して段差や歩行状態に気を付ける必要がある．

今後の方針（医師からの説明内容，告知の有無を含む）						
約2週間を目途にリハビリを行い，自宅退院を目指す．体重コントロールも必要なため，栄養指導を受けてもらいたい．体重コントロールしておかないと，手術した側の股関節に負担がかかり，再度手術となる可能性もある．あと3～5kg痩せたほうが，股関節の負担軽減や血圧の安定にもつながると本人，長女に説明している．						

医師の説明に対する受け止めや病気，治療の理解，今後の方向性について						
本人：「体重コントロールが大切なんですね．太っていると血圧にもよくないって．適度に動いて，痩せるようにします」 長女：「痛い思いをして手術を受けたのだから，食事に気を付けて，もう少し頑張ってもらいたいです」						

介護者への指導内容と到達度						
なし						

退院時の状況　（2020年5月30日現在）						
精神・身体状況	認知知覚	意識レベル	清明-0			
		認知障害	無			
		疼痛	有	部位：右股関節	原因となるもの：手術のため	
				対処方法：カロナール® 定時内服		
		備考	術後一時せん妄状態であったが，改善			
日常生活の状況	栄養	食事内容	塩分，脂肪制限食			
		摂取方法	自立	摂取状況	良好	
	排泄	排尿	トイレ移動見守り	尿意	有	
		排便	トイレ移動見守り	便意	有	最終排便日：5月29日
			排便コントロール	有	対応方法：アミティーザ®定時内服	
	保清更衣移乗	洗面	自立	入浴	シャワー浴：移動見守り	
		更衣	自立		最終入浴日：5月29日	
		移動	歩行：見守り	移乗	自立	
	休息	睡眠	良眠			
医療情報	医療情報	内服薬	有	内服管理状況	1日配薬	
		褥瘡	無	部位・大きさ・深さ		
			処置方法等			

医療材料・衛生材料の準備や手配についての説明						
なし						

その他						
退院前訪問：5月30日　退院時，一緒に自宅に伺う 退院後訪問：6月20日　午後1時30分　自宅前でケアマネジャーと待ち合わせる						

担当看護師	（氏名記入）	記載者	（氏名記入）
主治医	（氏名記入）	承認者	

記載ポイント　地域連携シート

▶自宅でも継続してほしい内容を簡潔に記載する．
▶日常生活行動でどの部分での支援が必要か，具体的な内容を記載する．

記録7　退院前後訪問の記録

　退院前訪問は，入院中に看護師やリハビリスタッフが患者の自宅を訪問し，住宅構造などの確認・提案を行う．退院後訪問は，退院後の一定期間，看護師などが患者の自宅を訪問し，療養指導などを行う．

［退院前訪問記録の例］

退院前訪問	
訪問日時	5月30日（金曜日）　10：00～12：00
訪問目的	自宅の段差の有無，階段の高さ，部屋からトイレまでの距離や手すりの設置について
同行者	看護師：（氏名記入）　　PT：（氏名記入）
同席者	本人，家族（長女），ケアマネジャー
指導内容	【ケアマネジャーへの情報共有】 手すりの設置について話し合う．夜間など手すりが頼りとなることもあり，希望された場所に設置するほうがよい．
	【本人・家族への指導内容】 玄関入口に3段の階段がある．昇降の高さは20cm程度であり，足を上げることは可能である．痛みが強い場合は2足昇降とするように指導． 自宅内の階段は12段あり，昇降の高さは20cm．左側に手すりが設置されている．当面，娘さんが付き添える時に使用するように指導． 普段は1階で生活できるということであった．部屋からトイレまでの距離は5m程度．2cmの段差が1か所あり，手すりの設置が必要であると伝える．

【本人・家族の反応】
本人から「来てもらってよかったです．次には手すりが付いていると思うので，そこでまた確認してもらいたいと思います」「体重を増やさないためにも，娘と一緒に家の周りを散歩したいと思います」
長女は「これで安心しました．ひとつ解決してもらいました．またよろしくお願いします」「また入院しないよう，気を付けて生活してもらいたいわ．ね，お母さん」

【その他心配な点について】
ケアマネジャーから退院後の体重コントロールについて質問があった．
体重コントロールのためにも，通所リハビリテーションを行ってもよいのか．
→栄養指導は長女も同席し説明を受けています．買い物も一緒に行くことになっています．
→現在は，通所リハビリテーションは必要ないと判断しています．退院後生活で必要と判断した場合は，主治医に相談してください．

記載ポイント　退院前訪問記録

▶情報共有や指導内容を記載する．
▶患者，家族への反応は本人の言葉で記載する．

[退院後訪問記録の例]

退院後訪問	
訪問日時	6月20日（金曜日）　13：30～15：00
訪問目的	退院後のサービス調整
同行者	看護師：（氏名記入）
同席者	本人，家族（長女），ケアマネジャー
指導内容	【ケアマネジャーへの情報共有】 手すりを希望されたところに設置し，夜は手すりを使うように気を付けて，つまずくことはない．通所リハビリテーションの必要はないと判断いたしました．体重も増えていないようです． 【本人・家族への指導内容】 玄関入口の3段の階段は，問題なく昇降できる． 部屋からトイレの段差も夜間のみ手すりを使いつまずくことはない．最近は，家の周りを1日1回歩くようにしているとのこと． 退院前の股関節に負担をかけない動作についての指導内容を確認すると，気を付けて生活している様子が伺えた． 体重は，退院時と変わらなかったため，食事内容や量について，塩分の取り過ぎに注意するよう話した． PTからの伝言は「娘さんが本人宅に来ているときには，家の周りをゆっくり歩くなど行ってみてください」とのことであったが，想像以上に行動範囲が拡大していた．

【本人・家族の反応】
本人から「手すりをつけてもらい，夜も問題なくトイレに行くことができています．痛みはほとんどなくなり，つまずくこともありません」「好きなせんべいやあんパンなどは控えています」長女から「買い物は週2回，一緒に行くようにしています．好きなものばかりを買わないように注意しています」「家の2階には，まだ上がっていません．2階には，そろそろ付き添って上がってみようと思っています．本当に元気になりました」

【その他】
7月30日の次回受診時でも，心配事があれば，いつでも相談するように伝えた．

記載ポイント　退院後訪問記録

▶ 指導内容が継続されているか確認する．

▶ 新たな問題点はなかったか確認する．

▶ 患者，家族の反応は本人の言葉で記載する．

（岩月直子，山内祥子）

ケース4　緩和ケアチームとの連携

緩和ケアチーム介入後ホスピスへ転院する冬木翼さん

[事例の概要] 緩和ケアチーム介入後,ホスピスへ転院予定

◉**対象者**：冬木翼，51 歳男性

◉**疾患名**：肺がん・脳転移・骨転移

◉**概要**：肺がん・脳転移で治療後，骨転移となり痛みと ADL 低下により入院.
両親を介護中のため，妻のみでは介護困難であり，ホスピスへ転院する方針.

◉**入院までの経過**：2017 年〜 2019 年　肺がんに対して化学療法・放射線治療.
2020 年 6 月〜 8 月　脳転移あり，化学療法・放射線治療（全脳照射）.
2020 年 9 月下旬　下肢しびれ・知覚鈍麻あり歩行が困難となり夜間尿器使用を開始.
2020 年 10 月 1 日　下肢しびれ・知覚鈍麻に加え,腰痛出現あり,受診した結果,脊椎転移による神経圧迫を認め，疼痛コントロール目的で入院となる.

◉**既往歴**：3 年前〜　肺がんで化学療法・放射線治療（入院）

◉**家族構成**：認知症の両親と妻との 4 人暮らし.
本人は 5 年前まで飲料メーカーの営業職であったが，肺がんとなりデスクワークへ変更．2020 年 6 月に脳転移となり，現在休職中.

◉**入院時の一般状態**：
血圧：138/86mmHg，脈拍：80 回 / 分，呼吸：16 回 / 分，体温：37.5℃
身長：178.0cm，体重：70.5kg，BMI：22.25

◉**入院前の生活**：
食事：酒のつまみとなる塩辛い物が好き．ごはんは 1 日 2 食．朝は食べない.
排泄：尿器使用し自立．排便は車椅子でトイレ移動．排便・排尿とも毎日あったが，ここ 3 日，間に合わないことがあった.
睡眠：5 時間程度睡眠
清潔：9 月 15 日頃まで自立.9 月下旬より一部介助（最終シャワー：9 月 29 日）.
運動：9 月 15 日頃まで自立．9 月 30 日夜より腰痛あり運動は控えている.
嗜好：アルコール：肺がんになってからはできるだけ禁酒している.
タバコ：18 歳頃より 1 日 20 本
性格：穏和だが，こだわりがあり自分の意志は優先して貫くと本人より

記録1　入院前説明外来での記録

[医師説明の記録例]

入院時の説明
時刻：15：00
説明医師：（氏名記入）　　　　同席看護師：（氏名記入）
説明を聞いた人：本人，妻
患者の反応：医師の説明に対し，肩を落として聞いている．その後本人へ医師の説明はどのような内容であったかを確認すると「痛みと歩行できなくなった理由が骨への転移で神経が圧迫されているためだと言われました」とため息をつきながら話される．
説明内容：入院するまでの手続き方法について説明し，入院前説明外来に案内した．

記載ポイント　入院説明時の記録

▶医師が入院の説明を行う際には看護師が同席し，患者・家族が医師の説明をどのように（正しく）理解できているのかを把握する．

▶ターミナル期においては，告知状況や疾患の受け止めに関する思いがわかるように聞き取り記載する．
　・本人の言葉で記録する
　・表情や発言を観察し記録する

[入院前説明外来での看護師対応の記録例]

　　入院前説明外来では，入院前から外来と病棟の連携を図り，退院を見据えた情報収集を行う．患者が安心して入院を迎えられるように，入院中のスケジュールを説明し理解を得る．必要に応じて多職種（薬剤師・栄養士など）で行う．

時刻：2020年10月1日　16：00〜16：30
説明看護師：（氏名記入）
説明を聞いた人：本人・妻
同席看護師：（氏名記入）
医師からの症状説明をおぼえていますか：はい 　内容：骨に転移があるって言われました．それが痛みとしびれの原因だそうです．
入院前の医師の説明で不明なこと：有 「歩けるようになる方法があるのかないのか．今回の入院で帰れるようになるのか無理なのか考えてしまいますね」と．
患者の反応：説明に「わかりました」と話す．

記録2　入院診療計画書

　入院診療計画は，医師，看護師，その他必要に応じて関係職種が共同で総合的な診療計画を作成する．

入院診療計画書	
病棟（病室）	1200病棟　1201号室　ベッド01
主治医氏名	（氏名記入）
主治医以外の担当者名	医師　　　　　　（氏名記入） 看護師　　　　　（氏名記入）
病名（他に考え得る病名）	肺がん・脳転移・骨転移
症状	腰痛・下肢知覚鈍麻
推定される入院期間	約21日間
検査内容及び日程	☑採血　　　　（予定日　　）　□ＣＴ　　　（予定なし） ☑レントゲン（予定日　　）　□ＭＲＩ　　（予定なし） ☑心電図　　　（予定日　　）　□内視鏡　（予定なし） ☑エコー　　　（予定日　　）　□その他
治療計画 （手術・処置は下記）	☑内服薬　　　　☑点滴注射 薬剤については，必要に応じて病棟薬剤師が対応します． その他：
手術・処置及び日程	□手術（術式名：　　　　　　　　　）　（予定日　　） □処置（処置名：　　　　　　　　　）　（予定日　　）
特別な栄養管理の必要性	☑あり　　　　　　　　□なし
看護計画	・痛みが緩和されるよう，苦痛のない体勢を保てるようにして， 　鎮痛薬の効果を見ながら，内服と点滴の管理を行っていきます． ・体調に合わせて，身の回りの援助を行っていきます．
リハビリテーション等の計画	必要に応じて支援を行います．
在宅復帰支援	必要に応じて支援を行います．
その他	
入院診療計画について説明を受け，了承しました． 　2020年10月1日　　　患者同意署名 　　　　　　　　　　　　同意者 　　　　　　　　　　　　＿＿＿＿＿＿＿＿＿＿＿＿＿＿＿＿ 　　　　　　　　　　　　患者との続柄 　　　　　　　　　　　　＿＿＿＿＿＿＿＿＿＿＿＿＿＿＿＿	

記録3 入院時の記録

入院時のオリエンテーション内容，医療看護支援ピクトグラム[*1]の説明，医師からの説明後の反応などを記載する

[入院時の説明の記録例]

入院時の説明
時刻：16：30
患者・家族への説明：本人・妻
説明内容：疼痛コントロール目的の入院であることを確認し，入院パンフレットを用いて，入院時オリエンテーションを行う．入院について理解を確認し，入院の同意を得る．
患者の反応：「今回は痛みをコントロールするための入院で，何度も入院繰り返しているので理解しています」と話す．

記載ポイント　入院時説明の記録

▶入院時，入院について理解をしているか，医師との相違はないか確認する．
▶患者の反応は患者の話した言葉や反応をそのまま書く．

[医療看護支援ピクトグラム[*1]の説明の記録例]

医療看護支援ピクトグラム[*1]の説明
時刻：16：50
患者・家族への説明：本人，家族（妻）
説明内容：医療看護支援ピクトグラム[*1]について説明し，同意を得る．
患者の反応：「ひと目で今の状態や制限事項がわかりますね．足の感覚が鈍いから，皆さんがわかって介助して頂けるのは非常にありがたいです」と話す．

*1　解説はp.125参照

[入院時医師の説明内容]

医師の説明の概要は以下の通り．

・骨転移が見つかり，その転移した腫瘍が神経を圧迫することにより，麻痺・痛みが出現している．

・今後は，医療用麻薬による疼痛コントロールを行う．医療用麻薬の使用にあたり，緩和ケアチームで回診を行い，治療方法を検討する．

・薬剤の副作用についての説明．

・疼痛コントロールを行ったうえで，整形外科や放射線科の医師とも治療方法を検討していく．

説明 （主治医氏名記入）（同席看護師氏名記入）
時刻：17：00
主治医より本人・妻へ現状と今後の治療方針について説明があった． 患者の反応：病状についての説明時は，頷きながら聞いていた． 　　　　　　今後の治療の説明時には，「転移しているところへ放射線治療とかするのですか」 　　　　　　と質問があった．医師から説明を受けると「先生には肺がんになってからずっと 　　　　　　お世話になっていて慣れているので，安心です．よろしくお願いします．たくさ 　　　　　　んの専門の職員に看てもらえるのは心強いです」と話す．

記録4　看護計画に沿った記録と評価

　入院時データベースの統合アセスメントの結果，まず疼痛をコントロールし，身体的苦痛を緩和することで精神的な安寧を目指す必要があると判断し，看護診断として「ND#1急性疼痛*2」を挙げ介入を開始する．

[看護計画]

ND#1 急性疼痛*2
定義：実在する，あるいは潜在する組織損傷に伴う，もしくはそのような損傷によって説明される，不快な感覚的および情動的経験（国際疼痛学会）．発症は突発的または遅発的で，強さは軽度から重度までさまざまあり，回復が期待・予測でき，継続は3か月未満
開始日：2020/10/1　　評価予定日：10/3
診断指標*2：痛みの顔貌，標準疼痛スケールによる痛みの程度の自己報告，気を紛らわすための行動，痛みを和らげる体位調整，痛時行動／活動変化に関する代理人からの報告
【成果】 　疼痛のレベル*3 　定義：観察または報告された疼痛の重症度 　疼痛の訴えL2→L4，疼痛の持続時間L2→L4，苦痛の表情L2→L4，
【介入】 　安全：疼痛管理：急性 　定義：外傷，手術，もしくは傷害などのような識別できる原因からの組織損傷に引き続く急性の治療期間において，患者が満足できるレベルまでの疼痛緩和，もしくは疼痛軽減の実施 　①疼痛の部位，開始，持続時間，頻度，強度と同様に，疼痛を緩和および誘発因子を含めた総合的なアセスメントを行う 　②回復のための必要な身体動作中の疼痛の強度を明らかにする 　③非言語的な不快を示す合図を観察する 　④迅速な鎮痛ケアを受けることができるようにする 　⑤オピイド投与前・投与後に定期的な間隔で鎮静状態と呼吸状態を観察する． 　⑥鎮痛薬の選択と投与量は施設のプロトコルに従う→緩和ケアチームに相談する 　⑦疼痛レベルが重篤な場合，鎮痛剤の併用をする→緩和ケアチームに相談する

⑧薬剤の副作用を予防し，管理する

　　⑨疼痛コントロールが上手くいかなかった場合は，医師に報告する

　　⑩患者が経験している疼痛に関する正確な情報を家族に提供する

＊2　定義：実在する，あるいは潜在する組織損傷に伴う，もしくはそのような損傷によって説明される，不快な感覚的および情動的経験（国際疼痛学会）．発症は突発的または遅発的で，強さは軽度から重度までさまざまあり，回復が期待・予測でき，継続は3か月未満
　　　出典：T .ヘザー・ハードマン，上鶴重美原書編集，上鶴重美訳：NANDA-Ⅰ看護診断―定義と分類 2018-2020 原書第11版. p.173, 医学書院, 2018.

＊3　定義：観察または報告された疼痛の重症度
　　　出典：Moorhead, S. ほか. 黒田裕子監訳：看護成果分類（NOC）原著第5版 成果測定のための指標・測定尺度. p.613, エルゼビア・ジャパン, 2015.

[看護計画の評価の記録例]

場面：入院後3日目，オピオイドを開始したが痛みのコントロールが十分にできていない．

S	麻薬を増量すると二度と起きれなくなるんじゃないかと思って，我慢していたんです．
O	痛みに関して，医師・看護師には，「薬は効いている感じです」と言い，薬の追加を勧めても「大丈夫です」と言っていたが，妻より，「本人が痛みを我慢しているようです」と看護師に申し出があった．医師と薬剤師から鎮痛薬は増量して問題ないことを患者に説明してもらうと，本人より上記発言あり．頓服の麻薬は1日1回使用．本日夜よりオピオイド増量となる．疼痛スケール3で経過．
A	医療用麻薬のイメージと予後への不安が重なり，疼痛をコントロールすることに抵抗があるようだ． 指標：疼痛スケール3→2
P	継続．明日，緩和ケアチーム回診予定のため事前に情報共有を行う．

場面：入院後7日目，薬剤調整を行い，オピオイドとロキソニン® を併用して，痛みが軽減してきている．PCTチーム回診は前回入院時より継続している．

ND＃1 急性疼痛＊2	
S	最初は麻薬を使うのが怖かったんだけど，話聞いてもらって，使い方を教わって，我慢しないようにしたら，楽になってきた．
O	緩和ケアチーム介入し，薬剤調整を行い，オピオイドとロキソニン® 併用し，疼痛スケール3〜2で経過．
A	薬剤効果により疼痛コントロールできつつあるようだ．
P	継続．疼痛レベル2以下目標

[経過記録の例]

入院10日後 ： 緩和ケア認定看護師面談

場面：痛みのコントロールがつき始め，今後や予後のことへの思いが表出されはじめる．

緩和ケア認定看護師面談記録	
10:00	「痛みは我慢しないようにしたら，大分楽になった．仕事は復帰したかったなぁ．どんどん足の感覚がなくなってきているし，間違いなく病気は進んでいると思うんだ．自分は歩けなくなって，両親は認知症で手がかかるし，このままじゃ家に帰るのは難しいよな」穏やかな表情で，時々涙を流して話される．時間をかけ肯定的な態度で傾聴する．病棟看護師および主治医とも情報共有を行う．妻には，この状況を後日伝達とする． 本人はターミナル期であると自覚し受容しているようだ．疼痛コントロールができており，妻の認識を確認し，退院調整のタイミングと考える．次回家族面会時に面談し，認識および意向確認を行う．

[状態変化時の記録例]

場面：入院後12日目，食事時にむせこみが時々みられ，食事形態を変更した．

Temporary	
S	最近食事でむせることがあるんだ．もう少し軟らかい方が良いのかもしれない．
O	食事時のむせあり．食事形態を米飯から全粥・軟菜へ変更とする．
A	食事中のむせこみから，嚥下障害のリスクが考えられそうだ．
P	一時的問題として『摂食嚥下療法セット』を使用し観察開始．

[『摂食嚥下療法セット』の標準看護計画]

看護観察	むせ，食事所要時間，食事療法の受容，食事療法の理解
看護行為	安楽な体位（食事），口腔内マッサージ，口腔ケア
	リハビリ食器使用訓練，自助具使用訓練，直接嚥下訓練

記録5　緩和ケア回診の記録例

[緩和ケア回診の記録例]

緩和ケアチーム回診・カンファレンス記録
回診者：医師；（氏名記入），緩和ケア認定看護師；（氏名記入），看護師；（氏名記入）， 　　　栄養士；（氏名記入），薬剤師；（氏名記入）
実施時刻：2020年10月4日13：00〜14：20
経過：肺がん・脳転移で化学療法・放射線治療後，今回骨転移で入院．骨転移に伴い，腰痛あり． 　　　骨転移による神経圧迫に伴い，両下肢知覚・運動麻痺あり． 現在使用している薬剤：オピオイド定期20mg ＜疼痛評価シート＞ STAS日本語版[1] 1．痛みのコントロール　2 2．症状が患者に及ぼす影響　2　症状名：麻痺 3．患者の不安　2 4．家族の不安　1 5．患者の病状認識　7 6．家族の病状認識　2 7．患者と家族とのコミュニケーション　2 8．職種間のコミュニケーション　1 9．患者・家族に対する医療スタッフのコミュニケーション　1 症状パターン：普段から強い症状があり，1日の間に強くなったり，弱くなったりする 生活への影響：疼痛が原因で睡眠に影響あり 部位：腰部 性状：ズキッとする 増悪因子：夜間 軽快因子：マッサージ
治療の反応：定期薬剤あり，頓服薬使用あり 総合評価：疼痛コントロールが必要．痛みの性質から消炎鎮痛薬併用が望ましい．本日夕より毎 　　　食後にロキソニン® 内服併用とする．予後や麻薬に関する不安言動がみられるため， 　　　明日より緩和ケア認定看護師による個別面談を1日1回行う．

記録6　転院時サマリー

場面：入院後14日目，オピオイドと消炎鎮痛薬とを併用し，痛みのコンロールは良好．頭部CTで脳転移巣の拡大を認め，食事時のむせ込みがあり，両上肢に時々痙攣があるため化学療法，放射線療法の適応なく，対症療法となった．本人と家族の希望でホスピスへの転院方針となる．

転院		地域連携シートI	1200病棟
ID フリガナ 氏名	00000008 フユキ　ツバサ 冬木　翼	入院年月日	2020年10月1日
		入院経路	自宅
		退院年月日	2020年10月21日
		退院経路	○○病院：緩和ケア病棟

住所TEL			診断名	肺がん・脳転移・脊椎転移	
			術式名	無	
感染症	HBs(−)　HCV(−)　HIV(−)　TPHA(−)　Wa-R(−)		薬アレルギー	なし	
			食物アレルギー	なし	
既往歴	48歳　肺がん（化学療法） 50歳　脳転移（放射線療法）				
家族構成	妻と認知症の両親との4人暮らし				
同居者	3名	同居者続柄	妻	実父	実母
キーパーソン	冬木　真理子	続柄：妻			
社会資源	活用なし	介護認定	なし		

今回の入院に至った経緯と入院中の経過

2017年〜2019年　肺がんに対して化学療法・放射線治療.
2020年　脳転移あり, 化学療法・放射線治療（全脳照射）.
2020年10月1日　脊椎転移による神経圧迫を認め, 疼痛コントロール目的で入院.
入院後10月1日よりオピオイド開始, 10月4日より消炎鎮痛薬併用し, 現在は疼痛コントロールできている. 10月14日より上肢の痙攣あり, 頭部CTにて脳転移巣の拡大を認め, 食事時に時折むせ込みがみられる. 本人・妻の意向によりホスピスへの転院の運びとなる.

継続する看護（残された問題点）

ND#1 急性疼痛[*2]
　現在内服により疼痛コントロール良好であるが, 転移巣拡大あり嚥下障害の出現あり, 薬剤の形態や量の調整が必要となることが予想される.
NS　摂食嚥下療法セット（食事時のむせ込みに対するケア）
　10月12日より食事嚥下時にむせあり, 食事形態を米飯から全粥・軟菜へ変更し, 食事セッティングと嚥下リハビリを実施している. 脳転移に関連し, 今後, 嚥下障害が予測されるため, 嚥下状態に合わせて, 食事・薬剤の形態や投与経路を調整する必要がある.
＜病状及び予後に関して＞
　本人は告知され, 病状が厳しいと察知している. 妻は認知症の両親の介護負担があり, 迷った結果, ホスピスへの転院を選択している. 本人および妻の心理面でのサポートが必要と考える.

今後の方針（医師からの説明内容, 告知の有無を含む）

本人へ：肺がん治療後に脳転移となり, 今回は骨転移となり疼痛コントロール目的で入院となった. 残念ながら, 新たな脳転移が見つかった. 現時点では, 化学療法も放射線治療も適応はない. むせがあるため食形態に注意していく必要がある.
妻へ：骨転移があり入院し, さらに脳転移の拡大を認める. 現時点で痛みのコントロールはできているが, 予後は厳しく対症療法となる. 本人の終末期をどこで過ごすのがよいか考え, 希望に沿って, ホスピスへの転院調整を行う.

医師の説明に対する受け止めや病気, 治療の理解, 今後の方向性について

本人：「今回は骨に転移して痛みや足に麻痺が出た. 痛みは薬で良くなった. 新しい脳転移が見つかったけれど, 化学療法も放射線治療も適応はないと先生は言っていた. 足の感覚もほとんどないし, 腕もピクピクするし間違いなく病気は進行していると思う. 痛みが強くなるかもしれないから痛みをコントロールしてくれる専門の病院に転院することにした」と話している.
妻：「化学療法も放射線治療も適応がなく, 対症療法となるので, 最期をどこで過ごすのかを言われ悩みました. 専門の方が常にいて支えて下さる中で過ごした方が, 本人の苦痛も少ないような気がしてホスピスを選びました」と話している.

介護者への指導内容と到達度						
退院時の状況　（2020年10月20日現在）						
精神・身体状況	認知知覚	意識レベル	清明-0			
		認知障害	無			
		疼痛	有	部位：腰部		原因となるもの：骨転移
				対処方法：薬剤（オピオイド・消炎鎮痛薬），安楽な姿勢		
		備考				
日常生活の状況	栄養	食事内容	塩分制限食（主食：全粥，副食：軟菜）			
		摂取方法	セッティング		摂取状況	むせこみあり
	排泄	排尿	尿器		尿意	あり
		排便	おむつ		便意	有　最終排便日：10月20日
			排便コントロール	有	対応方法：内服（処方の緩下剤）	
	保清更衣移乗	洗面	セッティング介助	入浴	シャワー浴：全介助	
		更衣	全介助		最終入浴日：10月20日	
		移動	歩行：不可能		移乗	全介助
	休息	睡眠	良眠			
医療情報	医療情報	内服薬	有	内服管理状況	看護師管理	
		褥瘡	無	部位・大きさ・深さ		
			処置方法等			
医療材料・衛生材料の準備や手配についての説明						
なし						
担当看護師	（氏名記入）			記載者	（氏名記入）	
主治医	（氏名記入）			承認者	（氏名記入）	

（副島祐子，野津佐代子）

[引用・参考文献]

1) STASワーキンググループ編：STAS-J（STAS日本語版）スコアリングマニュアル第3版　緩和ケアにおけるクリニカル・オーディットのために．日本ホスピス・緩和ケア研究振興財団，2007．
http://plaza.umin.ac.jp/stas/stas_manualv3.pdf（2020年11月閲覧）

ケース5　自宅退院を機に老々介護が予測される場合の連携

尿路感染症・褥瘡で緊急入院となった大久保一花さん

[事例の概要] 尿路感染症,低栄養,褥瘡の入院治療後,自宅退院

- ◉**対象者**：大久保一花, 82 歳女性
- ◉**疾患名**：尿路感染症, 低栄養, 褥瘡, 脱水
- ◉**入院までの経過**：夫と2人暮らし. 本人のADLは自立していた. 今夏の猛暑で食事・水分摂取量ともに低下し, 臥床傾向となった. 民生委員により衰弱しているところを発見され救急搬送. 仙骨部に 5.0cm × 7.0cm 大の壊死した部位と, 踵部に 3.0cm × 5.0cm 大の水疱を伴った褥瘡を確認した. 採血データ上, 炎症反応が高く, 尿路感染症が疑われた. 低栄養も認め褥瘡治療と栄養状態改善目的で入院となった.
- ◉**既往歴**：慢性心不全（75 歳, 内服治療中）
- ◉**家族構成**：夫（85 歳）, 子どもなし, 兄弟は死別
- ◉**入院時の一般状態**：

　血圧：98/54mmHg, 脈拍：110 回 / 分, 呼吸：14 回 / 分, 体温：36.5℃

　身長：145cm, 体重：40kg, BMI：19kg/m^2（理想体重 46.3kg）

- ◉**入院前の生活**：ADL は自立. 身の回りのことは自分でできていた. ここ最近認知症状が進んでいる気がしていたと夫と民生委員より情報あり. 介護保険の申請はしていない.

　食事：自立（入院後は介助必要）, 排泄：自立と言っているが, 時々失禁していた様子（入院後は尿道カテーテル挿入しオムツ管理）, 睡眠：8 時間程度の睡眠, 清潔：自立. 面倒になり入浴しない日があった（入院後は全介助で清拭や機械浴）, 運動：自立, 嗜好：アルコール：なし, タバコ：なし, 性格：「もの静か」と夫からの情報あり.

入院診療計画は，医師，看護師，その他必要に応じて関係職種が共同して総合的な診療計画を作成する

[書式と記載例]

入院診療計画書		
病棟	○○病棟	
主治医氏名	（氏名記入）	
主治医以外の担当者名	医　師	（氏名記入）
	看護師	（氏名記入）
病名	尿路感染症，低栄養，褥瘡	
症状	炎症反応高値，褥瘡形成あり，低栄養状態	
推定される入院期間	約14日間	
検査内容，日程	☑採血　予定日（6/30）　☑レントゲン（6/30）	
	その他：必要に応じて，追加いたします．	
治療計画	☑内服薬　　☑点滴注射 薬剤については，必要に応じて病棟担当薬剤師が対応いたします．	
	その他：栄養管理，褥瘡管理を行います．	
手術・処置及び日程	□手術（術式名：　　　）　予定日（手術予定なし）	
特別な栄養管理	☑有　　□無	一般軟菜　きざみ　とろみつき
看護計画	褥瘡治癒を目指し処置や栄養管理を行います．自身で動けない場合は，体位変換などを行い新たな褥瘡形成を予防していきます．	
リハビリ等の計画	関節などの拘縮予防のため，理学療法を行います．	
在宅復帰支援	介護保険の申請など，自宅退院に向けて支援いたします．	
療養支援計画		

○○○病院

説明者

入院診療計画について説明を受け，了承しました．
　2020年6月30日　　患者同意署名

同意者

患者との続柄

記録2　入院時説明の記録

　入院時には，危険度チェックシート，静脈血栓塞栓症予防シート，日常生活自立度（認知症ケア加算用），内服管理アセスメント，入院時（入院診療計画書）の説明，医療看護支援ピクトグラム，看護計画の説明，褥瘡に関する診療計画書，入院時スクリーニングシート（退院支援）などを作成し，説明を行う．様式については各施設で決められているものを使用する

［説明と同意の記録例］

入院時の説明と同意
時刻：13：30
患者・家族への説明：本人，家族（夫）
説明内容：入院の目的を確認し，療養上の看護について説明し同意を得る．
患者の反応：本人は「痛いのやめてね」と話す． 夫は「ちょっと動かそうとすると，痛い，痛いって言うんですよ．看護師のみなさんにご迷惑をかけるかもしれませんが，よろしくお願いします」と話す．

看護計画の説明と同意
時刻：13：30
看護計画：ND＃1：皮膚統合性障害[*1]，ND＃2：急性混乱リスク状態[*2]
患者・家族への説明内容：本人，家族（夫）
説明内容：褥瘡・水疱形成しているため処置を行い，治癒を目指すことを目標に一緒に計画を立てて取り組むことを説明し同意を得る．
患者の反応：本人は「ふうん」と． 夫は「痛い，痛いって大声で叫ぶんじゃないかと心配ですよ．先生や看護師のみなさんにご迷惑をかけるかもしれません」と話す．

*1　定義：表皮と真皮の両方またはどちらか一方が変化した状態
　　出典：T．ヘザー・ハードマン，上鶴重美原書編集，上鶴重美訳：NANDA-Ⅰ　看護診断―定義と分類 2018-2020
　　原書第11版．p.515，医学書院，2018．
*2　定義：短期間に発症する，意識，注意，認知，知覚の可逆的障害が起こりやすく，健康を損なうおそれのある状態
　　出典：T．ヘザー・ハードマン，上鶴重美原書編集，上鶴重美訳：NANDA-Ⅰ　看護診断―定義と分類 2018-2020
　　原書第11版．p.313，医学書院，2018．

記録3　看護計画に沿った記録と評価

　主治医は栄養状態改善目的の点滴管理と，尿路感染症の治療開始．褥瘡対策チームが介入し，褥瘡の局所ケアも同時に開始となった．

　入院までのエピソードと今後の治療計画に応じた，看護計画を立案し記載する．

[看護計画]

褥瘡に対する看護診断・計画

ND#1 皮膚統合性障害[1] 定義：表皮と真皮の両方またはどちらか一方が変化した状態
開始日：2020/6/30　　評価日：2020/7/7　　　最終評価：
【診断指標】皮膚の統合性の変化，発赤
【関連因子】 外的：排泄物，湿度，湿気，骨突出部上の圧迫分泌物 内的：栄養不良，体液量の変化 ハイリスク群：極端な年齢 関連する状態：代謝の変化，感覚の変化，循環障害，皮膚緊張度の変化
【成果】組織の統合性：皮膚と粘膜[3]　指標L2→L3 弾力性，水分量，きめ，皮膚の統合性，皮膚の病変
【介入】圧迫潰瘍ケア（褥瘡ケア）[4] ①定期的に潰瘍の正常を，大きさ（長さ×幅×深さ），ステージ（Ⅰ～Ⅳ），位置，浸出液，に肉芽または壊死組織，上皮化を含めて描写する→DESIGN-R®で評価する ②周辺の皮膚の色調，体温，浮腫，湿潤，外観を観察する ③治癒の補助のために潰瘍を湿潤状態に保つ ④肌にやさしい石鹸と水で潰瘍周囲の皮膚を洗浄する ⑤軟膏を塗布する→壊死部に□□□を使用 ⑥ドレッシング材をあてる ⑦長時間の圧迫を避けるため，1～2時間ごとに体位変換をする ⑧特殊なベッドやマットレスを使用する→エアーマット使用 ⑨適切な食事摂取量であるか確認する→経管栄養 ⑩栄養状態を観察する ⑪皮膚・排泄ケア認定看護師への相談を開始する

[3]　定義：皮膚と粘膜の組織に異常がなく生理的機能が正常であること
出典：Moorhead,S. ほか. 黒田裕子監訳：看護成果分類(NOC)原著第5版 成果測定のための指標・測定尺度.
p.454-455, エルゼビア・ジャパン, 2015.
[4]　定義：圧迫潰瘍（褥瘡）の治療を促進すること
出典：「Gloria M.Bulechek, Howard K.Butcher, Joanne McCloskey Dochterman著, 中木高夫, 黒田裕子
訳：看護介入分類(NIC)原書第6版, p.75, 2015, 南江堂」より許諾を得て抜粋し転載.

認知障害に対する看護計画

#2　急性混乱リスク状態[2] 定義：短期間に発症する，意識，注意，認知，知覚の可逆的障害が起こりやすく，健康を損なうおそれのある状態
開始日：2020/6/30　　評価日：　　　　最終評価：
【診断指標】皮膚の統合性の変化，発赤
【危険因子】 脱水症，可動性障害，栄養失調 ハイリスク群：年齢60歳以上 関連する状態：認知機能の変化，代謝性障害，せん妄，認知症
【成果】見当識[5]　指標L1→L2 自己の認識，重要他者の認識，現在の場所の認識，現在の日にちの認識，現在の月の認識，現在の年の認識，季節の正しい認識，重要なイベントの認識

【介入】

認知刺激

・カレンダーを提供する

・時間や場所，人に見当識を持たせる

・患者に話しかける

・計画的な感覚刺激を提供する

・計画的刺激プログラムの一環として，テレビ，ラジオ，音楽を用いる

・患者の環境周囲になじみのあるものや写真を設置する

認知症の管理

・家族が望む限り，ケアの計画，提供，評価に家族を巻き込む

・睡眠や薬剤使用，排泄，食事摂取，セルフケアといった活動の普段の行動パターンを特定する

・刺激の少ない環境を提供する

・まぶしくない適切な照明を提供する

・患者にとって危険になりうるものを周辺環境から特定し，撤去する

・アイコンタクトやタッチングといった交流の準備をする

・接触を始める際，自己紹介をする

・接触を始める際，患者をはっきりと名前で呼び，ゆっくりと話す

・一度にひとつずつ，簡単な指示を与える

・ストレスや不安を引き起こすようであれば，タッチングや接近することは避ける

・栄養状態と体重を観察する

・ベルやブザーといった呼び出し装置やコールライトの使用を避け，騒音を軽減する

＊5　定義：人，場所，時間を正確に認識する能力
　　出典：Moorhead, S. ほか. 黒田裕子監訳：看護成果分類（NOC）原著第5版 成果測定のための指標・測定尺度.
　　p.264-265, エルゼビア・ジャパン, 2015.

＊6　定義：計画的な刺激を用いて周囲への気づきと理解を促進すること
　　出典：「Gloria M.Bulechek, Howard K.Butcher, Joanne McCloskey Dochterman著, 中木高夫, 黒田裕子
　　訳：看護介入分類（NIC）原書第6版, p.499-500, 2015, 南江堂」より許諾を得て抜粋し転載.

＊7　定義：慢性混乱状態にある患者に対して，部分的に変更した環境を提供すること
　　出典：「Gloria M.Bulechek, Howard K.Butcher, Joanne McCloskey Dochterman著, 中木高夫, 黒田裕子
　　訳：看護介入分類（NIC）原書第6版, p.500-502, 2015, 南江堂」より許諾を得て抜粋し転載.

立案した計画に対してSOAPで内容を記載し，展開していく.

ND#1　皮膚統合性障害[*1]　6月30日	
S	痛いよ．痛い．もうやめてよ．おとうさん助けて．
O	処置実施時に痛みが強い様子あり．大きな声を出す． ①仙骨部D4，e0，s8，i0，G5，N1，P0である．処置は微温湯で洗浄後，□□□塗布，ガーゼ保護 ②踵部の水疱形成は保たれている．処置は皮膚科医師（外科医師）に診察を依頼．皮膚・排泄ケア認定看護師と連携し処置を行う．
A	仙骨部は壊死している部分もあり，外科的な処置も必要となる可能性あり． ②の水疱部位は破れていないかなど観察をしていく必要がある．
P	プラン継続．指標L2→L3[*4]で変更なし．

ND#2　急性混乱リスク状態*² 　6月30日	
S	ねぇ，私，家に帰るわ．ここ，親戚の家でしょ．
O	午後になると帰宅願望強くなる．病院にいることを説明するが，理解を得ることは難しい．尿道カテーテルを引っ張ることもありミトンを装着するが，自分で外してしまう．起き上がり，ベッド柵から身を乗り出すこともあり．
A	入院による環境の変化に伴い認知機能の低下あり．説明に理解は得られず，同じ質問に対し5回説明するが，すぐに同じ質問をするなど短期記憶障害がみられる．夜間の睡眠が確保できておらず昼夜逆転していることも認知機能低下の要因になっていると考えられる．
P	プラン継続．指標L2→L3*⁵で変更なし．

[老々介護での生活に向けての調整]

・訪問看護：褥瘡処置にて介入
・訪問診療：慢性心不全で投薬治療中．今後は通院が困難になることも予想される（褥瘡処置の経過と合わせて全身管理を依頼）
・介護保険申請：介護保険未申請であり，介護サービスの利用ができていない．ケアマネジャーの選定も含め申請の説明を行う
・介護認定後は訪問介護，訪問リハ，デイケアなど，夫の介護負担軽減に向けて介護サービスの導入も検討が必要

記録4　退院支援に関する記録

　退院に向けて，患者の病状を踏まえ療養環境の準備・調整を患者・家族も含めたチームで，医療・ケア内容の調整を行いながら，退院に向けて準備を整えていく．

[多職種連携 (リハビリカンファレンス等) の記載例]

開催日	2020年○月○日		時刻	15：00～15：30
参加者	医師：（氏名記入）　　　医師：（氏名記入）　　　MSW：（氏名記入） 薬剤師：（氏名記入）　　　栄養士：（氏名記入）　　　PT：（氏名記入） OT：（氏名記入）　　　ST：（氏名記入） 看護相談看護師：（氏名記入）　　　病棟看護師：（氏名記入）			
背景	同居家族	夫（85歳）		
	親族関係			
	家屋	平屋の一戸建て		
	入院前ADL	自立		
	介護保険	申請中		
	薬の自己管理の必要性	あり		
	認知症状			
看護師	（氏名記入）	入院長期化に伴い，筋力低下・認知力低下顕著．リハビリに対する意欲も日によって差がある．		

主治医	（氏名記入）	介護認定を受け，在宅療養環境が整えば退院可能．
リハビリ短期目標	座位時の自力での姿勢保持，最終的に手すりを使用しての見守り歩行．	
リハビリ医	（氏名記入）	長期臥床に伴う筋力低下著明．まずは，筋力アップを．
PT	（氏名記入）	軽介助での立位保持は可能．筋力アップをめざし，徐々に歩行訓練を取り入れる．
OT	（氏名記入）	長谷川式認知症スケールは14点．認知機能低下著明．本人の興味のあるレクリエーションを取り入れながらリハビリを進めていく．
ST	（氏名記入）	嚥下機能の問題はなし．
MSW	（氏名記入）	現在の病状で往診可能な医院の選定を行う．
看護相談看護師	（氏名記入）	介護保険未申請のため，申請方法の説明と地域包括ケアセンターへの情報提供と，訪問看護ステーションの選定開始．
薬剤科	（氏名記入）	夫も高齢であり，通院困難になった際のことも踏まえ，近隣の調剤薬局で配達可能な薬局のリストアップ実施．
要約	（氏名記入）	食事量にムラがあり，嗜好品調査を行い摂取状況確認していく．

［少人数での退院前カンファレンスの記載例］

テーマ	退院前カンファレンス
開催日	2020年　○月○日　△時～△時△分
参加者	MSW：（氏名記入）　　看護相談看護師：（氏名記入） 病棟看護師：（氏名記入）
要約	入院前，ADLは自立しており介護認定は受けていなかった．自宅退院のめどはついたため，福祉サービスの導入をして，在宅環境調整を行っていくこととして，配食サービス，ヘルパー導入等を提案することとした．

記録5　退院サマリー

　在宅療養へ移行となるため，在宅チームへ向けてサマリーを作成する．

［看護サマリー記載例］

退院		地域連携シートⅠ	外科病棟	
ID フリガナ 氏名	00010101 オオクボ　イチカ 大久保　一花	入院年月日	2020年○月○日	
		入院経路	自宅	
		退院年月日	2020年○月○日	
		退院経路	自宅	

住所TEL			診断名	仙骨部褥瘡, 認知症	
			術式名	なし	
感染症	HBs(-) HCV(-) HIV(-) TPHA(-) Wa-R(-)		薬アレルギー	なし	
			食物アレルギー	なし	
既往歴	75歳から慢性心不全（内服治療中）				
家族構成	夫				
同居者	1名	同居者続柄	配偶者	夫	
キーパーソン	（氏名記入）		続柄：夫		
社会資源	訪問看護, 訪問リハビリ		介護認定	要介護3	

今回の入院に至った経緯と入院中の経過

　猛暑の影響で食事・水分摂取量ともに低下し, 臥床傾向となっていたところを民生委員により発見され救急搬送. 仙骨部に5×7cm大の壊死した部位と, 踵部に3×5cm大の水疱を伴った褥瘡を確認した. 採血データ上炎症反応が高く, 尿路感染症が疑われた. 低栄養も認め褥瘡治療と栄養状態改善目的で入院となった.

　入院後は, 褥瘡治療のため褥瘡対策チームが介入し, 皮膚・排泄ケア認定看護師と共同しケア開始. 褥瘡部は, 入院○日目に褥瘡チームによりデブリードマン実施.

　毎日, 微温湯洗浄と軟膏処置を実施している. 褥瘡処置時の疼痛の訴えが強いため処置前に疼痛緩和薬を使用し痛みの軽減を図っている.

　認知症の症状があり帰宅願望が強く, 都度説明するが理解は得られず. 夜間は睡眠剤を使用し入眠される. 短期記憶障害も著明であり食事や内服忘れなどが目立っていた.

　PT・OTが介入し, 座位保持訓練や日常生活動作訓練など実施. 現在は, 軽介助で車椅子移動は可能. 食事はセッティングのみで自力摂取できている. 排泄は, 入眠中は失禁があるためリハビリパンツに失禁パッドを使用しているが, 日中は, 車椅子トイレで排泄可能.

継続する看護（残された問題点）

ND＃1　皮膚統合性障害[1]
　毎日微温湯洗浄と軟膏処置が退院後も継続予定です. 訪問看護とデイサービスでの処置継続をお願いします.

今後の方針（医師からの説明内容, 告知の有無を含む）

　褥瘡はだいぶ良くなりましたが, まだ処置が必要です. しかし, 認知症の症状も進んできており, 早めに自宅に退院することが良いと思います. 現在の褥瘡の状態であれば, 処置の方法も訪問看護を導入して, 定期的に処置してもらうことで自宅での療養は可能と判断しました.

　元々の心不全のこともあるので往診してもらえる医師もお願いしています. 褥瘡の経過も見てくれると思います.

医師の説明に対する受け止めや病気, 治療の理解, 今後の方向性について

本人：「家に帰れるの, よかったわぁ」と話している.
家族：「1人では見きれないと思っていましたが, 自宅に先生や看護師さんが来てくださるので安心しました. 昼間, デイサービスに行けるので少し体が休まります」と話す.

介護者への指導内容と到達度

おむつ交換指導実施. 患者の協力も得られるため夫1人で実施可能. 技術習得できている.

退院時の状況 （2020年○月○日現在）							
精神・身体状況	認知知覚	意識レベル	清明				
		認知障害	あり（短期記憶障害）				
		疼痛		部位：仙骨部		原因となるもの：褥瘡	
				対処方法：疼痛時指示薬使用			
		備考					
日常生活の状況	栄養	食事内容	一般常菜E1200				
		摂取方法	自立（セッティング）	摂取状況	良好		
	排泄	排尿	時々失禁		尿意	あり	
		排便	時々失禁		便意	あり	最終排便日：○月○日
			排便コントロール	有	対応方法：夜間失禁あり.		
	保清更衣移乗	洗面	一部介助	入浴	シャワー浴：		
		更衣	一部介助		最終入浴日：○月○日		
		移動	歩行：歩行器見守り	移乗	車椅子移動時軽介助		
	休息	睡眠	良眠	帰宅願望強いときは睡眠薬使用			
医療情報	医療情報	内服薬	有	内服管理状況	看護師管理		
		褥瘡	あり	部位・大きさ・深さ	仙骨部　2×3.5cm　D3		
			処置方法等	微温湯洗浄＋軟膏処置			

医療材料・衛生材料の準備や手配についての説明

ガーゼ購入は，自宅近くのドラッグストアで購入できることを説明し理解は得られている.

その他

なし

担当看護師	（氏名記入）	記載者	（氏名記入）
主治医	（氏名記入）	承認者	

家族の要望により，退院後訪問し，退院後の本人・夫の状況を確認した．

[退院後訪問の記録例]

退院後訪問	
訪問日時	○月○日（木曜日）　10：00〜12：00
訪問目的	褥瘡処置の状況，生活状況の確認
同行者	看護師：（氏名記入）
同席者	本人，家族（夫），ケアマネジャー：（氏名記入），訪問看護師：（氏名記入）
指導・確認内容	ケアマネジャーとの情報共有： 　服薬確認や配食サービス，ヘルパーの手配などを行い夫の介護負担軽減を図っている． 訪問看護師との情報共有： 　衛生材料は必要なものが準備でき，褥瘡処置は継続され悪化はみられていないことを確認． 本人・家族の状況 　本人の状況（夫より） 　食欲あり，自力で摂取可能．夜は眠れている．夜間時折尿失禁はあるが日中は車椅子移動にてトイレへ行き排泄している．退院時より車椅子への移動はスムーズになっている．デイサービスは楽しんでいる様子とのこと．

本人・家族の反応
　本人から「家はいいわ」
　夫は「何とか，やれています．昼間，デイサービスに行っている間は少し体が休まります．ヘルパーさんや訪問看護師さんも来てくれますので心強いです．何より，妻が入院前より元気になっています．あまり頑張りすぎないように，看護師さんからも言われていますので，生活のリズムが整うようになればと思っています」とのこと．

（阿部由紀子，岩月直子）

ケース6　家族に対して創傷ケア指導が必要な場合の連携

重症虚血肢で第3〜5足趾切断の月城千星さん

[事例の概要] 退院にあたって家族に対する創傷ケア指導,および自宅改修工事が必要

- **◉対象者**：月城千星，79歳男性
- **◉疾患名**：重症虚血肢（critical limb ischemia；CLI）　右第3〜5足趾間潰瘍形成
- **◉入院までの経過**：60歳で糖尿病と診断されたが食事療法が守れず血糖コントロール不良だった．70歳の時に慢性腎不全にて透析導入．近隣のクリニックで週3回維持透析を実施している．2020年5月，右第3〜5足趾間に潰瘍形成していることを透析クリニックの看護師が気づく．透析クリニックにて処置を開始したが，悪化傾向にて透析クリニックより手術目的で6月20日当院紹介入院となる．
- **◉社会資源の活用**：透析患者にて身体障害者手帳1級所持．要介護2．
  透析通院には，クリニックの送迎車を利用していたが，自宅より徒歩3分ほどの大通りに出ないと送迎車に乗ることはできない．クリニックに確認したが，自宅前の道路が狭く自宅前まで送迎車を向かわせることは時間的にも困難であり，送迎車に乗るところまで自力で移動できなければ送迎車の利用は困難とのこと．
- **◉妻の健康について**：妻も高齢で老年期うつと診断されている．一つひとつの問題を解決していくことができれば問題はない．一度にいくつもの問題が生じると，パニックに陥りやすいとケアマネジャーから情報があった．
- **◉既往歴**：慢性腎不全（維持透析中），2型糖尿病
- **◉家族構成**：妻との2人暮らし，都内に長男一家が住んでいる（電車で30分）が，仕事の都合で生活への協力は難しい．
- **◉入院時の一般状態**：
  血圧：108/69mmHg，脈拍：71回/分，呼吸：20回/分，体温：36.6℃
  身長：168cm，体重：57kg
- **◉入院前の生活**：
  食事：自立（セッティングは必要），排泄：車椅子でトイレへ誘導が必要，
  睡眠：6〜7時間睡眠，清潔：看護師による清拭，または介助にてシャワー浴，
  運動：車椅子への移乗は軽介助

嗜好：アルコール：10年前に禁酒，タバコ：10年前に禁煙

性格：「温厚だと言われます」「話し好きですね」と本人より．

記録1 入院診療計画書

入院診療計画は，医師，看護師，その他必要に応じて関係職種が共同して総合的な診療計画を作成する．

[書式と記載例]

入院診療計画書		
病棟	外科病棟2001号室　ベッド03	
主治医氏名	（氏名記入）	
主治医以外の担当者名	医師	（氏名記入）
	看護師	（氏名記入）
病名	右下肢閉塞性動脈硬化症（重症虚血肢）	
症状	右第3～5足趾間に潰瘍形成	
推定される入院期間	約14日間	
検査内容，日程	☑採血　予定日（6/20）　☑レントゲン（6/20） その他：必要に応じて，追加いたします．	
治療計画	☑内服薬　　☑点滴注射 薬剤については，必要に応じて病棟担当薬剤師が対応いたします．	
	その他：透析日（月・水・金）	
手術・処置及び日程	☑手術（術式名：右第3～5足趾切断術）予定日（6/23）	
特別な栄養管理	☑有　　□無	塩分，タンパク，エネルギー制限食
看護計画	・手術が安心して受けられるように説明や手術の準備を行っていきます． ・手術がよい状態で行えるように傷の処置を行います． ・手術の後は全身状態の観察を行い，異常の早期発見・速やかな対応に努めます．	
リハビリ等の計画	筋力低下がないよう，手術前（6/21）より行う予定です．	
在宅復帰支援	術後の状況を確認しながら，自宅療養できるよう検討いたします．	
療養支援計画	手術が円滑に進められるよう状態に合わせた看護を行います． リハビリ科と連携し，病棟でもリハビリを進められるよう支援します．	
入院診療計画について説明を受け，了承しました． 　2020年6月20日	説明者 　　　　　　　　　　　　　　　　　　 患者同意署名 同意者 　　　　　　　　　　　　　　　　　　 患者との続柄 	

記録2　入院時の記録

　手術に向けての準備，右第3～5足趾間の潰瘍形成に対する処置などについて計画して，説明を行っていく．

[記録の例]

入院診療計画書

入院時・看護計画の説明
時刻：14：15
患者・家族への説明：家族（妻）
説明内容：入院の目的を確認し，療養上の看護について説明し同意を得る．
患者の反応：「2日後に，手術ですよね．説明の内容はわかりました．大丈夫です．お願いします」と話す．

看護計画

看護計画の説明
時刻：14：15
看護計画：「ND＃1　皮膚統合性障害*1」に対する看護計画
患者・家族への説明内容：本人，家族（妻）
説明内容：手術まで潰瘍形成部が少しでも悪化しないことを目標に，一緒に計画を立てて取り組むことを説明し同意を得る．
患者の反応：「手術までですね．透析クリニックでは処置をやってもらっていました．ここでもやってもらえるのですか．説明の内容はわかりました」と話す． 家族の反応：「今は，皆さんにお任せするのが一番だと思います」と話す．

*1 定義：表皮と真皮の両方またはどちらか一方が変化した状態
　　出典：T.ヘザー・ハードマン，上鶴重美原書編集，上鶴重美訳：NANDA-Ⅰ 看護診断─定義と分類 2018-2020 原書第11版．p.173，医学書院，2018.

記録3　看護計画に沿った記録と評価

　入院までのエピソードと今後の治療計画に応じた，看護計画を立案し記載する．

[記録の例]

ND#1 皮膚統合性障害*1 定義：表皮と真皮の両方またはどちらか一方が変化した状態
開始日：2020/6/20　　最終評価：2020/6/23
【診断指標】*1：皮膚統合性の変化，出血，発赤
【関連因子】*1：外的：湿度 　　　　　　　　内的：体液量の変化，栄養不良

【成果】組織の統合性：皮膚と粘膜　目標　L2→L3[*2]
皮膚温，感覚，弾力性，きめ，皮膚の統合性，皮膚の病変，粘膜の病変，壊死，硬結

【介入】皮膚ケア：局所処置[*3]
①局所への温罨法はさける
②患部に局所用の抗炎症薬を塗布する
→微温湯洗浄＋○○パスタ＋ガーゼ保護
③皮膚損傷のリスクがある患者に対し，毎日皮膚を観察する
→観察した内容をフローシートに記入する
④皮膚損傷の程度を記録する
→処置し皮膚損傷の程度をSOAPで記載する

*2　定義：皮膚と粘膜の組織に異常がなく生理的機能が正常であること
　　出典：Moorhead, S. ほか. 黒田裕子監訳：看護成果分類(NOC)原著第5版　成果測定のための指標・測定尺度.
　　p.454-455, エルゼビア・ジャパン, 2015.
*3　定義：皮膚統合性を促進し，皮膚破綻を最小に抑えるために，局所用に物質を塗布すること，または装置を操作すること
　　出典：「Gloria M.Bulechek, Howard K.Butcher, Joanne McCloskey Dochterman著, 中木高夫, 黒田裕子訳：看護介入分類(NIC)原書第6版, p.527-528, 2015, 南江堂」より許諾を得て抜粋し転載.

　　　立案した計画に対してSOAPで内容を記載し，展開していく.

ND＃1 皮膚統合性障害[*1]	
S	痛みはよくわからないんだよ．気が付いたら足に傷ができていたんだから．
O	入院時より右第3〜5足趾間に潰瘍形成，滲出液あり．滲出液は血性混じりの黄色滲出液で粘稠度は高い．微温湯で洗浄し，指示薬剤塗布実施．糖尿病による末梢神経障害にて潰瘍部の痛みはなし．足趾は暗赤色で両足背動脈が触知できず．ドップラーでは両足背動脈音は聞かれず，両膝下は確認できる．末梢冷感あり．皮膚・排泄ケア認定看護師にも相談する．
A	糖尿病からくる末梢神経障害であり，手術日まで観察・処置をしていく必要がある．
P	6月23日に足趾切断手術の予定．手術日まで処置を継続．

［手術当日の記録(術前)］

ND＃1 皮膚統合性障害[*1]　6月23日	
S	痛くないけど，とらないといけないなんて．
O	右第3〜5足趾間に潰瘍形成，滲出液あり．滲出液は血性混じりの黄色滲出液で粘稠度は高く，入院時と大きな変化はない．本日切断手術．
A	創部の状態に変化なく，本日手術．
P	術後創部の観察は必要であるが，術式により処置内容の変更も考えられるため看護問題終了．

[一般病棟での経過]

入院から手術まで

　　入院時より右第3～5足趾間に潰瘍形成，滲出液あり．創部処置（微温湯洗浄＋○○パスタ＋ガーゼ）開始．透析は月・水・金の3回/週で行っている．手術は6月23日に実施．創部の状態を確認しながら，筋力低下を防ぐためリハビリを行っている．

術後7日目（6月30日）

　　主治医の回診があり，切断部の創部を確認し3針抜糸する．出血なく経過良好．創部の負担軽減のため，移動は車いすを使用と指示あり．リハビリは筋力維持を目的に継続している．

術後10日目（7月3日）

　　夜勤帯で右足創部のガーゼに新鮮血汚染あり．当直医に診察を依頼，処置としてガーゼを圧迫し固定．主治医に確認してもらうよう指示あり．

　　主治医が創部を確認したところ，抜糸した箇所が離開し出血していることがわかった．再縫合はせず，経過を観察することになった．

[新たな計画を立案した時の記録の例]

Temporary　7月3日	
S	傷が開いちゃってるんだってさ．痛くもないんだけどな．
O	術後10日目に創部から出血あり，離開していることが判明した．再縫合はせずに経過観察をみることになった．基礎疾患に糖尿病があり，末梢神経障害がある．足背動脈はドップラーで動脈音を確認できない状況である．術後14日目に医師より毎日の処置は看護師で行うように指示があった．
A	末梢の血流障害があり，縫合不全がさらに広がる可能性がある．創部から感染徴候がないか観察を行う必要がある．
P	ND#2 組織統合性障害を立案[4]，T終了．

[4] 定義：粘膜，角膜，外皮系，筋膜，筋肉，腱，骨，軟骨，関節包，靭帯に損傷がある状態
　　出典：T.ヘザー・ハードマン，上鶴重美原書編集，上鶴重美訳：NANDA-Ⅰ看護診断―定義と分類 2018-2020 原書第11版．p.526-527，医学書院，2018.

ND＃2 組織統合性障害*4 定義：粘膜，角膜，外皮系，筋膜，筋肉，腱，骨，軟骨，関節包，靭帯に損傷がある状態
開始日：2020/7/3　　評価日：2020/7/10
【診断指標】 出血，壊れた組織
【関連因子】 　アンバランスな栄養状態，体液量不足 　ハイリスク群：極端な年齢 　関連する状態：代謝の変化，感覚の変化，末梢神経障害，外科的処置，血管外傷
【成果】創傷治癒：一次癒合　目標L3→L4*5 　皮膚の接合，創部周縁の接合，血性排液，創部の悪臭
【介入】創傷ケア*6 　①排液，色調，大きさ，においを含む創傷の性状を観察する 　②生理食塩水もしくは非毒性の洗浄剤で洗浄する 　　→離開部には生理食塩水50mLを使用し洗浄する 　③皮膚または損傷部に適切な軟膏を塗布する 　　→○○パスタを塗布 　④創傷ケアをする際，清潔なドレッシング法を維持する 　⑤創傷のすべての変化を定期的に比較し，記録する 　⑥皮膚・排泄ケア認定看護師を紹介する 　⑦創傷の位置・大きさ・外観を記録する

＊5　定義：創傷の縫合後の細胞や組織の再生の程度
　　　出典：Moorhead, S. ほか. 黒田裕子監訳：看護成果分類（NOC）原著第5版　成果測定のための指標・測定尺度.
　　　p.444-445, エルゼビア・ジャパン, 2015.
＊6　定義：創傷合併症を予防し，創傷治癒を促進すること
　　　出典：「Gloria M.Bulechek, Howard K.Butcher, Joanne McCloskey Dochterman著, 中木高夫, 黒田裕子
　　　訳：看護介入分類（NIC）原書第6版, p.398-399, 2015, 南江堂」より許諾を得て抜粋し転載.

［看護計画の説明の記録例］

看護計画の説明
時刻：15：30
看護計画：「ND＃2 組織統合性障害*4」に対する看護計画
患者・家族への説明内容：本人，家族（妻）
説明内容：手術後離開した創部の早期治癒を目標に一緒に計画を立てて取り組むことを説明し 　　　　　同意を得る．
患者の反応：「足は痛みもないのに，傷が広がっちゃったんだ．早くに治るよう自分でもでき 　　　　　　る範囲のことはやりますよ．説明の内容はわかりました」と話す． 家族の反応：「透析をしているといろんなことが起こりますね．説明内容はわかりました．よ 　　　　　　ろしくお願いします」と話す．

術後15日目，現在の創部の状態からみた退院のめどについて，医師より本人と妻に説明を行う．

[方向性カンファレンスの記録例]

テーマ		方向性カンファレンス
開催日		2020年7月8日
参加者	院外	妻
	院内	本人，主治医：（氏名記入） 退院支援看護師：（氏名記入） 病棟看護師：（氏名記入） 皮膚・排泄ケア認定看護師（WOCナース）：（氏名記入）
カンファレンス要約		

主治医：透析をしていることもあり，手術後の創部のつきが悪い．傷の滲出液を検査したところ，メチシリン耐性黄色ブドウ球菌（MRSA）が検出された．常在菌ではあるが，抗生剤を使用する．退院時は，創部の負担軽減のために車いすを準備したほうがよいと思う．また，自宅で処置をしてもらうことになる．看護師から処置方法を教えてもらうようにしてほしい．退院は創部がもう少し落ち着くまで様子をみる．その間にやり方を覚えて頂きたい．

本人：「そうですか．透析をしていると，何かと問題がでるんですね．今までは歩いて普通に生活していたのに，車いすか．足の処置は自分でもやるのかな．入院前は透析の施設でやってもらっていたから，どうなのかと思って」

妻：「家に退院でいいんですが，車いすを使用するとなると，ちょっと狭いところもあるので家を直さないといけないかな．トイレにも車いすが入らないかもしれない」
「入院前の処置は透析クリニックでやってもらっていたけど，今回は家でも処置した方が良いってことですよね．大丈夫かしら，私ができるかしら．私も"うつ"って診断されています．いっぺんにいろんなことが起こっている感じで，何がなんだか混乱しているみたい．息子たちにも家庭があってあまり頼ることができないから，困ったわ」

病棟看護師：一つひとつ解決できるよう支援していくことを説明．
　　　　　　自宅の改修工事についてはケアマネジャーに相談してほしい．
　　　　　　足の処置方法は家族の来院日に合わせて行う．来院予定日を確認させてほしい．

退院支援看護師：これからのことについて順番に説明．わからないことがあれば，いつでも相談してほしい旨説明．創部については訪問看護の導入について説明を行う．

WOCナース：いろいろな心配や不安について，一緒に処置を行っていくことを説明．

記録4　新たな看護計画の立案

[記録の例]

Temporary	7月8日
S	先生から，念のため車いすだってさ．傷もあまりよくないみたいだし，自分じゃ上手くできないかもな．妻にも手伝ってもらうよ．でも妻は心の病気もあるからさ，気を付けないといけないね． 妻：入院前の処置は透析クリニックでやってもらっていたけど，今回は家でも処置したほうが良いってことですよね．大丈夫かしら，私ができるかしら．私も"うつ"って診断されています．いっぺんにいろんなことが起こっている感じで，何がなんだか混乱しているみたい．

O	患者・家族に退院後の生活を見据えた内容の説明があった．説明された内容は理解している様子である．現在，創部が離開しているため，毎日処置を行っている．入院前の処置は透析クリニックで行ってもらっていた．今回の処置は患者自身も自分だけではできないと認識している．妻は医師からの説明で混乱している様子も見受けられる．
A	妻へは順序立ててゆっくり説明する必要がある．患者から処置方法について妻にも手伝ってもらいたいと話していることから，一つひとつ解決していくことが望ましい．妻の精神面へのアプローチも必要と考える．
P	ND#3 介護者役割緊張リスク状態*7を立案する．T終了．

*7 定義：家族や重要他者のための，ケアの責任・期待・行動を全うすることが，困難になりやすく，健康を損なうおそれのある状態
出典：T.ヘザー・ハードマン，上鶴重美原書編集，上鶴重美訳：NANDA-Ⅰ看護診断―定義と分類 2018-2020 原書第11版. p.351-353, 医学書院, 2018.

Temporary　7月8日	
S	傷のほうは大丈夫かな．やっぱり，一人でやるんじゃ見えづらいし不安もあるし，妻にも手伝ってもらいたいな．不安はあるけど，自分でもやってみようか． 妻：手が届かないみたいだし，目が見えてるのかしら．やっぱり，私が頑張らなくちゃね．
O	患者・家族に退院後の生活を見据えた説明があり，創部治癒遅延により自宅でも毎日処置が必要である．処置について患者自身も自分だけでは不安との発言があり，糖尿病のためか眼が見えにくい様子も伺える．妻も夫を心配する様子が伺える．
A	退院に向け，一つひとつ患者と妻へ処置方法を指導していく必要がある．しかし妻の精神状態の状況によっては，患者自身でも処置が行えるように指導する必要がある．
P	創部の処置方法については，患者・家族に指導が必要であり，ND#4　健康管理促進準備状態*8を立案する．T終了．

*8 定義：病気やその後遺症の治療計画を調整して日々の生活に取り入れるパターンが，さらに強化可能な状態
出典：T.ヘザー・ハードマン，上鶴重美原書編集，上鶴重美訳：NANDA-Ⅰ看護診断―定義と分類 2018-2020 原書第11版. p.175, 医学書院, 2018.

［看護計画の立案］

ND#3 介護者役割緊張リスク状態*7 定義：家族や重要他者のための，ケアの責任・期待・行動を全うすることが，困難になりやすく，健康を損なうおそれのある状態
開始日：2020/7/8　評価日：2020/7/15
関連因子
【危険因子】 　被介護者：依存，高いケアニーズでの退院，ケアニーズの増大，不安定な健康状態 　介護者：相容れない役割責任，介護に不慣れ，孤立，健康状態 　介護活動：援助がない，ケアに必要な設備や備品がない，介護者のための息抜きの不足

社会経済面：交通・移動手段が不十分
－ハイリスク群－女性の介護者
－関連する状態－
被介護者：慢性疾患，病気の重症度
介護者：心理的障害

【成果】介護者の介護能力：直接的ケア　目標L2→L3[*9]
　活動のトレーニングをする，処置のプロトコルに従う，ケアの受け手の健康状態を観察する，
　ニーズに合わせて家庭環境を修正する，必要な時，医療専門職と連絡をとる，必要に応じて
　レスパイトケアを活用する

【介入】介護者支援[*10]
　①介護者の知識の程度を確認する→車いすの介助方法を理学療法士から指導してもらうよう
　　に調整する
　②患者が介護者に依存していることを認める
　③介護者の努力に対して肯定的な発言をする
　④電話または保健師を通じて，フォローアップの医療介護援助を提供する
　⑤ストレス指標を観察する
　⑥介護者がどのようにコーピング（対処）しているか調べる
　⑦ストレス管理法について介護者を指導する→息抜き方法を確認する
　⑧レスパイト（息抜き）ケアの資源を確認する
　⑨介護者に過度な負担がかかっている場合は，代わりに行動する
　⑩制限を設け，自分に気を配れるよう，介護者をサポートする

*9　定義：家族介護者による家族への身のまわりの世話とヘルスケアの提供
　　出典：Moorhead, S. ほか. 黒田裕子監訳：看護成果分類（NOC）原著第5版　成果測定のための指標・測定尺度.
　　p.158-159, エルゼビア・ジャパン, 2015.
*10　定義：ヘルスケア専門職以外の人が患者に介護（primary patient care）を行うのを促進するために，必要な情
　　報や擁護，支援を提供すること
　　出典：「Gloria M.Bulechek, Howard K.Butcher, Joanne McCloskey Dochterman著, 中木高夫, 黒田裕子
　　訳：看護介入分類（NIC）原書第6版, p.119-120, 2015, 南江堂」より許諾を得て抜粋し転載.

ND#4 健康管理促進準備状態[*8]
定義：病気やその後遺症の治療計画を調整して日々の生活に取り入れるパターンが，さらに強
　　　化可能な状態

開始日：2020/7/8　　評価日：2020/7/15

関連因子

【診断指標】
　目標達成に向けた日常生活における選択の向上を望む，支持された治療計画の管理の向上を
　望む，疾患管理の向上を望む，症状管理の向上を望む

【成果】自己管理：創傷　目標L2→L3[*11]
　必要な創傷ケア製品を確認する，必要な診療材料を得る，感染の徴候と症状を観察する，指
　導に従って創傷部位を洗浄する，指示通りに創傷部を覆う，処方されたとおりに軟膏を塗布
　する，指示に従って体温を観察する，滲出液の増加をヘルスケア提供者に報告する，創傷ケ
　ア後は手洗いをする，必要に応じて家族員からの援助を受ける

【介入】教育：手技／処置*12

①いつ，どこで処置／治療が実施されるのか患者／重要他者へ情報提供する

②処置／治療がどの程度の時間かかるのか患者／重要他者へ情報提供する

　　→所要時間は約30分

③治療／処置に関する患者の以前の経験と知識レベルを明らかにする

④治療／処置について説明する

　　→創部処置：準備物品／お湯（肌にかけても熱くない程度），○○パスタ，木べら，ガーゼ，
紙テープ，包帯，ゴミ捨て用ビニール袋．

　　手順：風呂場で包帯，ガーゼを取る．潰瘍部に○○パスタが残らないように洗い流す．清
潔なガーゼで水分を拭き取る．木べらに○○パスタを5cmくらい出す．ガーゼに
○○パスタをのせるようにする．こすらないように注意．創部を覆う．ガーゼがと
れないよう紙テープで1か所固定する．包帯を緩く巻き，紙テープで固定する．足
から包帯やガーゼが外れないように注意．

⑤他のヘルスケアチームメンバーから提供された情報を強化する

⑥起こりうる出来事に対して備えるための時間を患者に提供する

　　→処置時に出血が多い場合は病院に受診することを説明する

⑦家族／重要他者に参加してもらう

＊11　定義：組織損傷後，手術切開部，穿刺，潰瘍，開放創を管理するための個人の行動
　　　出典：Moorhead, S. ほか．黒田裕子監訳：看護成果分類(NOC)原著第6版　成果測定のための指標・測定尺度．
　　　p.326-327, エルゼビア・ジャパン, 2018.
＊12　定義：処方された手技または処置を理解し，精神的に備えられるように，患者を準備させること
　　　出典：「Gloria M.Bulechek, Howard K.Butcher, Joanne McCloskey Dochterman著，中木高夫，黒田裕
　　　子訳：看護介入分類(NIC)原書第6版, p.198-199, 2015, 南江堂」より許諾を得て抜粋し転載.

［看護計画の説明の記録例］

看護計画の説明
時刻：14：00
患者・家族への説明：本人，家族（妻）
看護計画：「ND＃3　介護者役割緊張リスク状態*7」「ND＃4 健康管理促進準備状態*8」に対する看護計画
説明内容：患者・妻に創処置方法を指導していくこと． 妻については一つひとつ段階を経て説明，指導を行っていくことを目標に一緒に計画を立てて取り組むことを説明し同意を得る．
患者の反応：「妻には負担をかけるけど，私自身も頑張ります」 家族の反応：「私のことまでありがとうございます．緊張しちゃうと混乱することがあるようなので，ご迷惑をおかけしますがよろしくお願いします」

[立案2日目（術後17日目）]

家族指導の場合，あらかじめ指導予定日を決めておく．時間についても来院できる時間帯を確認しておいたほうが良い．

ND＃3 介護者役割緊張リスク状態*7　7月10日	
S	いつもは会話が少ないけど，意外にしゃべってるから，緊張しているのかな．でも自分がわからないだけで，本当はこんな感じだったのかも．笑顔で話しているから，大丈夫には見えるけどね． 妻：今は緊張していないので大丈夫です．わかっていないと思ったら，すぐに教えてください．遠回しに言われても，気が付かないことがあるので，遠慮せずに言ってください． 家にいるときは家事を午前中からやっています．ひと段落するとお茶やコーヒーなどを淹れて飲んでいます．食事は夫が不在の時は冷蔵庫などにあるものを食べています．3食は摂れていませんね．面倒くさいと，コンビニで買ってくることもあります．夜は比較的眠れています．トイレに起きるのではなく急にハッと眼が覚めるときもあります．
O	夫の情報では妻は緊張している様子はないということであった．しかし妻との会話から，言葉は早口であり，過緊張で気持ちが落ち着かない様子が伺えた．自宅での過ごし方について確認をすると，食事もバランスよく摂取できていない様子である．夜間は眼が覚めることもあるようだが，比較的眠れている様子．日常の様子を聞いたところ，自分なりにストレスコントロールしている様子だった．
A	新しいことが始まることでストレスとなる可能性がある．コミュニケーションをとり，緊張を和らげていく必要がある．
P	指導後に処置について様子を確認していく．また，できたことはできたと肯定的な声掛けをしていく． プラン継続．指標変更なし．L2→L3*9

[立案3日目（術後18日目）]

ND＃4　健康管理促進準備状態*8　7月11日	
S	きれいだろ，先生たちが頑張ってくれているんだからさ．自分でも見るようにしているのさ．
O	指導1回目，準備・処置方法を見学してもらう．創部をみて時々妻は眼をそらしている．創部の新出血はなし．
A	処置方法は患者・妻ともに段階的に指導していく必要がある．
P	継続．指標変更なしL2→L3*9

ND＃3　介護者役割緊張リスク状態*7　7月11日	
S	毎日，処置をみて覚えるようにしているからさ，お前も頑張ってほしいよ． 妻：夫が傷はきれいだのなんだのって言っているけど，ほとんど頭に入っていないわ．こんなんで，慣れてくるのかしら．少しずつならできると思うけど．

O	処置指導1回目であり，傷の状態確認までに至っていない．目を背けることはなく，慣れてくるのかと発言があった．頭に入っていないと発言しているが，表情は落ち着いているように見受けられた．妻へ肯定的に声掛けを行った．
A	処置実施を拒否している様子はないが，処置は慣れるのかなという不安はある様子．肯定的に声掛けを行い，前向きな発言を引き出していくことが重要であると考える．
P	継続．指標変更なし．L2→L3*8

ND＃2　組織統合性障害*4　7月11日

S	まったく痛くないね．汁出てるのかな．
O	創部からMRSAが検出されている．悪臭なし，淡々血性の滲出液少量，創離開の拡大なし．
A	処置有効．透析患者であり，末梢血流が十分ではないため，創部治癒遅延となっている．創部の悪化がないか継続して確認する必要がある．
P	継続．指標変更なし．L3→L4*5

家屋状況の概要と改修工事の進捗状況

・生活スペースは2階から1階へ移す．

・自宅改修工事の進捗をケアマネジャーに相談．

・自宅改修工事要望は車いすでも入れるトイレの間口，手すりの設置．

記録5　退院支援に関する記録

　退院に向けて，患者の病状を踏まえ療養環境の準備・調整を患者・家族も含めたチームで，医療・ケア内容の調整を行いながら，退院に向けて準備を整えていく

[多職種連携（リハビリカンファレンス等）の記録例]

開催日	2020年7月30日		時刻	15：00～15：30
参加者	医師：　　　　　　MSW：　　　　　　　薬剤師： 退院支援看護師：　　　　　栄養士：　　　　　　PT： OT：　　　　　ST：　　　　　　病棟看護師： 　　　　　　　　　　　　　　　　　　　（各参加者氏名記入）			
背景	同居家族	妻と2人暮し		
	親族関係	長男家族（電車で30分以内）		
	家屋	一軒家（2階建）		
	入院前ADL	杖使用し自立		
	介護保険	要介護2		
	薬の自己管理の必要性	妻が管理		
	認知症状	年齢相応		

看護師	（氏名記入）	創部処置は○○パスタを傷にのせるところができない．あと一歩のところ．今後訪問看護を導入する予定．
主治医	（氏名記入）	傷の状態は良くなってきている．処置方法を習得できればいつでも退院可能．
リハビリ短期目標	見守りで車いすに移乗できる	
リハ医	（氏名記入）	自宅改修工事を行っている途中．見守りで車いすへ移乗ができることがゴール．
PT	（氏名記入）	右下肢の筋力は傷があるため，弱い．その分を左下肢で補う必要はあるが，透析を行っているため，時間に制約がある．自主練を行ってもらっているが，十分ではないようである．透析日でも夕方や土日などに看護師さんにも声かけてもらってリハビリを進めてもらいたい．　2単位／回
退院支援看護師	（氏名記入）	訪問看護は透析クリニックと関連のあるところを検討している． 本人・家族と話をしてもらい，決定する予定． 生活スペースは2階から1階へ変更する予定．車いすでも入れるトイレや手すりなどの設置を依頼することになっている．
薬剤科	（氏名記入）	妻が内服管理を行っているため，退院時はできる範囲で1包化がよい．
栄養科	（氏名記入）	栄養指導は退院が決定された時点で行います．退院日が決まったら一報ください．
カンファレンスまとめ		

[処置に関して指導を徐々に進めている段階での記録の例]

ND＃4　健康管理促進準備状態[*8]	
S	そうだろう．先生はじめ，看護師さんたちも根気よく教えてくれているからさ． 妻：傷は良くなってきているみたいね．本当にそうね．ありがたいわ．
O	処置は役割を分担して実施している．患者は準備から傷の状態を確認し，ガーゼに○○パスタをのせるところまでは可能となった．妻はまだ傷の近くを触るのもやっとの様子だが，傷にガーゼを置き，包帯で固定することはできるようになった．
A	指導方法は有効．患者・妻ともに役割を分担し処置を行えるようになってきている．自宅でも簡単にできる方法を考えていく必要がある．
P	継続．指標L3→L4[*9]へ変更．

ND＃3　介護者役割緊張リスク状態[*7]	
S	処置の指導回数も重ねてきて，妻もパニックにならないみたいだな． 妻：大分，慣れてきたっていうか，傷も見れるようになりました．あまり緊張はしません．食事は相変わらずですが，夜は比較的眠れているような気がします．皆さんにはずいぶんお世話になってしまっていて，ありがたいですよ．息子には話しはしますけど，一緒にやってくれるのは難しいと思います

O	創部を見ても過緊張はなく淡々と対応できるようになってきている様子あり．妻は夜も眠れていると発言あり，精神的には安定している様子である．処置時にも落ち着いて行動できている．息子の協力を得るのは難しいが，退院前カンファレンスには，息子にも参加してもらうようにケアマネジャーからも伝えてもらう．
A	体調を整えることは精神的な落ち着きにつながる．できたことはできていると承認することで，自己肯定感を高めることができてきていると考える．
P	引き続き肯定的な声掛けを行い，承認していく．精神的に落ち着いて対応できるようになってきているため指標をL3→L4[*8]変更する．

退院準備状況

・トイレの拡張，自宅内の手すりつけなど8月10日には整う．

・家族も訪問看護師の導入に同意し，訪問看護ステーションを決定した．

[退院前カンファレンスの記録例]

テーマ	初期カンファレンス		
開催日	2020年8月15日		
参加者	院外	妻，長男，ケアマネジャー：　　　　　　訪問看護師： （各参加者氏名記入）	
	院内	本人，主治医：　　　　PT：　　　　退院支援看護師： 病棟看護師：　　　　　　　　　　　　　　　（各参加者氏名記入）	
カンファレンス要約			

主治医：手術後，創部が離開したが，自宅でも処置ができるように指導している．創部はきれいになってきている．処置方法が習得できれば，退院は可能．

病棟看護師：本人，妻が一緒に処置を行い習得できている．あとは自信をつけるだけである．

本人：「根気よくみてくれて，自分じゃできないと思っていましたが，できるようになってきました」
　　「退院時・退院後訪問か，来てもらってもいいんだけど」

妻：「傷なんてと思っていましたが，私たちが上手くできているところを見てもらいたい」

長男：「あんまり，参加できていませんが，よくここまでできたと思います」

訪問看護師：今回，訪問看護師として自宅に伺う．処置については完全に習得できていなくても私たちが一緒に行うので，わからないことがあればいつでも相談してほしい．一度処置方法を見学させてもらいたい．

退院支援看護師：処置方法の見学は後で調整を行う．退院時や退院後に自宅に訪問を行うこともできる．退院時は家屋状況や1階での生活状況の確認，退院後には自宅で処置を行っているところを同席させてもらう．病院で行っていた指導方法がどうであったのかを確認したい．
　　　　　　8月20日頃までには創処置の見学もできると思うが，退院はいつ頃が良いか．8月25日頃でも良いか．

PT：透析を行っているため，リハビリにも限度がでてきている．本人も頑張っているが，透析後のリハビリはきつい様子である．

ケアマネジャー：在宅でのリハビリもしくは通所リハというのもあるが，どうか．これは退院後でも可能なので，今すぐにというわけではない．候補として退院後にでも見学できるように調整しておく．

薬剤科：自宅では内服は妻が管理している．袋から一つずつ出して内服していたが，退院時にはできる範囲で1包化にしてはどうかと思う．

栄養士：しばらく栄養指導を受けていない．おさらいとして指導させてもらいたい．

＜退院前までに行うこと＞

○訪問看護師の創処置見学

○栄養指導

○退院処方の1包化の指示依頼

○衛生材料の準備状況の確認

○退院前，退院後訪問の同意書を作成，サインの確認

記録6　退院サマリー

　退院後，紹介元の透析クリニックへ通院し，在宅療養へ移行となるため，在宅チームへ向けてサマリーを作成した．

[看護サマリーの記録例]

退院		地域連携シートⅠ	外科病棟	
ID フリガナ 氏名	000000101 ツキシロ　センショウ 月城　千星	入院年月日	2020年6月20日	
		入院経路	自宅	
		退院年月日	2020年8月25日	
		退院経路	自宅	
住所TEL		診断名	重症虚血肢（CLI）右第3〜5足趾潰瘍	
		術式名	2020.6.23右第3〜5足趾切断術	
感染症	HBs（−）　HCV（−）　HIV（−）　TPHA（−） Wa-R（−）　創部MRSA（+）	薬アレルギー	なし	
		食物アレルギー	なし	
既往歴	年齢不明：慢性腎不全（維持透析中），2型糖尿病			
家族構成	妻　長男一家（都内在住：電車で30分程度）			
同居者	1名	同居者続柄	妻	
キーパーソン	月城　球子	続柄：	妻	
社会資源	有	介護認定	要介護2→再認定中	
今回の入院に至った経緯と入院中の経過				

　入院までの経過：60歳で糖尿病と診断されたが食事療法が守れず血糖コントロール不良だった．70歳の時に慢性腎不全にて維持透析導入．近隣のクリニックで週3回維持透析実施している．2020年5月，右第3〜5足趾間に潰瘍形成していることを透析クリニックの看護師が気づく．透析クリニックにて処置を開始したが，悪化傾向にて透析クリニックより手術目的で6月20日当院紹介入院となる．6月23日に右第3〜5足趾切断術を受けたが，創部離開．創部培養した結果，MRSAが検出された．自宅退院に向け，創処置を本人・家族へ指導．合同カンファレンスを実施し，8月25日に退院となった．

継続する看護（残された問題点）

ND#1　皮膚統合性障害[1]（6/20〜6/23）
　入院時から手術日まで創処置実施．悪化なく手術となり，プラン終了．
ND#2　組織統合性障害[4]
　手術後に創部離開し立案．滲出液あり．創部の拡大はなく経過中．自宅でも処置は必要なため，ND#4を立案し指導した．
ND#3　介護者役割緊張リスク状態[7]
　妻へ創処置を指導する際に緊張が見られ，パニック様となったため立案．一つずつ解決していくことで受け入れができるようになった．初めて行うことなどは緊張が予測されるため，肯定的な声掛けを行うようにしていた．退院後も妻への負担が大きくなる可能性があり，緊張の度合いを確認してほしい．
ND#4　健康管理促進準備状態[8]
　傷をみることから始めた．処置の準備も一つひとつ確認しながら行った．準備から処置終了するまで50分かかることもあった．現在，手順はわかってきているが，処置時に必要物品を忘れることもある．物品が揃っているか，時々声を掛けてほしい．

今後の方針（医師からの説明内容，告知の有無を含む）

　リハビリが進み，創部が落ち着いたら，屋内は伝い歩きできるようになる．今の時点では自力歩行するのは難しい．創部が治癒するまでは，車いすでの移動が望ましい．

医師の説明に対する受け止めや病気，治療の理解，今後の方向性について

本人：「傷の状態で足に負担がかからないように注意が必要なのはわかっている，妻にも見てもらいながら，家に帰るよ」
家族：「傷の処置を私たちでできるようになるかしらと思っていたけど，少しずつできるようになってきているみたい．傷がよくなるまで車いすを使った方がいいようです」

介護者への指導内容と到達度

　傷の処置を行う際に，必要物品を揃えることを忘れることがある．時々物品がそろっているかなど声掛けが必要．

退院時の状況　（2020年8月25日現在）

精神・身体状況	認知知覚	意識レベル	清明-0				
		認知障害	無				
		疼痛	無	部位：		原因となるもの：	
				対処方法：			
		備考					
日常生活の状況	栄養	食事内容	透析食				
		摂取方法	自立		摂取状況	良好	
	排泄	排尿	透析患者のため無		尿意		
		排便	トイレ		便意	有	最終排便日：8月22日
			排便コントロール	有	対応方法：下剤頓用で使用		
	保清更衣移乗	洗面	自立		入浴	シャワー浴：見守り	
		更衣	自立			最終入浴日：8月23日	
		移動	車いす		移乗	自立	
	休息	睡眠	良好				

医療情報	医療情報	内服薬	有	内服管理状況	看護師管理　1回配薬
		褥瘡	無	部位・大きさ・深さ	
			処置方法等		

医療材料・衛生材料の準備や手配についての説明
ガーゼや木べら，テープなど衛生材料はネット販売や量販店で購入可能であることを伝え済み．退院日までに準備しておくことも併せて伝えている．
その他
退院前訪問：8月25日（火）退院日 退院後訪問：9月17日（木）

担当看護師	（氏名記入）	記載者	（氏名記入）
主治医	（氏名記入）	承認者	（氏名記入）

記録7　退院前後訪問の記録

　退院前に自宅改修が終わり，生活スペースを1階に移動し，トイレや浴室に手すりを設置し，自立での車いす移乗が可能となった．家族の要望を踏まえて退院前後訪問を実施した．

[退院前訪問の記録例]

退院前訪問	
訪問日時	8月25日（火曜日）　10：00〜11：30
訪問目的	家屋状況と1階での生活状況確認
同行者	看護師：（氏名記入）
同席者	本人，家族（妻），ケアマネジャー：（氏名記入）， 訪問看護師：（氏名記入）
指導・確認内容	ケアマネジャーとの情報共有： 　通所リハビリテーションについて，主治医から透析日以外の日に検討しても良いとのこと． 　入院中に自立で車いすへの移乗ができるようになった．透析通院では自宅から大通りまで車いすで行き，手すりがあれば送迎車に乗ることは可能．
	訪問看護師との情報共有： 　衛生材料を手配してもらうように伝え，一緒に確認した． 　サマリーにも記載しているが，処置の際に必要物品の準備を時々忘れることがあるため，はじめは声かけをしてもらいたい．

指導・確認内容	本人・家族への指導内容： 　屋内は手すりなどを使い，伝い歩きは可能である．ただし，リハビリの担当者から右足は踵を使って伝い歩きにして傷に力が入らないようにした方がよい． 　屋外は車いすでの移動が必須である．透析通院では妻が自宅から送迎車まで送り迎えを行う． 　創処置について，明日は訪問看護師とともに実施するように伝える．

本人・家族の反応
本人：「家に手すりがついたり，トイレが広くなったり，ひとりでも動けそうです」「通所リハビリか，ちょっと経ったらでもいいかな．今，家に戻ってきたばかりだから，あとで考えてみるよ」
妻：「透析の時は私がやらなくちゃいけないのね．病院のときより，自宅のほうが落ち着いてできる気がします」「通所リハビリは行ったほうがいいわよ．友達が行っているけど，随分力がついてきたって言ってたわよ」

その他心配な点について
妻：傷から急に出血した場合はどうしたらよいのか．
　　→病院に電話連絡後に来院するよう説明
妻：それを聞いておいてよかった．

[退院後訪問の記録例]

退院後訪問	
訪問日時	9月17日（木曜日）　10：00〜12：00
訪問目的	病院で行っていた指導方法がどうであったのかを確認
同行者	看護師：（氏名記入）
同席者	本人，家族（妻），ケアマネジャー：（氏名記入）， 訪問看護師：（氏名記入）
指導・確認内容	ケアマネジャーとの情報共有： 　通所リハビリに通い始めた．本人も頑張っている． 訪問看護師との情報共有： 　衛生材料も適宜準備でき，処置も2人で役割分担して行っている．忘れ物はほとんどない．創部も縮小傾向にある． 本人・家族への指導内容： 　通所リハビリに行くようになり，伝い歩きにも力がついてきた．創処置は役割分担できている．訪問看護師からの助言で，簡素で手早くできるようになった．

本人・家族の反応
本人：「変なところに力が入らないようになってきました．通所リハビリに行って良かった」「傷も小さくなってきているみたいだし，みなさんのおかげです」
妻：「この1か月は毎日早く過ぎてしまい，あっという間でした．でも家にいる方が何かと安心です」「処置も訪問看護師さんに教えてもらい，スムーズにできるようになりました．ありがとうございます」

その他：創部の状態を次の外来で診ることになっている．外来受診時にどんなことでも，わからないことがあれば相談するように伝えた．

（阿部由紀子，岩月直子）

ケース7 入院前・後の外来と患者支援センターとの連携

睡眠時無呼吸症候群の診断，CPAP導入予定の星影翔一さん

[事例の概要] 睡眠時無呼吸症候群に対してCPAP (continuous positive airway pressure,持続陽圧呼吸療法) 導入予定

◉**対象者**：星影翔一，48歳男性

◉**疾患名**：睡眠時無呼吸症候群

◉**入院までの経過**：2018年に営業部門へ異動になってから徐々に体重が増え，2年間で10kg増加．出張や接待が多く，食生活は外食が多い．会社の検診では，糖尿病予備軍であると指摘され，ダイエットを勧められたが，休日は寝て過ごしていた．

最近，妻より睡眠時いびきが強く呼吸が止まっていることがあると指摘を受ける．仕事中もぼんやりすることがあり，睡魔もある．同僚に相談したところ，病院で調べたほうがよいのではと勧められ，当院受診．睡眠時無呼吸症候群の検査のため入院．

◉**既往歴**：糖尿病予備軍と指摘あり．

◉**家族構成**：妻，息子，娘との4人暮らし

◉**入院時の一般状態**：

血圧：140/75mmHg, 脈拍：68回/分, 呼吸：18回/分, 体温：36.8℃
身長：178.3cm, 体重：80.5kg

◉**入院前の生活**：

食事：自立，排泄：自立，睡眠：5〜6時間睡眠，清潔：自立，運動：自立
嗜好：アルコール：ビール3缶/日，日本酒1.5合/日，タバコ：10本/日
性格：「何事もどうにかなると楽観的に考える」と話す．

記録1 外来での記録

外来受診の際の説明，入院前説明外来での入院の説明を行った時に記載する．

[外来での医師説明内容]

医師からの説明の内容は以下のとおりであった．

①睡眠時無呼吸症候群疑いのため，1泊2日の検査入院を行うことについて．

②検査結果後，必要時持続陽圧呼吸療法（CPAP）を導入することとなる予定．

③CPAPのパンフレットを渡し，導入時に詳しく説明を行う．

外来時の説明
時刻：△月△日　11：00
説明医師：（氏名記入）　　同席看護師：（氏名記入）
説明を聞いた人：本人
患者の反応：うなずきながら医師の説明を聞き，「よくわかりました．検査入院した方がいいようですね．今月は出張があって予定がたたないので，できれば来月の中旬頃にお願いしたいです」と話す．

記載ポイント　医師説明時の記録

▶患者や家族の反応は患者・家族の言葉で記載する

[入院前説明外来での記録例]

入院前説明外来（説明）
時刻：××××年7月14日　11：30〜12：00
説明看護師：（氏名記入）
説明を聞いた人：本人
医師からの症状説明をおぼえていますか：はい 内容：睡眠時無呼吸症候群の検査入院です．このパンフレットもらいました．
入院前の医師の説明で不明なこと：説明で不明な内容はありません．
対応内容：クリニカルパス表に沿って説明 患者の反応：検査入院についてはわかりました．出張も多いし機械をつけることになったら機械を持ち歩かなければいけないんですよね．それがちょっと面倒な気もします．まっ，どうにかなりますかね．検査は来月にしてもらったので，パンフレットをよく読んでおきます． 看護師の対応：検査入院後，CPAPや日常生活について，DVDを見ることでイメージできるようになることを説明．入院までにわからないことや不明な点があったら入院説明用紙に記載している連絡先へと説明した．

▶患者・家族の反応は患者・家族の言葉で記載する.
▶看護師の対応は，患者からの質問，看護師が回答した内容を記載する.

[患者説明用クリニカルパスの例]

睡眠時無呼吸症候群の検査を受ける患者さんへ

月　日	○/○　（曜日）	○/○　（曜日）	退院後
経　過	入院日・検査日	退院日	
到達目標	入院生活について理解できる．検査について理解できる．	日常生活の注意点について理解できる．	
安静度	・院内で特に制限はありません． ・夕食後に機械の装着をしますので自室でお待ちください．	・日中 13 時までは外出できます．（外出の際は外出届が必要です） ・13 時以降は病棟内自由となります．	〈外来受診について〉 ・毎月最低 1 回外来を受診する必要があります． ・初回外来受診時に機種変更になる場合もありますので機械とデータカードを持参してください．
食　事	普通に食事ができます　→ 18 時 00 分　夕食となります．		
清　潔	16 時 30 分までにシャワー浴を済ませます．	朝シャワー浴ができます．	
排　泄	トイレまで歩行できます　→		
検　査	・採血，レントゲン，心電図 ・ESS（エプワース眠気尺度）を用紙を用いて確認します． ・ポリソムノグラフィー 　睡眠中の身体の様子をセンサーや電極類を通じて記録解析する検査です．多くのセンサー類を頭部を中心に装着します．	・起床したらセンサーを外します． ・検査結果は午後にわかります． ・結果により治療が決定した場合は，機器業者による陽圧換気治療の説明を行います． ＊終了後に退院となります．	〈機械の点検について〉 ・定期点検：1 年に 1 回 ・必要時適宜業者が行います． 〈睡眠時無呼吸簡易検査について〉 ・ご自宅で行う検査で，必要時主治医よりお知らせします．
薬	薬をお持ちの方は看護師にお渡しください．一時お預かりして確認させて頂きます．よく眠れるように必要に応じて眠剤の処方があります．		
説明その他	□ビデオで知識を深めます．（3 本見ます） □シャワー時には必ず髪を洗って頂きます． □センサーを装着するため，洗髪後に頭にヘアクリーム等はつけないでください． □爪の色や唇の色を観察しますので化粧やマニキュアは使用しないでください．	□退院前に患者支援センターにお寄りください．「陽圧換気治療開始に伴う説明」を致します． □会計時に次回外来日をご確認ください．	〈その他〉 ・機械に関するトラブルやマスクの交換などは，直接業者にご連絡ください．

記録2 入院診療計画書

入院診療計画は，医師，看護師，その他必要に応じて関係職種が共同で総合的な診療計画を作成する．

[入院診療計画書の記録例]

入院診療計画書	
病棟（病室）	○○病棟　2020号室　ベッド01
主治医氏名	（氏名記入）
主治医以外の担当者名	医師　　　　　　（氏名記入） 看護師　　　　　（氏名記入）
病名（他に考え得る病名）	睡眠時無呼吸症候群
症状	日中傾眠
推定される入院期間	約2日間
検査内容及び日程	☑採血　予定日（7/14）　　　□CT　予定日（予定なし） ☑レントゲン　予定日（7/14）　□MRI　予定日（予定なし） ☑心電図　予定日（7/14）　　　□内視鏡　予定日（予定なし） □エコー　予定日（予定なし）　　部位（　　　　　　　　） その他：ポリソムノグラフィー予定日（7/14）
治療計画 （手術・処置は下記）	□内服薬　　　　□点滴注射 薬剤については，必要に応じて病棟薬剤師が対応します その他：
手術・処置及び日程	□手術（術式名：予定なし　　　）　　予定日（　/　） □処置（処置名：予定なし　　　）　　予定日（　/　）
特別な栄養管理の必要性	□有　　　☑無
看護計画 （療養支援計画）	・検査のためのセンサーや電極類装着時の介助，検査中の日常生活の支援を行います． ・CPAPや日常生活についての説明，指導を行います．
リハビリテーション等の計画	症状に合わせて計画します．
在宅復帰支援	特になし
その他 （総合的な機能評価等）	必要時評価していきます．
入院診療計画について説明を受け，了承しました． 　××××年7月14日　　　患者同意署名 　　　　　　同意者 　　　　　　患者との続柄	

▶既往歴も踏まえ，個別性のある内容にする．

▶看護計画の記載内容は，個々の患者の症状等に応じた具体的な内容にする．

▶空欄がないように留意する．入院時点で予定がない検査，手術等は「予定なし」と記載する．

▶主治医や担当者名などはフルネームで記入．

▶主治医欄に氏名を入力する場合は捺印が必要．入力ではない場合はフルネームでサインする．

記録3　入院時の記録

　入院診療計画書の内容を説明．説明後の反応などを記載する．

[入院診療計画書の説明時の記録例]

入院時の説明
時刻：××××年7月14日　14：00
説明を聞いた人：本人，妻
説明内容：入院目的を再度確認し，療養上の看護について説明し同意を得る． 患者の反応：説明にうなずきながら「わかりました．外来でも説明を聞いています．検査はちょっと緊張しますけどよろしくお願いしますね」と話す．

[医師からの検査結果，CPAP導入説明の記録例]

時刻：××××年7月15日　14：00
説明医師：（氏名記入）　　同席看護師：（氏名記入）
説明を聞いた人：本人
患者の反応：「やはり，そうでしたか．機械を使用して熟睡できるならと思うけど面倒ですね．でも，やってみます」．説明にうなずきながら「わかりました．外来でも説明を聞いていますので」と話す．

記載ポイント　検査結果説明時の記録

▶医師が検査結果の説明を行う際には看護師が同席し，患者・家族が医師の説明をどのように理解できているのかを把握する．

　・本人の言葉で記録する．

　・表情や発言を観察し記録する．

　・医師の説明内容ではなく，患者・家族の反応や理解度を記載する．

[患者支援センターより今後の説明の記録例]

説明看護師：(氏名記入)
説明内容：定期健診の必要性，旅行・出張時の注意事項，機械トラブル時の対応について書面にて説明した．
患者反応：「わかりました．機械についてはトラブルがあったときは業者に連絡ですね」と話す．

[退院後の外来受診時の記録例]

部門記録（記録者氏名）	
時刻：××××年8月10日　9：30	
S	今のところ問題なく使えていますよ．ゆっくり眠れている気がしています．来週出張なので持っていきます．新幹線で大阪まで行ってきます．
O	CPAP設定変更なし．トラブルもなく経過している．退院時に説明した出張時の注意事項も理解している．
A	特に問題なし．
P	次回9/15　出張時の様子を確認する．

（山内祥子，阿部由紀子）

ケース8　患者支援センターとの連携

急性虫垂炎で緊急手術をする
ハイジェリニック・ネニンジャーさん

[事例の概要] 急性虫垂炎で手術が必要だが経済的,社会保障上の問題を抱えている

●**対象者**：ハイジェリニック・ネニンジャー，27歳男性

●**疾患名**：急性虫垂炎

●**入院までの経過**：1年前から都内のアジア系飲食店の厨房にて働いている．本日朝から，腹痛，下痢あり．体温37.2℃．救急外来受診，採血，X線検査実施．虫垂炎疑いにてCT施行．

本人は日本語が話せず，通訳媒体や付添いの外国人の通訳にて対応．医師より，手術が望ましいと説明受ける．緊急手術について話すが，保険もなく，在留資格も期限を迎える状態であり，金銭面にて相当な不安があり，医療相談介入し，緊急手術のため入院となる．

●**入院の経過**：7/3　緊急入院，緊急手術，クリニカルパス適応

医療費支援について〇〇区生活保護課に相談し支援可能となる

7/6　手術後の経過良好のため退院

●**既往歴**：特になし

●**家族構成**：妻と息子は母国（ベトナム）にいる．

●**入院時の一般状態**：

血圧：110/65mmHg，脈拍：60回/分，呼吸：16回/分，体温：37.2℃

身長：168.5cm，体重：55.7kg

●**入院前の生活**：

食事：自立，排泄：自立，睡眠：5～6時間睡眠，清潔：自立，運動：自立

嗜好：アルコール：時々ビール1缶程度，タバコ：なし

性格：「陽気」と話す．

記録1　救急外来での記録

[テンプレートへの記録例]

トリアージ（テンプレート）
トリアージ：準救急 選別理由（分類）：その他 実施日時：2020/07/03　13：41 最終受入科：一般外科 初再診：初診 来院原因：疾患 来院方法：独歩 転帰：入院 入室日時：2020/07/03　13：41 退室日時：2020/07/03　15：30 入力場所：救急

救急室記録（テンプレート）
来院時間：13時41分 診療科：外科　〇〇医師 呼吸：16回/分　正 脈：60回/分　　正 SpO_2：98% 血圧：110/65mmHg 体温：37.2℃ 疼痛：有　部位：右下腹部 嘔気：無 嘔吐：無 経済の問題：有 その他：下痢

[通訳・翻訳に関する留意事項の説明の記録例]

時刻14：00
説明：『当院を受診するにあたっての通訳・翻訳に関する留意事項』について書面にて説明する
説明を聞いた人：本人　その他（友人）
翻訳ツール：通訳媒体，友人の通訳

[日本語の理解が難しい患者への説明の記録例]

外来看護（説明）
時刻：15：00
説明医師：（氏名記入）　　　同席看護師：（氏名記入）
説明を聞いた人：本人と付き添いの友人
翻訳ツール：通訳媒体，友人の通訳
説明内容：病状と入院の説明，CTの結果
患者の反応：日本語の理解が難しい．院内の通訳媒体と付き添いの友人の通訳にて説明．医師からの説明も付き添いの友人と一緒に頷きながら聞いている．付き添いの友人から，内容がわからないのに本人頷いているとの情報あり．友人にその都度通訳してもらい「わかりました」と返答あり． 付き添い友人の反応：医師からの説明に頷きみられ，質問する姿あり． 保険もなく，在留資格も期限を迎える状態であり，金銭面にて相当な不安の発言聞かれる．担当者が介入して支援することを説明．何か不明なことなどないか問うも「大丈夫です」と返答あり．

記載ポイント　日本語の理解が難しい患者

▶この事例のように日本語の理解が難しい場合は，説明と同意の部分を記録に残しておくことが大切である．

記録2　緊急入院時の記録

　クリニカルパス適応入院のため，入院診療計画書，クリニカルパス患者説明用を使用して説明を行ったことを記載する．

[緊急入院（病棟）の記録例]

入院時の説明：〇〇看護師（氏名記入）
時刻15：35
説明内容：入院診療計画書，クリニカルパス患者説明用を使用し，入院の目的を確認し，療養上の看護について説明．入院と手術の経過を説明． 患者の反応：「よろしくおねがいします」 付き添いの友人の反応：「お金が心配です」担当者と一緒に支援していくことを説明すると「わかりました．お願いします」と返答があった．

[手術・輸血同意書の記録例]

説明医師：（氏名記入）
同席看護師：（氏名記入）
説明を聞いた人：本人　その他（友人）

説明内容：急性虫垂炎手術，輸血について説明・同意書に沿って説明. 患者の反応：「わかった．お願いします」 付き添い友人の反応：「通訳をしながら，わからないところは質問している．『わかった』と本人も言っているので，お願いします」	

[手術室看護師による術前訪室の記録例]

実施者：手術室看護師　（氏名記入）	
説明を聞いた人：本人　その他（友人）	
翻訳ツール：友人の通訳	
時刻：16：00	
説明内容："手術室入室のご案内"に沿って説明，手術室内通訳ツールについて説明. 患者の反応：「ありがとう」「ちょっと怖いね，終わったら痛いのかな」 付き添い友人の反応：「わかりました．控室にいます」	

記録3　スクリーニングシート

　入院時にスクリーニングシートにて，今後の生活で何らかの支援が必要と思われる患者を抽出する.

スクリーニングシート 【患者】				【実施者】	
氏名	ハイジェリニック・ネニンジャー様			実施者	（氏名記入）
性別	男	生年月日	1993年5月3日	実施日	2020年7月3日
入院日	2020年7月3日				
基本情報					
主病名	急性虫垂炎				
プライマリーナース	（氏名記入）				
スクリーニングチェック項目					
疾患	□悪性腫瘍　□認知症　□誤嚥性肺炎の急性呼吸器感染症				
全般的な問題	☑緊急入院　□要介護認定が未申請　□虐待を受けている又は可能性がある　☑生活困窮者（経済的問題を抱えている） □入退院を繰り返している　☑独居　□身寄りがない・家族不明 □介護力不足（□高齢者世帯　□介護能力に問題あり）				
身体状態	□入院前に比べADLが低下し退院後の生活様式の再編が必要である　□排泄に介助を要する				
退院後に必要な医療処置	□在宅酸素　□気管切開　□経管栄養　□吸引　□透析 □自己導尿　□人工肛門　□人工膀胱　□IVH　□自己注射 □褥瘡処置　□創処置　□食事・栄養管理（　　食） □服薬管理　□リハビリ				
その他	□その他（　　　　　　　　　　　　　　　　　　　）				

アセスメント	
病棟検討日	2020年7月3日
病棟検討者	☑医師　☑看護師　☑本人　□家族　☑その他（友人）
支援内容	☑在宅支援
備考	①面談　救急外来にて実施済 ②経済的支援 ③MSW介入
対応方法・依頼先	
対応方法・ 依頼先	□在宅⇒看護相談 □転院・施設入所希望あるいは未定⇒MSW ☑その他⇒MSW　　　□病棟対応
患者支援センター退院支援担当	
担当者	MSW　（氏名記入）
対応	☑本人と面談しました．引き続き支援します． □キーパーソンに来室促してください． □家族と面談しました．引き続き支援します． □現時点での支援は不要です．何かありましたら連絡ください．
備考	医療費について支援できないか，○○区生活保護課に相談しています．

[医療相談介入の記録例]

　医療ソーシャルワーカー（MSW）と初期カンファレンスを実施．

日　時	2020年7月3日　　16：00〜16：10
参加者	看護師：(氏名記入)　　病棟看護師長：(氏名記入)　　MSW：(氏名記入)
内容	急性虫垂炎にて緊急入院，緊急手術実施の患者． ベトナム国籍，1年前から都内のアジア系飲食店厨房にて働いている． 保険もなく，在留資格も期限を迎える状態にて経済的不安多大にあり． 保険や経済支援についてMSWが介入する．

記録4　退院支援計画書

　この事例は，入院の時点から退院困難な要因を有すると考え，退院支援計画書を作成し入退院支援を行った．

[退院支援計画書の記録例]

退院支援計画書	氏名　ハイジェリニック・ネニンジャー		
入院日	2020年　7月　3日	病棟名	○○病棟
計画書着手日	2020年　7月　3日	記入者	(氏名記入)
計画作成日	2020年　7月　3日	発行日	2020年　7月　3日
科名	外科	病名	虫垂炎

患者以外の相談者	□家族（　　　　　　）　☑その他関係者（　　　友人　　　）
退院支援計画書を行う者の氏名	受け持ち看護師名（　　　氏名記入　　　）

退院困難な要因

□悪性腫瘍，誤嚥性肺炎などの呼吸器感染症　　□認知障害・不穏がある
☑緊急入院である　☑独居　□介護認定が未申請　　□身寄りがない・家族不明
□介護環境（高齢者のみ・日中独居・介護者のサポート）
□入院前に比べADLの低下が予測され，生活様式の再編が必要である
□排泄に介護を要する　　□住所不定　　□在宅介護に家族が不安を訴えている
☑経済的な問題を抱えている　□入退院を繰り返している
□継続的な医療処置・管理が必要である

退院に関わる問題点・課題点等

日常生活
□日常生活行動のリハビリ
□退院後必要な日常生活介護方法の指導
　　□移動/移乗　□食事　□清潔
　　□排泄（□トイレ　□ポータブルトイレ　□尿器　□オムツ　□その他）
□介護用品のご案内・調節
　　□在宅医（　　　　　）　□ケアマネージャー（　　　　　　）
　　□訪問看護（　　　　）　□ヘルパー（　　　　　）

医療処置・管理
□退院に必要な医療処置の指導
　　□在宅酸素　□気管切開　□経管栄養　□吸引　□透析　□自己導尿
　　□人工肛門　□人工膀胱　□IVH　□自己注射　□褥瘡処置　□創処置
　　□その他（　　　　　　）
□退院に必要な医療管理の指導
　　□食事・栄養指導　□服薬指導　□リハビリ　□その他（　　）
□処置に必要な物品の案内・調整　□自宅療養における医療支援体制の調整

保険・福祉制度
□介護保険申請について案内・相談
□身障手帳・難病申請についての案内・相談
☑医療費減額等の医療費負担に関する相談
□その他福祉制度案内・相談

退院に向けた目標設定

□退院後の療養準備　　□転院・施設の選定　　□介護保険などの在宅ケアの準備
☑医療費・療養費についての検討　　□医療処置技術の習得　□その他（　　　　　）

退院支援期間	2020年　7月　3日　～　2020年　7月　10日

退院支援概要

□自宅退院に向けた生活様式の再編
□在宅医療（訪問診療・訪問看護）の導入・調整
□医療処置，医療管理，日常生活介護方法の指導
□回復期リハビリ病院の調整　　□自宅困難による療養先の調整

予想される退院先	☑自宅　　□転院　　□その他（　　　　　　）
退院・転院基準	☑全身状態の改善又は安定　　□在宅退院準備完了 □転院準備完了

退院後に利用が予想される 社会福祉サービスなど	□訪問看護 □訪問診療 □かかりつけ医 □ヘルパー □介護用品 □デイサービス □入浴サービス □リハビリ □その他（ ）
退院後に利用が予測される社会福祉サービスの担当者	

注）上記内容は現時点で考えられるものであり，今後の状態の変化等に応じて変わりえるもの
　　である．

説明・交付日：　　　年　　　月　　　日
病棟退院支援計画担当者　　　病棟　　　看護師長

退院調整部門退院支援担当者　　　看護師　　　医療相談員

退院支援計画書について説明を受け，了承しました．

　　　　患者氏名

　　　　代理人署名（関係）

　　　　患者本人が署名できない場合は代理人の署名をお願いします．

［退院時のクリニカルパスの評価］

クリニカルパス（予定：7/3〜7/11　　終了日7/6）	
判断：正	レベル：クリニカルパスに影響なし

（百々由紀子，山内祥子）

ケース9　緩和ケアチーム・在宅医療との連携

ストーマ造設後，自宅へ退院する白雪ツルさん

[事例の概要] ストーマ造設後，管理手技習得・がん性疼痛コントロールを図り退院後自宅にて療養

　半年前より腹痛があり，精査の結果Ｓ状結腸がん，がん性腹膜炎と診断され，手術施行，ストーマ造設された．退院後は自宅へ帰る希望があり，ストーマ管理の手技獲得のための指導と，がん性疼痛コントロールを図り自宅へ退院となった．

- ◉**対象者**：白雪ツル，83歳女性
- ◉**疾患名**：Ｓ状結腸がん，がん性腹膜炎
- ◉**入院までの経過**：2019年2月頃より下腹部痛があり，かかりつけ医で内服処方されていたが改善なく，9月3日に冬山記念病院受診した．Ｓ状結腸がん疑い，腹膜播種疑いにて当院紹介，精査目的にて入院となる．
- ◉**既往歴**：高血圧，糖尿病．ともに内服治療中
- ◉**家族構成**：長女と同居
- ◉**入院時の一般状態**：

  血圧：139/39mmHg，脈拍：101回／分，呼吸：16回／分，体温：35.7℃
  身長：149.0cm，体重：49.0kg
- ◉**入院前の生活**：

  食事：自立，排泄：自立，睡眠：5〜6時間睡眠，清潔：自立，運動：自立
  嗜好：アルコール：なし，タバコ：なし

記録1 外来での記録

　外来受診の際の説明，入院前説明外来での入院の説明を行ったときに記載する．今回の医師の説明の概要は以下の通り．

・入院について，下腹部の痛みに対して，精密検査を行っていくこと．

・明日，下部消化管の検査を行う予定．痛みの原因がわかったら，治療を始めていくことにしたい．

[医師説明時の記録例]

外来受診の説明　9月3日
説明医師：（氏名記入）　同席看護師：（氏名記入）
説明を聞いた人：患者本人，家族（娘）
患者の反応：医師より精査加療目的の入院について説明後「わかりました．明日，カメラをやると言われました．入院になると言われました」と話す． 家族の反応：医師の話に頷く様子あり，「わかりました．検査の結果が分かるまで不安ですね」と話す．

記載ポイント　医師説明の記録

▶入院について理解しているか，医師の説明との相違はないか確認する．

▶患者の反応は患者の話した言葉や反応をそのまま書く．

[看護師対応の記録例]

入院前説明外来（説明）
時刻：2019年9月3日　14：55〜15：10
説明看護師：（氏名記入）
説明を聞いた人：本人，長女
医師からの症状説明をおぼえていますか：はい 　内容：腹痛の原因を調べますと言われました．
入院前の医師の説明で不明なこと：ありません 　「どれくらいの入院期間になるのか聞きそびれたから」と話される． 　主治医に電話で確認．おおよそ1か月程度の入院になるだろうと本人へ伝えた． 　「1か月ですか，わかりました」と返答される．
対応内容：入院の情報収集 患者の反応：救急外来からの緊急入院．情報連携シートを元に情報収集実施．不明点なく終了した．

記録2 入院診療計画書

　入院診療計画は，医師，看護師，その他必要に応じて関係職種が共同して総合的な診療計画を作成する．

入院診療計画書		
病棟（病室）	病棟　1001号室　ベッド01	
主治医氏名	（氏名記入）	
主治医以外の担当者名	医師	（氏名記入）
	看護師	（氏名記入）
病名（他に考え得る病名）	腸にしこりができている可能性がある．	
症状	腹痛	
推定される入院期間	約30日間	
検査内容及び日程	☑採血　　　　（予定日 9/4）　□CT　　　（予定日なし） ☑レントゲン（予定日 9/3）　□MRI　　（予定日なし） ☑心電図　　　（予定日 9/3）　☑内視鏡　（予定日 9/4） □エコー　　　（予定日なし）　□その他	
治療計画 （手術・処置は下記）	☑内服薬　　　　☑点滴注射 薬剤については，必要に応じて病棟薬剤師が対応します．	
	その他：適宜説明を行います	
手術・処置及び日程	□手術（術式名：未定　　　　　　）　（予定日　　） □処置（処置名：未定　　　　　　）　（予定日　　）	
特別な栄養管理の必要性	☑あり　エネルギー1,200キロカロリー五分粥　　□なし	
看護計画	・不安なく下部消化管内視鏡検査が受けられるように事前に十分説明を行い，排便状況の観察を行います． ・検査後は腹部症状の観察を行い，腹痛の軽減への援助を行っていきます．	
リハビリテーション等の計画	必要に応じて支援を行います．	
在宅復帰支援	検査・治療の経過をみながら，必要に応じて他職種と連携を図り支援を行います．	
その他		
入院診療計画について説明を受け，了承しました． 　2019年9月3日　　　患者同意署名 　　　　　　　　　　同意者 　　　　　　　　　　患者との続柄		

[入院時の記録例]

入院時の説明
時刻：16：10
説明を聞いた人：本人，家族（長女）
説明内容：入院の目的を本人と家族へ確認．入院パンフレットを用いて療養上の看護について 　　　　　説明し同意を得る． 患者の反応：「精密検査をすると言われています．お任せします．お願いします」と話す． 家族の反応：「入院期間があまり長くならなければいいんだけど，と思っています．よろしく 　　　　　お願いします」と話す．

記載ポイント　入院時説明の記録

▶入院時，入院について理解をしているか，医師の話との相違はないか確認する．
▶患者の反応は患者の話した言葉や反応をそのまま書く．

[初期カンファレンスの記録例]

参加者	ＭＳＷ：（氏名記入），看護相談看護師：（氏名記入）， 病棟看護師：（氏名記入）
カンファレンス要約	現在介護認定で要支援２である．今後の精査の結果で手術，入院が長期 化し，ＡＤＬに変化がある場合は区分変更を行っていく．

記録4 　ストーマ管理の記録・評価

　腹痛に対する精査目的にて入院し，Ｓ状結腸がん，腹膜播種，腹腔内膿瘍の診断．9月19日に腹腔鏡下腹腔内ドレナージ，横行結腸ストーマ造設術を施行した．

　術後7日目の状況からの事例の展開例を紹介していく．

　腹腔鏡下腹腔内ドレナージ術・横行結腸人工肛門造設術後7日目の立案時の展開は以下の通りである．

[経過の記録例]

Temporary	
S	私はなんとなく見るのが怖くてね．触ることができるかも不安だわ．姫子（長女）が任せてって言うからお任せしちゃおうかなと思っているの． 長女： ①自宅に帰るので，私がやります．昔，祖母がストーマだったので練習したことがあるんです．本当は自宅に退院して，私が管理する予定だったのですが，病院で亡くなってしまったのでできなかったんです．ストーマ自体は見慣れているんで大丈夫です．切ったりしないといけないんですよね．

S	②前は液体でやっていました． ③わかりました．やさしく洗うんですね． ④以前もやっていたんですが，難しくて苦手なんです．あと，老眼で細かいところが見えないんですよ．凸凹したらいけないんですよね． ⑤次も来ます．30日の午後3時半には着けると思います．また切るのも練習したいですね．洗うのもやります．
O	腹腔鏡下腹腔内ドレナージ術・横行結腸人工肛門造設術後7日目．今後，自宅退院予定のため，ストーマ管理は長女が行っていく．本日長女に1回目の指導を実施．皮膚・排泄ケア認定看護師の〇〇看護師同席． ストーマ管理をすることに対して①の発言あり．以前パウチを切る練習を実施したことがあるとのこと．今回は，見学とパウチを切る練習を実施する．パウチをはがす過程については②の発言あり． 洗浄時には③の発言． パウチを切る練習については④の発言．長女がパウチを切った際に，皮膚に凸凹があるため，皮膚・排泄ケア認定看護師の〇〇看護師が修正する．貼付については，しわが寄らないように注意してほしいことを説明．最後は患者本人へパウチを温めてほしいことを説明し実施した． 次回の交換日に来院できるか尋ねると，⑤の発言あり．
A	今後自宅退院予定であり，ストーマの管理が必要となる．本人はストーマに対して不安が強く，自己にて管理できるかは判断できず．長女は，パウチ交換に関して意欲的ととれる発言が聞かれるため指導により，手技獲得できると考える．
P	ND＃3 健康管理促進準備状態*1 立案する．

*1 定義：病気やその後遺症の治療計画を調整して日々の生活に取り入れるパターンが，さらに強化可能な状態
出典：T.ヘザー・ハードマン，上鶴重美原書編集，上鶴重美訳：NANDA-Ⅰ 看護診断―定義と分類 2018-2020 原書第11版．p.175，医学書院，2018．

ND＃3 健康管理促進準備状態*1　9月30日	
S	自分でやらなくちゃとは思っているのよね 長女：昔やったことがあるんですよ．まだ，切って洗うことだけしかやっていないです．今日は貼るところを見せてください．
O	指導2回目．洗浄，面板のカットは前回実施済み．貼付については，今回見学のみ．長女が，ビニール袋を腹部にテープで貼り，面板を剥離剤で剥がし洗浄．洗浄後に乾拭き，ストーマの大きさを看護師が測定し，面板にマジックで印をつけた状態で長女がカット．装具の貼付は見学で看護師により実施．全体的に積極的に行っていた．
A	積極的に指導を受けようという姿勢がみられており，ストーマを管理する受け入れが良好である．継続することで手技の確立を目指せる状態である．
P	ND＃3 健康管理促進準備状態*1　継続　L5目標 次回10月4日15時30分に指導予定．

ND＃3 健康管理促進準備状態[*1]　10月4日	
S	私も捨てられるように練習しようかしら．娘にばかり頼っちゃいけないね． 長女：次は袋から捨てるところもやらないといけないですね．前もやったことがあるので，少し覚えています．
O	指導3回目．洗浄・面板のカット，貼付を実施した．ストーマパウチの内容物の廃棄に関しては，看護師が実施するところを見学．長女自身が，ビニール袋を腹部に貼り，面板を剥離剤で剥がし洗浄．洗浄クリーム△△で洗浄後に乾拭き．ストーマの大きさを看護師が測定，面板にマジックで印をつけた状態で長女がカット． 装具の貼付は看護師と共に実施．便廃棄も並行して指導していくことを説明．本人は，以前ストーマを見ることを嫌がっていたが，積極的に便廃棄を実施．
A	本人の意欲も見られてきたことは，ストーマに対する不安の軽減につながっているといえる．長女の手技は少しずつできることが増えてきており，確立してきている．現状目標のL3段階．
P	ND＃3 健康管理促進準備状態[*1]　継続　L5目標 次回10月7日15時30分に指導予定．

ND＃3 健康管理促進準備状態[*1]　10月14日	
S	私も便を捨てられたのよ．少しずつやれそう． 長女：この際（きわ）をしっかりと洗わないといけないですね．しわがよっていますね． 　　　次は金曜日ですね，よろしくお願いします．
O	長女がパウチ交換の手技を最初から最後まで実施．パウチを剥がす手技は指導なく実施できた．洗浄は，ストーマと皮膚の接するところをよく洗えていた．サイズは看護師が測定．切る大きさをパウチにマーキング実施．切る作業は長女にて実施．貼付する前にサイズ感を確認し，貼付できていた．貼付時，上の方にしわがよることがあり介助する．
A	長女はパウチ交換が実施できていた，手技獲得できたと考える．
P	ND＃3 [*1]継続　L5目標　次回10月18日15時予定．

ND＃3 健康管理促進準備状態[*1]　10月20日	
S	家に帰ったら私も娘と一緒にやっていくわ． 長女：今日はきれいにできたと思います．自信ついてきました．これならできると思います．
O	長女がパウチ交換の手技を行う．前回の交換時にはしわがよってしまったが，今回は注意して実施したことで，しわができずに貼付できている．長女から笑顔も見られている．
A	長女からも自信がついてきたとの発言が聞かれたことから，手技が獲得できたといえる．
P	ND＃3 [*1]を解決とする．今後も長女への指導は継続し，不安等の訴えに傾聴し対応する．

記録5 疼痛ケアの記録・評価

疼痛に対する看護ケアについて展開する.

[経過の記録例]

ND#4　慢性疼痛[*2]　立案時10月15日

Temporary	
S	痛みは1ぐらいです. 動いたときも2だね. そんなに痛くないです.
O	入院時に本人より, 2月頃から腹痛があったとのこと. S状結腸がん, 腹膜播種と診断を受け9月19日に腹腔内膿瘍ドレナージ術, 横行結腸ストーマ造設術を施行した. がん性疼痛のため, ロキソニン®を定時で内服開始したが効果がみられず, 10月11日よりトラマール®へ変更. 日中は下腹部痛に対しNRS[*3] 1〜2/10で経過, 夜間のみ8/10まで増強あり. ソセゴン®, アセリオ®を使用していた. 疼痛は下腹部全体的に感じるとのこと.
A	がん性疼痛による疼痛があり, 特に夜間に疼痛が増強している. このことから夜間安静, 安楽が保てず, 十分に休息ができなくなる可能性がある.
P	ND#4 慢性疼痛[*2] 立案し, 疼痛コントロールに努める.

*2 定義:実在する, あるいは潜在する組織損傷に伴う, もしくはそのような損傷によって説明される, 不快な感覚的・情動的経験(国際疼痛学会). 発症は突発的または遅発的で, 強さは軽度から重度までさまざまあり, 持続的・反復的で, 回復は期待・予測できず, 3か月以上続く
　　出典:T.ヘザー・ハードマン, 上鶴重美原書編集, 上鶴重美訳:NANDA-I 看護診断—定義と分類 2018-2020 原書第11版. p.575, 医学書院, 2018.
*3　NRS:numerical rating scale

[計画立案3日後の評価例]

ND#4 慢性疼痛[*2]　10月18日	
S	痛みはおなかが少し痛いくらいで, 気にならない程度です. (疼痛スケールは)1/10です.
O	10月15日に体温40℃の発熱があり, その後も発熱解熱を繰り返し, 内服が中止となる. 10月17日よりアセリオ® 1,500mg分3, オクトレオチド開始, 下腹部痛はNRS 1〜2/10で経過している. 発熱も35〜36℃台で経過.
A	がん性疼痛, 発熱に対しての投薬で, 現在は疼痛コントロールができており, 介入は適切である. 今後, 病状の進行により, さらなる疼痛の増強は考えられる.
P	目標値L0→L5継続.

[計画立案10日後の評価例]

ND#4b 慢性疼痛[*2]　10月25日	
S	痛みはないです. 私, そんなに悪いのかしら.
O	がん性疼痛に対し, 10月18日よりオキファスト® 10mg＋生食23mLを流速1mL/hで使用中. 使用開始後疼痛の訴えなくスケールで0〜2/10. 苦痛様顔貌なし. 体位変換等の体動時も苦痛の訴えなし.
A	オキファスト®使用開始し, 疼痛コントロールはついている.
P	計画継続

緩和ケアチーム介入

　緩和ケアチームは，身体的・心理的・社会的・スピリチュアルな苦痛を包括的に評価し，必要に応じて疼痛・身体症状の緩和，精神症状の緩和に努めることを目的に活動する．

　患者は疼痛が強く，今後自宅へ退院することから包括的に他職種で評価したのち在宅医療へつなげていくのがよいのではないかと主治医，看護師で話し合い緩和ケアチームへ介入を依頼した．

［緩和ケアチーム回診の記録例］

回診日	11月6日　14：00〜14：30
出席者	○○医師，○○医師，薬剤師：○○，栄養士：○○，理学療法士：○○，緩和ケア認定看護師：○○　（各氏名記入）

【痛みについて】 本人より「おなかが痛い」 回診時に疼痛についてたずねると眉にしわを寄せて上記発言ある．レスキュー使用1日6〜7回程度．本日よりアセトアミノフェン坐剤200mg 1錠3回/日で定時投与開始．
【その他のつらい症状について】 臥床傾向であり，倦怠感持続している．
【アセスメント】 疼痛コントロールが不十分である可能性が考えられる．以下の対応を推奨． ①アセトアミノフェン坐剤200mg 2錠3回/日投与．本人の体重から1回の使用量が現行の量だと不十分であると考える． ②ポート造設後の高カロリー輸液はエルネオパ® 1号1,500mL/日を推奨． ①の対応でもレスキュー使用量が多いようであれば，ベースアップの対象と考える． STAS日本語版*4 1．痛みのコントロール　2 2．症状が患者に及ぼす影響　2　症状名 倦怠感 3．患者の不安：2 4．家族の不安：1 5．患者の病状認識：7 6．家族の病状認識：2 7．患者と家族とのコミュニケーション：2 8．職種間のコミュニケーション：1 9．患者・家族に対する医療スタッフのコミュニケーション：1
次回回診日：11月13日

*4　STAS日本語版[1]とは：STAS (Support Team Assessment Schedule)はホスピス・緩和ケアにおける評価尺度の1つ．主要項目として「痛みのコントロール」「症状が患者に及ぼす影響」「患者の不安」「家族の不安」「患者の病状認識」「家族の病状認識」「患者と家族とのコミュニケーション」「職種間のコミュニケーション」「患者・家族に対する医療スタッフのコミュニケーション」の9項目からなる．医師，看護師など医療専門職による「他者評価」という方法をとるため，患者に負担を与えないという利点がある．多職種で患者のベッドサイドに訪問し，カンファレンスで話し合ったのち評価をする際に使用する．回診ごとに評価を行い，比較，検討することができる．

時刻：11月6日16：00　来院していた娘さんと面談
【今の本人（母親）の状態をどうとらえているか】 「よくないと思っています．手術の後に，先生からあちこちお腹の中がくっついていたと話をされたので，悪いんだな，とは思っていました．ずっと熱も出ているし，悪い状態なんだろうと思っています．もうご飯も食べられないだろうと覚悟しています」 【本人にどのように過ごして欲しいと考えているか】 「痛いとか，つらいとか，そういうのは可哀そうだと思っています．できるだけ，つらくないように，痛くないように，穏やかに過ごせればいいなと思っているんですけど」 「父（＝本人の夫）のときに，延命だと思って胃瘻を作って，でもガリガリに痩せちゃって，父につらい思いをさせてしまって，私はとても後悔しているんです．あんな思いはさせたくないんです．母はあちこちにがんがあって，悪い状態なのは理解しています．延命は望んでいません．ただ，穏やかに過ごして欲しいと思っているんです」
上記発言を，涙を流しながら話す． 長女の訴えを傾聴し対応．長女が母親の状態を側でみていて，つらい気持ちでいることを，医療サイドは理解している，と話したうえで，長女が望むように本人が過ごすことができればいいですね，と話した． これに対して，「ありがとうございます．先生にも皆さんにもよくしていただいて，本当に感謝しています」と話し帰宅となった． 本人の病状の変化に対して，家族の気持ちの揺れが大きい様子が伺える． 本人のケアとともに，家族へのサポート強化が必要と考える．

記録6　退院支援に関する記録

　　退院に向けて，患者の病状を踏まえ療養環境の準備・調整を患者・家族も含めたチームで，医療・ケア内容の調整を行いながら，退院に向けて準備を整えていく．

［退院支援面談の記録例］

2019年11月3日

患者氏名：白雪ツル　面談者名／続柄：白雪姫子／長女
医師からの説明の受け止め：余命までは聞いていないけど，がんは取り切れていないと聞きました．祖母も余命数か月と聞いて，1年は生きられましたので，母もどうなるか．
同居人：あり　長女　日中独居：時々 キーパーソン／続柄：白雪姫子／長女 介護者：なし 家屋状況 　●階段昇降：あり，13段　●段差：あり　●手すり：なし 　●トイレ：洋式　●トイレ内手すり：なし　●浴室：あり　●浴室内手すり：なし 　●シャワーチェアー：なし　●浴槽の高さ：30cmくらい　●寝具の種類：ベッド 入院前のADL：自立　　認知症：なし 食事の準備：本人 歩行状態：自立　　補助具：なし 内服管理：本人　　飲み忘れ：なし

介護保険：あり　　介護度：要支援2
ケアマネジャー名：
　　　　　○○○○（事業所：○○高齢者総合相談センター/電話番号：0000-0000）
　　　　　利用内容：デイサービスなど　介入頻度　2回/週
往診医：なし
透析治療：なし
身体障害者手帳：なし
継続する医療管理：あり　人工肛門，内服管理
入院前の生活で困ったこと：なし
当院退院後はどのように過ごそうと思っていますか：
どのような状態になれば在宅可能と考えますか：
　どうしても，階段をのぼらなければ，2階にあがれないので，歩けるように痛みがなくなれ
　ばいいんですが，中華料理屋だから，防災のため手すりも取り付けられないんです．一度見
　てもらいましたが，無理だといわれました．痛みもあるから，無理するとかわいそうだから，
　無理なら，施設や病院も考えなければいけないのかな．でも，母と家に帰ると約束したから
　一度は帰らせてあげたいです．
在宅支援希望：
　中華料理屋を長女が一人で経営しているため，ずっと介護はできない状態．デイサービスや
　訪問看護など利用できるサービスは使用したい．
　院外関係機関と情報共有することに同意を得た．

［退院前カンファレンスの記録例］

合同カンファレンス記録		
テーマ課題	退院前カンファレンス	
開催日	2019年11月5日（火）　15：00〜15：30	
参加者	院外	長女，訪問医：○○　訪問看護師：○○ 社会福祉士：○○ 介護支援専門員：○○ 高齢者総合相談センター：○○　（各氏名記入）
	院内	主治医：○○，病棟看護師：○○， 看護相談：○○　（各氏名記入）
カンファレンス要約		

【医師，病棟看護師より：本人の現状について】
・手術を行ったが，疾患に伴う消化管閉塞のため禁食にて点滴対応している．
・緩和ケアチームの介入で，症状コントロールとして以下の対応を実施．
　①オキファスト®持続投与20mg/日，皮下より投与している．疼痛増強時はフラッシュに
　　て対応．
　②オクトレオチド酢酸塩皮下注300μg持続投与（皮下）．
・今後，経口摂取での水分や栄養補給は困難と判断しており，11月7日にCVポート造設予定．
・オムツ交換や体位変換は看護師で行っている．
・水分（お茶やスポーツ飲料）は多量でなければ摂取可能．少量ずつであればジュースも可で
　ある．
【参加者間で退院後の生活についてカンファレンス，以下の情報を共有】
・介護保険は10月31日に区分変更申請済み．医療保険は退院前後使えるように準備する．
・本人へは予後は伝えていない（長女は伝えたくないと考えている）．

- 自宅は1階が中華そば屋，2階が居住空間である．店が忙しく2階に様子を見に行けない時間帯は11：00〜14：00，18：00〜19：30頃であり，その時間帯に訪問看護師やヘルパーが訪問するようにする．
- 介護用のベッドは自動体位変換つきのものを導入．
- オキファスト®からフェントス®テープへのローテーションは，自宅での突出痛への対応を簡便にするために行わず，IV-PCAポンプで対応する．
- カフティー®ポンプは在宅チームで準備を行う．
- 退院時はメインの輸液は行わず，麻薬のみ持続投与を行っていく．
- ストーマ管理に関しては，皮膚・排泄ケア認定看護師に情報提供書を依頼し，在宅チームへ渡す．
- 在宅で状態が悪化した場合は，まずは在宅医，訪問看護師へ連絡し，在宅での対応が困難な場合は病院へ連絡し入院などの対応を行う．
- 退院の日程は，長女の経営する店の都合を考慮し，11月11日の週の早めに設定する（決定したら在宅チームへ連絡する）．

＊4：IV-PCA：intravenous patient controlled analgesia，経静脈的自己調節鎮痛

[退院調整の経時記録例]

11月8日

訪問看護師，赤西看護師来院
15：00　在宅用のPCAポンプを預かる．カセットは100ccタイプが梱包されている． 　　　　長女，薬剤師○○，病棟○○看護師にと共に，退院に関してカンファレンスを実施． 　　　　退院日は11月13日10時出発，10時30分ごろ自宅到着予定． 　　　　退院当日に，在宅医，黒岩訪問看護師が時間を合わせて訪問予定． 　　　　PCAポンプのカセットは薬剤科へ預けた．

[退院前訪問の記録例]

退院前訪問	
訪問日時	11月13日（水）　10：00〜11：20
訪問目的	麻薬による疼痛管理，人工肛門の管理，絶食のため輸液の継続引き継ぎ がん末期であり，自宅での看取りを前提とした退院前訪問
同行者	○○看護師
同席者	本人，長女，ケアマネジャー（ケアステーション◎◎　大塚××） ▽△訪問看護ステーション　○○看護師
指導内容	訪問看護師への情報共有： ・オピオイド（オキファスト®）のレスキュー使用状況（11月12日よりベースアップ） ・人工肛門の状態と管理状況（皮膚・排泄ケア認定看護師の情報を書面で伝達） ・在宅での輸液継続について 　カンファレンス以降の本人の苦痛の変化「看取り」を前提とした自宅退院であり，厚生労働省の看取りのパンフレットを家族へ渡して，説明指導を実施している．
	本人・家族への指導内容： 　家族へ：突出痛の対処方法，ストーマのフランジ交換方法，

本人・家族の反応

本人：自宅前で隣家の友人と「ただいま．帰ってきたわ．ありがとう」と自宅のベッド上で手をたたきながら笑みを浮かべていた．

家族：「家で見送って（看取って）やりたいと思っています．沢山頼れる人を作ってもらいありがとうございます．病院の天井じゃなくて，見慣れた家の部屋で逝かせてやりたいと思います」と話す．

記載ポイント　退院前訪問の記録

▶退院前訪問時に確認した環境（自宅の状況）について，院内の他職種に伝わるよう記載する．

記録7　退院サマリー

　白雪ツルさんは，がん末期の在宅医療への移行となるため，在宅チームへ向けてサマリーを作成．

[看護サマリーの記録例]

退院		地域連携シートⅠ		△△病棟	
ID フリガナ 氏名	00000002 シラユキ　ツル 白雪ツル	入院年月日		2019年9月3日	
		入院経路		自宅	
		退院年月日		2019年11月13日	
		退院経路		自宅	
住所TEL		診断名		S状結腸がん	
		術式名		9/19腹腔鏡下膿瘍ドレナージ， 横行結腸ストーマ造設術 11/7ポート造設（右胸部）	
感染症	HBs(−)　HCV(−)　HIV(−)　TPHA(−) Wa-R(−)		薬アレルギー	なし	
			食物 アレルギー	なし	
既往歴	年齢不明：糖尿病，高血圧：ともに内服治療中				
家族構成	長女				
同居者	1名	同居者続柄	長女		
キーパーソン	白雪　姫子	続柄：	長女		
社会資源	退院後は在宅医，訪問看護，ヘルパーの介入，身体障害者手帳申請中	介護認定	区分変更依頼中		
今回の入院に至った経緯と入院中の経過					

　2月頃より下腹部痛を自覚していた．かかりつけ医で内服処方されていたが改善なく，冬山記念病院へ受診．冬山記念病院より当院を紹介されて9月3日に精査目的で入院となる．9月4日に下部消化管検査施行し，S状結腸がん疑いと診断を受け，手術する方向性となる．
　9月10日手術に向けPICC[*5]挿入．9月19日腹腔鏡下膿瘍ドレナージ，横行結腸ストーマ造設術施行．10月7日，術後18日目ストーマから排便あり，流動食開始される．

10月12日，術後23日目に嘔吐あり，経鼻胃管挿入する．10月17日がん性消化管閉塞に対し，オクトレオチド酢酸塩皮下注開始となる．10月21日に経鼻胃管からの排液が少量のため，抜去．11月7日右内径静脈にCVポート*6造設．

　手術後よりがん性疼痛に対してアセリオ®やソセゴン®，トラマール®錠で対応していたが，疼痛軽減せず．緩和ケアチーム介入開始し，10月18日よりオキファスト®注10mgが開始となった．レスキュー回数増加あり，ベース量を徐々に増量．11月12日オキファスト®40mgでコントロール中．11月13日に在宅環境が整い，退院となる．

　ストーマパウチ交換は月・金で看護師が実施．ストーマのサイズは，縦23mm，横25mm，高さ4mmで経過．ストーマから排便あり，皮膚トラブルなく経過している．

継続する看護（残された問題点）

ND#3　健康管理促進準備状態*1

　ストーマ造設後，ストーマ管理の手技を確立するために指導を実施．本人は当初ストーマに対し不安が強く，見ることもできなかった．同居の長女が手技獲得することに対し意欲的であったため，長女へ指導を行った．定期的に段階的に指導を実施したことで，全て一人でストーマの貼り替えを実施することができ手技獲得ができた．本人は「便の廃棄をしてみようかな」という発言も聞かれるようになり，実際に指導のもと実践できる時もあったが，手指に力が入らず介助を要する．

ND#4　慢性疼痛*2

　疼痛に対し，アセリオ®500mg，ソセゴン®，定時でトラマール®を内服していたが，夜間にNRS　8/10まで疼痛増強．10月18日よりオキファスト®10mgより開始となった．

　11月8日疼痛改善なく，現在は40mgまで増量．体位変換時，オムツ交換時に疼痛や苦悶表情がありレスキュー使用．現在，患者自身での疼痛評価は困難なため，フェイススケールで対応している．

　今後も疼痛コントロールを行い，疼痛緩和に努めていく必要がある．

今後の方針（医師からの説明内容，告知の有無を含む）

医師から長女へおおよその予後を告知済み．本人へは長女の意向で伝えていない．

医師の説明に対する受け止めや病気，治療の理解，今後の方向性について

本人：がんの治療ではなく，痛みや体のつらさを取る治療をしていく．自宅に退院する．
長女：「他の身内は病院で過ごさせたので，母は家で見送ってやりたい」と話す．

介護者への指導内容と到達度

長女への指導：ストーマパウチ交換の指導は5回実施，手技の獲得はできている．座薬の挿入
　　　　　　　方法についても指導済み．「大丈夫です．できると思います」と話される．
本人への指導：自宅用PCAポンプのフラッシュボタンを本人が押せるか確認したところ，手
　　　　　　　指に力が入らず，また振戦があることからボタンを押すことができない．
　　　　　　　長女へボタン操作のみ試してもらっている（「これなら簡単に押せますね」と
　　　　　　　反応あり）．

退院時の状況 　（2019年11月12日現在）					
精神・身体状況	認知知覚	意識レベル	Ｉ－2		
		認知障害	軽度あり		
		疼痛	無	部位： 腹部，肘・膝関節	原因となるもの： 腹部の痛みはがん性疼痛
				対処方法：CVポート*6よりオキファスト®40mg 持続投与． 疼痛時はレスキューとしてフラッシュ施行．	

		備考	手が震えたり，時々手首を痛がることもあったため，IV-PCAポンプのボタンは自身では押せない．				
日常生活の状況	栄養	食事内容	禁食				
		摂取方法	摂取なし		摂取状況		
	排泄	排尿	オムツ内		尿意	無	
		排便	ストーマ内		便意	有	最終排便日：11月12日
			排便コントロール	無	対応方法：		
日常生活の状況	保清更衣移乗	洗面	全介助		入浴	シャワー浴：	
		更衣	全介助			最終入浴日：11月12日	
		移動	全介助		移乗	全介助	
	休息	睡眠	良眠				
医療情報	医療情報	内服薬	有	内服管理状況	看護師管理		
		褥瘡	無	部位・大きさ・深さ			
			処置方法等	肛門周囲に発赤あるため，△△軟膏塗布			

医療材料・衛生材料の準備や手配についての説明
ストーマ用具：単品系やわらか凸（○○○○○）30mmカット使用． 　　　　　長女へパウチの手配については説明済み． ポート針（22G×19mm）最終交換日：11月12日
その他
長女へ看取りのパンフレットを渡し，今後の予測される経過について緩和ケア認定看護師より説明した．「パンフレットをいただいて安心しました．不安になった時は見返します」と返答があった．

担当看護師	（氏名記入）	記載者	（氏名記入）
主治医	（氏名記入）	承認者	（氏名記入）

＊5 PICC：peripherally inserted central venous catheter，末梢挿入型中心静脈カテーテル
＊6 CVポート（皮下埋め込み型ポート）：中心静脈カテーテルの一種で，皮膚の下に埋め込んで薬剤を投与するために使用する．

（百々由紀子，野津佐代子）

[引用・参考文献]
1) STASワーキング・グループ編：STAS-J(STAS日本語版)スコアリングマニュアル 緩和ケアにおけるクリニカル・オーディットのために 第3版. 日本ホスピス・緩和ケア研究振興財団, 2007.
http://plaza.umin.ac.jp/stas/stas_manualv3.pdf(2020年12月閲覧)

ケース10　他施設に転院する場合の連携

慢性心不全増悪の
朝霧塁次郎さん

[事例の概要] 慢性心不全が増悪しコンプライアンス不良，
退院後の療養で家族の協力が得られず，施設入所を検討中

●**対象者**：朝霧塁次郎，83歳男性
●**疾患名**：うっ血性心不全
●**入院までの経過**：2019年11月25日頃より両下肢の浮腫，軽度の呼吸困難あり．自宅で様子をみていたが呼吸困難増強し，救急車にて当院搬送され，うっ血性心不全にて緊急入院となる．
●**既往歴**：60歳糖尿病（内服治療中），70歳高血圧（内服治療中），80歳心不全繰り返している（内服治療中）．
●**家族構成**：妻と二人暮らし．二世帯住宅の1階に妻と同居．2階に長男夫婦在住．
●**入院時の一般状態**：
血圧：160/83mmHg，脈拍：94回/分，呼吸：25回/分，体温：36.8℃
身長：165cm，体重：50.0kg
●**入院前の生活**：
食事：自立，排泄：自立，睡眠：5～6時間睡眠，清潔：自立，運動：自立
嗜好：アルコール：毎日2～3合，タバコ：なし，性格：妻より「頑固です」と．

記録1　入院診療計画書

　入院診療計画は，医師，看護師，その他必要に応じて関係職種が共同で総合的な診療計画を作成する．

[入院診療計画書]

入院診療計画書	
病棟（病室）	HCU病棟　11号室　ベッド01
主治医氏名	（氏名記入）

主治医以外の担当者名	医師	（氏名記入）
	看護師	（氏名記入）
病名（他に考え得る病名）	うっ血性心不全	
症状	呼吸困難，浮腫	
推定される入院期間	約20日間	
検査内容及び日程	☑採血　　予定日（12/1）　　☑CT　予定日（12/1） ☑レントゲン　予定日（12/1）　☑MRI　予定日（12/2） ☑心電図　予定日（12/1）　　□内視鏡　予定日（　/　） ☑エコー　予定日（12/2）　　　部位（　　　　　　　　）	
治療計画	□内服薬　　　☑点滴注射 薬剤については，必要に応じて病棟薬剤師が対応します．	
手術・処置及び日程	☑手術（術式名：心臓カテーテル　）　　予定日（　/　） □処置（処置名：なし　　　　　）　　予定日（　/　）	
特別な栄養管理の必要性	☑有　　□無	塩分制限食
看護計画 （療養支援計画）	・安楽に過ごせるよう，呼吸困難に合わせ，酸素の調節・姿勢の調整をしていきます． ・浮腫に対しては，観察と酸素マスクの圧迫やその他皮膚の損傷がないよう看護していきます．	
リハビリテーション等の計画	必要に応じて支援します．	
在宅復帰支援	必要に応じて支援します．	
その他 （総合的な機能評価等）	必要に応じて支援します．	
入院診療計画について説明を受け，了承しました． 　2019年12月1日　　患者同意署名 　　　　　　　　同意者 　　　　　　　　患者との続柄		

記載ポイント　入院診療計画書

▶急性期では症状が軽減できること，これからの不安に対応していくことを個別性を踏まえて記載する．

記録2　入院時の記録

　入院時のオリエンテーション内容，ピクトグラムの説明，医師からの説明後の反応などを記載する．

[入院時の説明の記録例]

入院時の説明
時刻：13：00
患者・家族への説明：本人，家族（妻）
説明内容：入院の目的を確認し，療養上の看護について説明し同意を得る．
患者の反応：「胸が苦しくて，息が吸えない．入院については理解しています」と苦しそうに話す． 家族の反応：「入院は必要であることを十分理解しています」と話される．

記載ポイント　入院時の説明

▶入院時に入院について理解をしているか，医師の説明との相違はないか確認する．
▶患者の反応は患者の話した言葉や反応をそのまま書く．

[医療看護支援ピクトグラム*1 説明の記録例]

医療看護支援ピクトグラムの説明
時刻：13：30
患者・家族への説明：本人，家族（妻）
説明内容：医療看護支援ピクトグラムについて説明し，同意を得る．
家族の反応：「わかりやすいですね．こちらこそ，よろしくお願いします」と話される．

*1　p.125解説参照

[心臓カテーテルの説明の記録例]

心臓カテーテルの説明
時刻：15：00
説明を聞いた人：本人，家族（妻）
主治医より本人・妻に心臓カテーテルに関する説明があった． 患者の反応：「前にやったことがあるので，イメージはつきます．大丈夫ですよ，特に聞きたいことはないです」と話される．

記載ポイント　心臓カテーテル説明時の記録

▶医師が入院の説明を行う際には看護師が同席し，患者・家族が医師の説明をどのように理解しているのか把握する．
▶本人の言葉で記録する．
▶表情や発言を観察し記録する．
▶医師の説明内容を記載しがちだが，患者・家族の反応や理解度を記載する．

入院までのエピソードと今後の治療計画に応じた，看護計画を立案し記載する．

[記録例] 12月1日

Temporary		
S	これ（NPPV）*2をつけると，鼻や口の圧迫感がすごいね．足はむくんで重いし，苦しくて，自分の足じゃないみたい．
O	ベッド上安静中．低反発マットレス使用中．NPPVマスク装着のため，創傷用シリコーンゲルドレッシングで保護している．両下肢に浮腫著明．自己にて体位変換可能である．中心静脈カテーテル挿入し，TPN*3管理中．体重50kg，血液データ　12月1日　TP 5.6g/dL，ALB 2.8g/dL
A	NPPV圧迫，浮腫，低栄養により皮膚の損傷に至る可能性は高いと考える．
P	ND#1　皮膚統合性障害リスク状態*4を立案する．成果指標L4→L5*5

*2 NPPV：noninvasive positive pressure ventilation，非侵襲的陽圧換気．人工気道（気管チューブ，気管切開チューブ）を留置せず，インターフェイス（鼻マスク，鼻プラグ，口鼻マスク，顔マスクなど）を用いて口．鼻を覆い，上気道から陽圧換気を行う方法．
*3 TPN：total parenteral nutrition，中心静脈栄養
*4 定義：表皮と真皮の両方またはどちらか一方に変化が起こりやすく，健康を損なうおそれのある状態
　出典：T．ヘザー・ハードマン，上鶴重美原書編集，上鶴重美訳：NANDA-Ⅰ 看護診断―定義と分類 2018-2020 原書第11版．p.517，医学書院，2018.
*5 定義：皮膚と粘膜の組織に異常がなく生理的機能が正常であること
　出典：Moorhead,S. ほか．黒田裕子監訳：看護成果分類（NOC）原著第5版 成果測定のための指標・測定尺度．p.454-455，エルゼビア・ジャパン，2015.

[記録例]

ND#1 皮膚統合性障害リスク状態*4 定義：表皮と真皮の両方またはどちらか一方に変化が起こりやすく，健康を損なうおそれのある状態
開始日：2019/012/1　評価日：12/3　12/5　　最終評価：解決（2019/012/5）
関連因子
【危険因子】 ■外的 　■極端な年齢（乳幼児および高齢者） 　■機械的因子［例：ずれ力（剪断力），圧力，身体拘束］ ■内的 　■循環障害 　■栄養不良 　■体液量の変化 　■骨突出部上の圧迫
【成果】 　組織の統合性：皮膚と粘膜*5 　12/1　L4→L5 　皮膚の温度　感覚　皮膚の剥離　紅斑

【介入】

圧迫潰瘍ケア（褥瘡ケア）[*6]

①適切な場合，特殊ベッド及び特殊マットレスを利用する

②患者の危険因子をモニターするために，定評のあるアセスメント・ツールを使用する

③圧迫潰瘍（褥瘡）形成についてのあらゆる出来事を記載する

④入院時および毎日の皮膚の状態を記録する

⑤あらゆる発赤部位を注意深くモニターする

⑥適切な場合，適度の浸潤を除去するためにクリームまたは吸湿性パッドのような保護バリアを貼付する→NPPVがあたる部分に創傷用シリコーンゲルドレッシングを貼布する

⑦適切な場合，1～2時間ごとに体位変換する

⑧少なくても1日1回は体位変換するときに骨突出部位と他の体圧がかかる部位の皮膚を視診する

[*6] 定義：圧迫潰瘍（褥瘡）の治癒を促進すること

出典：「Gloria M.Bulechek, Howard K.Butcher, Joanne McCloskey Dochterman著，中木高夫，黒田裕子訳：看護介入分類（NIC）原書第6版，p.75, 2015, 南江堂」より許諾を得て抜粋し転載.

12月3日

NPPVによる皮膚損傷や褥瘡に至ることなく経過した.

ND＃1 皮膚統合性障害リスク状態[*4]	
S	これ（NPPV）大分慣れた. 痩せているから，骨があたるとすぐ赤くなりやすいのかな.
O	NPPVマスクの圧迫される部位に創傷用シリコーンゲルドレッシングを貼付しており，適宜皮膚の観察を実施している. 持続する発赤なし. 低反発マットレスからエアーマットに変更する. 呼吸困難ありファーラー位で過ごすことが多い. 体位変換を2時間毎に実施している. 褥瘡好発部位に発赤なし. 仙骨接触圧34mmHg. 両下肢に浮腫あり.
A	褥瘡形成や皮膚のトラブルはなく，ケアは有効と考える. しかし，NPPV治療の長期化，浮腫により皮膚が脆弱化していることから依然リスクは高いと考える.
P	プラン継続. 指標L4→L5[*4]で変更なし.

12月5日

NPPVを離脱し，呼吸状態が安定した.

ND＃1 皮膚統合性障害リスク状態[*4]	
S	今日，酸素（NPPV）外れました. 明日，病棟に行けます. リハビリ頑張ります. 足のむくみも大分よくなりました.
O	本日，NPPV離脱. NPPVマスクの圧迫部に持続する発赤なし. 褥瘡好発部位に発赤なし. 両下肢の浮腫軽減している. 明日，一般病棟転棟予定.
A	NPPVマスクの離脱に伴い皮膚の障害リスクが低いと考える. また，一般病棟への転棟にあたり，活動量が増えることから，褥瘡形成のリスクは低下する.
P	プラン終了.

12月6日

　状態が安定し，HCUから一般病棟へ転棟となった．HCUではベッド上安静であったことからADLが低下しており，車いす移乗には介助が必要な状況であった．

Temporary		
S		家に帰りたいから，リハビリ頑張らないとな．だるい，疲れる，力がはいらない．
O		入院前はADL自立．現在ベッド上での移動はベッド柵を利用して自立できているが，起き上がりは看護師一人の介助で実施できる．車いすへの移乗は看護師二人介助が必要である．立位保持が困難．
A		入院前と比べるとADL低下しており，下肢筋力低下に伴い立位保持ができない状況．理学療法士と相談しながら離床を進め，移乗動作の獲得を図っていく．
P		ND#2　移乗能力障害[7]　成果指標L4→L5[8]

[7] 定義:隣接する面から面への,自力移動に限界のある状態
　　出典:T .ヘザー・ハードマン, 上鶴重美原書編集, 上鶴重美訳:NANDA-Ⅰ 看護診断―定義と分類 2018-2020
　　原書第11版. p.270, 医学書院, 2018.
[8] 定義:補助具の使用にかかわりなく,自身の環境内で目的に適った動きがひとりでできること
　　出典:Moorhead,S. ほか. 黒田裕子監訳:看護成果分類(NOC)原著第5版 成果測定のための指標・測定尺度.
　　p.181, エルゼビア・ジャパン, 2015.

[看護問題立案]

ND#2 移乗能力障害[7] 定義：隣接する面から面への，自力移動に限界のある状態
開始日：2019/12/6　　最終評価：解決（2019/12/16）
関連因子：筋力不足，身体機能低下
【診断指標】 ■ベッドから（車）椅子へ移乗できない ■ベッドから立位へ姿勢を変えられない ■高さの違う面から面へ移動できない
【成果】可動性[8]　12/6　L4→L5 定義：補助具の使用にかかわりなく，自身の環境内で目的に適った動きがひとりでできること 総合評価： 　身体バランス，協調運動，歩行（姿勢），下肢骨の統合性→評価指標内になし，筋肉の動き，関節運動 　体位変換の達成，移乗，走ること，跳ぶこと，這うこと，歩くこと，楽に動けること
【介入】運動療法：筋肉コントロール[9] 定義：特定の活動または運動のプロトコルを使用して，コントロールされた身体の動きを強化または回復すること ①活動プロトコルまたは運動プロトコルを実行するための患者の準備状態（レディネス）を明らかにする ②運動プログラムの開発を実施において，理学療法士，作業療法士，レクリエーションセラピストと協働する 　→○/○より理学療法開始

③運動中の患者の最適な体位と各運動パターンの繰り返し回数を決定するために，理学療法士に相談する

　→手すりを持ってもらい移乗の介助を行う（12/7追加）

④特定の運動療法の効果を高めるため，日常のケア活動を順序づける

　→ギャッチアップし端坐位介助，看護師が前で抱えて車いす移乗の介助を行う

⑤身体の動きを制限しないような服を患者に着せる

⑥運動活動中に体幹/近位関節の安定性を維持できるよう患者を援助する

⑦理学療法士，作業療法士，呼吸療法士と協働して，補助具の必要性を定期的に再評価する

⑧運動プロトコルのため，坐位/立位姿勢をとれるよう，患者を援助する

　→日中に1回は車いすへ移乗を実施する

⑨運動後は，休息できる環境を患者に提供する

＊9 定義：特定の活動または運動のプロトコルを使用して，コントロールされた身体の動きを強化または回復すること
出典：「Gloria M.Bulechek, Howard K.Butcher, Joanne McCloskey Dochterman著，中木高夫，黒田裕子訳：看護介入分類(NIC)原書第6版，p.99-100, 2015, 南江堂」より許諾を得て抜粋し転載..

[記録例]

12月7日

ND#2 移乗能力障害＊7	
S	すぐに疲れるんだよ．でもちょっとは立てるようになったね．これでは家に帰るのは無理だなぁ．
O	ベッドサイドの端坐位は軽介助で実施できる．車いすへの移乗は看護師が前から抱えて移乗はできている．理学療法士が介入し，端坐位と移乗動作は訓練中．理学療法士より，手すりなどを持って移乗を行うよう指導あり．
A	理学療法士介入により介助量は軽減してきている．引き続き理学療法士と相談しながら，移乗動作訓練を進めていく．
P	プラン継続． 指標L4→L5＊8で変更なし．

12月10日

ND#2 移乗能力障害＊7	
S	ここにつかまれば立てるようにはなったんだけどね．
O	手すりなどをつかみ短時間の立位の保持は可能．方向転換ができず，看護師が前方から臀部を支えて方向転換を実施している．日中は車椅子で過ごし，排泄もトイレで実施できている．理学療法士より筋力低下あるため，現状がゴールレベルとのこと．
A	移乗動作は介助が必要であるが，本人の状態から現状がゴールレベルと判断．ADLが低下しないよう，引き続き乗車は進めていくが，移乗動作の獲得は難しいと思われるため，問題終了とする．
P	終了

　入院後の状況，これまでの家族との面談内容などの情報共有を行い，今後の方向性について多職種でカンファレンスを行い検討していく．初期カンファレンスとは，入院7日以内に本人・家族と退院先の方向性について初期面談を行い，医療従事者間で開催するものである．

[初期カンファレンスの記録例]

テーマ		初期カンファレンス
開催日		2019年12月5日
参加者	院外	
	院内	MSW：（氏名記入）　看護相談：（氏名記入）　HCU看護師：（氏名記入）
カンファレンス要約		

　慢性心不全で入退院を繰り返している．キーパーソン：妻　二世帯住宅の1階に妻と同居．2階に長男夫婦が在住しているが共働きでほとんど協力は得られない．妻は83歳と高齢であり，自宅での生活は困難のため，今後，転院の方向となる．

MSW：妻と面談を行った．家に連れて帰りたい気持ちはあるが，介護ができない．長男夫婦は共働きのため，ほとんど協力は得られない．他人との接触を嫌がるため，社会資源の活用は難しい．よって，家の近くの施設を探して欲しいと要望があった．転院先をいくつか探していく予定．

看護相談：前回の入院時，社会資源を導入することにした．介護認定を行い，要介護1．ケアマネジャーを決め，退院カンファレンスを実施した．訪問介護を利用することにしたが，「妻がいるから必要ない．他人を家に入れたくない」と拒否され，結局，社会資源の導入ができなかった経緯があった．

HCU看護師：NPPVの離脱ができれば，一般病棟へ転棟予定である．内服薬中止中であり，内服再開時は看護師で管理していく．また，ADLの低下が予想されるため，低下しないようベッド上でできることを実施していく．

[リハビリカンファレンスの記録例]

　当院でのリハビリカンファレンスは，患者別に方向性シートを作成し，1回/週，多職種で情報を共有している．方向性シートの記載事項はリハビリカンファレンスの前に1回/週更新し，新しい情報を共有する．

開催日		2019年12月10日	時刻	15：00～15：30
参加者		医師：（氏名記入）　　MSW：（氏名記入）　　薬剤師：（氏名記入） 退院支援看護師：（氏名記入）　　栄養士：（氏名記入）　　PT：（氏名記入） OT：（氏名記入）　　ST：（氏名記入）　　病棟看護師：（氏名記入）		
背景	同居家族	妻　2世帯住宅　2階に長男夫婦在住		
	親族関係			
	家屋	一軒家（2階建）		

	入院前ADL	一部介助	
	介護保険	要支援1	
	薬の自己管理の必要性	なし	
	認知症状	年齢相応	
看護師	（氏名記入）	介助で車いすへ移乗レベル．12/12介護認定調査予定．	
主治医	（氏名記入）	心不全の治療は終了．転院調整をお願いしたい．	
リハビリ短期目標	介助で車いすへの移乗ができる．		
リハ医	（氏名記入）	転院までリハビリを継続する．	
PT	（氏名記入）	ベッドサイド端坐位または車いす乗車まで実施．易疲労性と筋力低下あり．入院前と同等レベルまでの改善は難しい．現状でゴール．	
OT		介入なし	
ST		介入なし	
MSW	（氏名記入）	妻と面談．長男夫婦の協力が得られない様子であった．老人保健施設への入所について説明を行い，今後面談に行く予定になっている．	
退院支援看護師	（氏名記入）	介護保険の再認定の申請を行っている．12/12に認定調査予定．	
薬剤科	（氏名記入）	糖尿病治療薬，利尿薬，降圧薬内服中．低血糖に注意してほしい． 自宅では飲み忘れがあったため，本人・家族に薬剤指導を行った．病棟では薬剤は看護師管理であるが，内服の確認を行って欲しい．	
栄養科	（氏名記入）	塩分制限食摂取中．食が進まないようなら，個別対応とする．	
カンファレンスまとめ		心不全の治療終了．転院に向け，調整していく．介助で車いすへ移乗がゴールである．	

記録5　転院時サマリー

○○病院へ転院となるため，転院先のスタッフへ向けてサマリーを作成する．

転院		地域連携シートⅠ		○○病棟	
ID フリガナ 氏名	00000002 アサギリ　ルイジロウ 朝霧　塁次郎		入院年月日	2019年12月1日	
			入院経路	自宅	
			退院年月日	2019年12月20日	
			退院経路	転院	
住所TEL			診断名	うっ血性心不全	
			術式名	なし	

感染症	HBs(–)　HCV(–)　HIV(–)　TPHA(–)　Wa-R(–)		薬アレルギー	なし
			食物アレルギー	なし

既往歴	60歳糖尿病（内服治療中），70歳高血圧（内服治療中），80歳心不全繰り返している（内服治療中）			
家族構成	妻と二人暮らし（二世帯住宅の1階に妻と同居，2階に長男夫婦在住）			
同居者	1名	同居者続柄	妻	
キーパーソン	朝霧　ルイコ		続柄：妻	
社会資源	活用無		介護認定	要介護1

今回の入院に至った経緯と入院中の経過

2019年11/25頃より両下肢の浮腫，軽度の呼吸困難あり．自宅で様子をみていたが呼吸困難増強し，救急車にて当院搬送，緊急入院となる．
【看護問題】
ND#1 皮膚統合性障害リスク状態*4　開始日12/1〜終了日12/5
入院後NPPV装着，皮膚が脆弱であり，皮膚トラブルの可能性あり立案したが皮膚損傷を起こすことなく経過したため終了とした．

継続する看護（残された問題点）

ND#2 移乗能力障害*7　開始日　12/6〜終了日12/20
　車いすへの移乗動作自立を目標とし立案した．理学療法士介入し離床をすすめた．筋力低下があるため，移乗動作は介助が必要であり，現状がゴールレベルと判断している．現在，手すりをつかみ，短時間の立位は可能であるが，方向転換は困難である．看護師が正面から臀部を支えて，方向転換を行い，車いすへ移乗を行っている．引き続き移乗動作時の介助の継続をお願いしたい．

今後の方針（医師からの説明内容，告知の有無を含む）

足の浮腫や呼吸がしづらいのは心不全の徴候なので，その際は病院を受診するよう医師より説明があった．本人より「一度経験しているから，病気の前ぶれはわかった」と話される．

医師の説明に対する受け止めや病気，治療の理解，今後の方向性について

塩分の過剰摂取や利尿薬の飲み忘れにより，水分が体内に蓄積し，今回と同じように心不全を繰り返す可能性があると本人・家族に説明があった．妻より「施設で生活するため，食事や内服の管理は施設の方がやってくださるので，それについては少し安心しています．けれど，糖尿病もあるので差し入れのお菓子など，気をつけていきます」と話される．

介護者への指導内容と到達度

妻がリハビリの様子を見学し，「一人では動けないんですね．これでは自宅で生活するのは無理ですね」と話される．

退院時の状況　（2019年12月20日現在）						
精神・身体状況	認知知覚	意識レベル	清明-0			
		認知障害	無			
		疼痛	無	部位：		原因となるもの：
				対処方法：		
		備考				

日常生活の状況	栄養	食事内容	塩分制限食			
		摂取方法	自立	摂取状況	良好	
	排泄	排尿	リハビリパンツ	尿意	時々失禁	
		排便	リハビリパンツ	便意	有	最終排便日：12月19日
			排便コントロール	無	対応方法：	
	保清 更衣 移乗	洗面	一部介助	入浴	シャワー浴：全介助	
		更衣	全介助		最終入浴日：12月19日	
		移動	車いす介助	移乗	一部介助	
	休息	睡眠	良眠			
医療情報	医療情報	内服薬	有	内服管理状況	看護師管理	
		褥瘡	無	部位・大きさ・深さ		
			処置方法等			

医療材料・衛生材料の準備や手配についての説明
なし

その他

担当看護師	（氏名記入）	記載者	（氏名記入）
主治医	（氏名記入）	承認者	（氏名記入）

（佐々木利奈，植田智美）

Q1 SOAPで記録するときの情報整理のコツを教えてください

A まずはSOAPに何を書くのかおさらいです.

SOAPとは問題志向型診療録（problem oriented medical record；POMR）の1つで，POS（problem oriented system：問題志向型システム）の考え方によって得られたデータを内容ごとに分類・整理した記録方法です.

●S（Subject）：主観的データ

会話や病歴などから得られた情報. 対象が発言した言葉のとおり記録する.

●O（Object）：客観的データ

診察・検査・観察から得られた情報. 観たままの情報を記録する.

●A（Assessment）：SとOの情報から予測される内容・評価

●P（Plan）：SOAから導き出された計画

実際の記録の例を**表1**に示します.

表1 SOAPでの記録の例

・術後の状態
・15時，手術終了し病棟帰室. 半覚醒.
・17時，疼痛がありそうな様子があり，鎮痛薬を投与するかどうかの判断時の記録例

経過記録（Progress Note）

DATE	経過 PROGRESS		SIGN
○/×	♯2	S：うーん あ〜 大丈夫です ●‥‥‥‥ **本人の話した言葉で書く**	
		O：帰室後は入眠していたが， 　　15分ほど前から閉眼したまま 　　つらそうな声聞こえる ●‥‥‥ **観たままを書く** 　　声をかけると大丈夫と返答あり 　　血圧154/78mmHg　脈拍86回/分 ●‥‥‥ **観察データを書く**	
		A：帰室時より血圧・脈拍ともに上昇みられ， 　　苦痛表情あり 　　麻酔覚醒し疼痛出現していると考える ●‥‥‥ **SとOデータから考えられることを書く**	
		P：鎮痛剤指示薬①実施し経過観察する ●‥‥‥	

術前に挙げられている看護問題番号
♯2急性疼痛

考えて実施する内容を記載する

（片岡正恵，岸本美江）

Q2 アセスメントが書けなくて悩んでしまいます

A アセスメントを考える場合には，まず基本の「S」と「O」を整理します．そして，基本的な患者理解とあわせ，予測されることを考えます．これらを文章にするとアセスメントが完成します．

以下，具体的な方法を事例から学習しましょう．

事例① 慢性腎臓病で加療中の65歳女性

Cre1.2mg/dL，尿タンパク1＋．亡父も腎疾患．自覚症状がなく，食事制限・運動療法が継続できずに入退院を繰り返しています．退院してから自己管理できるようになることが，急性期病院の看護師の役割の一つであることを踏まえて整理していきましょう．入院中だけデータが良くなっていても仕方ありません．

以下は，ご飯にふりかけをかけて摂取していた際の患者と看護師の会話です．この会話からアセスメントを考えてみましょう．

[会話]

患　者：このくらい良いじゃない．味のあるもの食べたいのよ 看護師：入院中は治療食だけを食べてくださいね．こうやって家でも食べているのですか 患　者：少しだけよ．毎回食べてなんかいないわよ 　　　　入院してから採血のデータだって良くなってるって，先生が言ってたのよ．だから大丈夫よ

1)「S」と「O」の整理

S：味のあるもの食べたい．入院してから採血のデータが良くなっていると先生が言っていた．だから大丈夫． O：ご飯にふりかけをかけて食べている．ふりかけをかけて摂取しているのを初めて見かける．入院前は，尿タンパク2＋だったが，入院後Cre1.2mg/dL　尿タンパク1＋．

2) アセスメントする際の患者理解と予測されることの整理

患者理解	予測されること
この患者はCKD何期だろう？	腎臓の働き：eGFRが35，CKDステージ3くらい
このまま治療しないとどうなる？	家族歴もあり，おそらくステージが進行する．
データが良くなっているということは？	入院してから病院食と適度な院内散歩を促していることで効果がみられる．自宅に戻り，これまでのように運動しない・好きなものを食べる生活では入院前のデータに戻る可能性あり．

初めてふりかけをかけているところを見かける	入院してから治療食で飽きてきた頃かな．食事制限はCKDの原因によっても異なるから，治療食の種類を調べてからにしよう．栄養指導はどこまで進んでいるのか確認しよう．

参考：慢性腎臓病（chronic kidney disease；CKD）はその重症度に応じてステージ1〜5に分けられている．この分類のもとになっているeGFRは推算糸球体濾過量と呼ばれる指標で，正常値は≧90mL/min/1.73m^2．事例の数値だと中等度の低下（30〜44mL/min/1.73m^2），ステージ3と判断される．

3）アセスメントを文章にする

A：家族歴もあり，このまま自己管理ができない状態が続くと，ステージが進行していく可能性がある．退院後に継続して自己管理ができるようになってもらうことが重要．
P：今回はじめて食事制限が守れていない場面がみられたため，強く指導するのではなく，患者が受け入れられるよう栄養士と連携して取り組む．

（片岡正恵，岸本美江）

[引用・参考文献]
1）日本腎臓学会編：CKD診療ガイド2012．東京医学社，2012．
　　https://jsn.or.jp/guideline/pdf/CKDguide2012.pdf（2021年1月閲覧）
2）日本腎臓学会編：CKD診療ガイド2009．東京医学社，2009．

事例② 脳卒中による入院・手術を経て退院直前の55歳男性

　次の事例は，脳卒中で手術，リハビリが終了し自宅退院可能な状態の患者です．独居で自宅はマンション5階（エレベーターあり）にあります．仕事はデスクワークで，通勤は徒歩と電車で30分，駅から通院先まで徒歩15分，交通量の多い道路の横断があります．左半身MMT3で杖歩行自立，嚥下，失語などの後遺症はほとんどありません．内服治療と定期的な受診が必要です．性格は慎重で考え込むタイプです．

　退院準備期は，医療者側から繰り返し退院について伝えられることで，患者としてはかえって不安が募ることがあります．具体的に退院後の生活をイメージできるようにしていきましょう．具体策として，退院前訪問や退院後訪問を検討してもよいでしょう．

　アセスメントは思考を整理していけば書けるので，慣れるまでは1つひとつ分解していきましょう．

[会話]

（退院カンファレンスを控えて） 患　者：何が不安って，すべてです．退院して仕事ができるのか，食事や通勤だって，薬も忘れそうだし，あれもこれも一人なんで． 看護師：（杖歩行自立だし，通勤もできると思うけど，なんだか全部不安に思っている．どうしよう．私も不安．わからない）心配しないでください．退院前カンファレンスで話し合いましょう．ではまた何かあれば言ってください．（病室を後にした）

1) 「S」と「O」の整理

S：何が不安って，すべてです．退院して仕事ができるのか，食事や通勤だって，薬も忘れそうだし，あれもこれも一人なんで．
O：リハビリ科からは杖歩行自立OKと聞いている．医師からも制限なしと指示あり．退院後について不安な言動あり．

2) アセスメントする際の患者理解と予測されることの整理

患者理解	予測されること
すべてが不安	何が具体的に不安なのかわからなくなっている可能性あり．医療者側だけが退院OKな状態になり，本人は準備ができていないと思っているのではないか．
退院カンファレンスまでにすることの整理	看護職だけでなくチームで課題に取り組み，安心してもらう必要がある．
食事，通勤，内服，通院など	生活の場をイメージして解決策を提示しないと不安は解消されにくい．

3) アセスメントを文章にする

A：退院後の生活に不安があるのは，説明されても具体的なイメージがついていないのではないか．
P：退院後の生活に具体的なイメージがつくようなカンファレンスを計画する．リハビリ科には通勤に対してのイメージ，薬剤科には内服管理，特に昼食後薬について，栄養科には食事を担当してもらうようにする．

（片岡正恵）

事例③ 慢性心不全の急性増悪で入院した78歳男性

慢性心不全の急性増悪で入院となった，78歳男性患者．8年前から症状コントロールのため，入退院を繰り返しています．外来フォローにて経過観察をしていましたが，胸部の重苦しさがあり，救急外来を受診．受診後入院適応と診断され，循環器病棟へ入院となりました．

ここでは，この患者が入院した際の看護師との会話から，「S」と「O」の書き方のポイントをおさらいします．「S」「O」は「A」「P」のもとになる情報です．「S」「O」データと関連性のないアセスメントや計画を記録することはできないので，「S」「O」をしっかり観察・記録することが大切です．

1) 「S」と「O」の整理

S：急に胸が重苦しい．息が出来ない感じがある．
　ずっと疲れがとれず，動けない．横になることもできない．
O：血圧170/98mmHg，脈拍96回/分，呼吸30回/分 SpO$_2$酸素なしで92%．胸に手をあてながら，苦しそうな表情で症状を伝える．ピンク色の漿液性痰がみられる．下肢の浮腫無．皮膚は湿潤している．末梢冷感はなし．酸素カヌラ3L/分開始．血管拡張薬の持続点滴と利尿薬の内服指示あり．

「S」は，患者の言葉をそのまま書きます．長い場合は，今回書かなければならない情報に絞ります．その際，何を記録として残し，次に読む医療者がその場面にいなくても伝わる言葉を選びます．

「O」は観たままを書くのですが，全部書く必要はありません．練習ならすべてを書きますが，臨床の実際の場ではポイントを絞り，重複を避けましょう．例えば，「S：横になることもできない」「O：起坐呼吸で過ごしている」と書きたくなりますが，Sの言葉の方がリアルに伝わると判断し，記述の重複を避けることで記録の効率化を図るため，Oでは省略しています．

バイタルサインに関して，体温は異常値ではなかったためフローシートから読み取ってもらうこととし，この場面では「苦しさと高血圧をそのままにしておくと危険」という部分のポイントを記載しています．施設によっては，バイタルサインの値は転記しないことをルール化しているところもあるかもしれません．

2) アセスメントする際の患者理解と予測されることの整理

患者理解	予測されること
急な症状の悪化，緊急入院	入退院を繰り返しているとはいえ不安だろう ［アドバイス］ このアセスメントは，今回の記録の内容とはテイストが異なります．この次に「苦しくて眠れない，側にいてくれないと不安だよ」などという発言を選択して記録した際には，この内容がいかされます．記載はしなくても，考えられる内容を一つずつ整理することが大切です．
息ができない感じ，動けない，SpO$_2$92%	症状が悪化するとどうなるか？ 息苦しい→呼吸回数の増加→1回換気不良→肺胞に酸素取り込めない→肺うっ血 ［アドバイス］ 頭の中に関連図を思い浮かべ　現症状やSpO$_2$が改善されないとどうなるのか，病態生理を紐づけます．
指示はどうなっているのか	症状改善のための指示あり

3) アセスメントを文章にする

A：血圧が高く頻脈，起坐呼吸，ピンク色の喀痰があることから心不全による肺うっ血の可能性がある．心不全が悪化すると，重篤な症状が出現する可能性があるため，安静による心臓負担の軽減を図ることが必要である．
P：指示の治療を確実に実施，症状の増悪に注意し，観察を行う．安静度の確認を行いベッド上安静が守れるよう指導する計画を立案する．

アセスメントはデータではなく，「S」「O」をもとに，分析した内容を記録します．医学的診断ではなく，看護の視点での分析を記載することが大切です．

（清水晶子，片岡正恵）

事例④ 糖尿病管理のために入院した50歳男性

　患者は50歳，男性．職業は会社員でマンションに独り暮らし．身長170cm，体重105kg．会社の定期健康診断で糖尿病を発症していることがわかり，管理のために初めて入院となりました．

[会話] 午後の検温時

患者：先生から，インスリンの注射が必要だと言われたよ．食事も注意するよう言われたけど，外食だし，風呂上がりのビールは欠かせないよね．外回りの仕事しているのだから，なかなか守るのはできないよ．外回りの仕事だから，水分は普段からいっぱい摂るよ．乾くもん．

看護師：そうなんですね．外回り大変ですね．どうしたら良いですかね．
　　　　床頭台を観察すると，スナック菓子とお茶のペットボトルあり，飲みながら話している．

　その他，糖尿病の知識に関する発言として以下がありました．

「甘いものはそんな食べないですよ」
「カロリーが糖尿病と関係することは知っているけど，仕事上，外食ばかりだし，自炊はほぼしないよ．夜も弁当を買ったりしているよ」
「カロリーなんて気にして食事をしたことはないよ」

1) 「S」と「O」の整理

S：先生から，インスリンの注射が必要だと言われたよ．食事も注意するよう言われたけど，外食だし，風呂上がりのビールは欠かせないよね．外回りの仕事しているのだから，水分は普段からいっぱい摂るよ．乾くもん．なかなか守るのはできないよ．
O：お茶を飲みながら発言あり，未開封のスナック菓子がベッド周囲に1つある．

　疾患の捉え方や自己管理に対する発言なので，そのまま記録します．観察したままを，状況がわかるように記載しましょう．ここで，看護診断として「ND＃1 非効果的健康管理*1」が立案されました．

*1 定義：病気やその後遺症の治療計画を調整して日々の生活に取り入れるパターンが，特定の健康目標を達成するには不十分な状態
　出典：T .ヘザー・ハードマン，上鶴重美原書編集，上鶴重美訳：NANDA-Ⅰ　看護診断─定義と分類　2018-2020　原書第11版．p.173-174,医学書院,2018.

2) アセスメントする際の患者理解と予測されることの整理

患者理解	予測されること
インスリン治療が必要	説明された内容をそのまま受け止めている． しかし，実際にその治療の大変さの理解までには至っていないと思われる．
食事も注意，普段は外食，ビール	食事に注意が必要と発言しているが，外食，ビールは欠かせないという発言があることから，注意することが漠然としており具体化していない．

	栄養指導では外食のカロリーなどを具体的に提示し，このままではいけないと気付いてもらい，自分が今できることを実践してもらう必要あり．
守るのはできない	受け入れて実行するまでには，時間がかかるのではないか．はじめから守らないとダメみたいに言うより，自己で気づくことが大切と考える．

3）アセスメントを文章にする

A：糖尿病であるという自覚はしているが，今後行われる治療に関しての具体的な内容と症状をコントロールしていくことの大切さ，大変さがまだ具体的に理解できていない状態．
P：L3→L4[*2]　疾患や治療，自己管理について具体的に説明していくことで理解できるようプラン継続

*2　定義：糖尿病とその治療を管理し，合併症を予防するための個人の行動
　　出典：Moorhead,S. ほか. 黒田裕子監訳：看護成果分類（NOC）原著第5版　成果測定のための指標・測定尺度.
　　p.345-346, エルゼビア・ジャパン, 2015.

　診断名からその診断がついた原因・関連因子と，現在起きている状況を比較してアセスメントとして記載します．

（片岡正恵，岸本美江）

Q3　インシデント発生時，過不足なく記録を書くポイントは何ですか？

A　インシデントは，その発生時から記載します．発生前の状況を観察している事実があれば，患者の状態を記載し，その後，その状況が安定するまでを記載します．また，見ていないのに，そうであろうと想像して書いてはいけません．

[記録の例] 急変時の記録

記載の正誤	内容	
誤	3時　急変 ●	このような記載では，急変する前の状態，急変時に行った対応がわからない
正	1時　入眠している ●	観察した内容をそのまま記載する
	2時　巡視時訪室，坐位でペットボトルのお茶を飲んでいるため，声をかけると「目が覚めてしまったから，少し座っています」と話される ●	会話内容は患者の言葉そのままに記載する
	3時　訪室すると床にペットボトルが落ちているため，	

> 「○○さん眠れそうですか」と声をかけたが返答がなかった
> 仰臥位で自発呼吸がなく，左右頸動脈は触知できなかったため，
> 応援を呼び，胸骨圧迫を開始した ●⋯⋯⋯⋯⋯⋯⋯

実施した内容は，誰が，誰の指示で，いつ実施したのか，またその反応等の事実を記録する．その後の患者の状態，実施した内容も状況に合わせて（その状況が安定するまで）経時的に記載する

[記録の例] 転倒・転落が疑われる場合の記録

記載の正誤	内容
誤	1時30分　訪室時ベッドの左側の床に<u>転落していた</u>．　●⋯⋯ 左側の柵は上がったままだった．
正	1時30分　訪室時ベッドの左側の床に<u>仰向けで横たわっていた</u>．　●⋯⋯ 左側の柵は上がったままだった．

転落した場面を見ていないので，実際に転落なのか，転倒なのか，床に横たわる前の状況は不明

発見時の状況をありのままに記載することが大切

　看護記録は医療訴訟等で証拠となることを認識する必要があります．重要なことは，事故が起こったその時点から，客観的な事実（観察した事実・身体状況，病状，患者の反応等）と看護実践とその結果を，経時的に記載します．自分が実際に見ていない患者の状態を記載してはいけません．

（平峰範子，若杉有希）

[引用・参考文献]
1) 看護法務研究会編：看護業務をめぐる法律相談．p.361-373，新日本法規出版，2019．

Q4 合同カンファレンスの記録など，診療報酬加算の根拠となる記録の書き方を教えてください

A　診療録にカンファレンスの内容を要約して記載します．診療報酬加算の根拠となる職種が参加していることがわかるよう，それぞれの立場から，共有したい情報，情報を踏まえて退院前までに実施しておくことなどを簡潔にまとめます．

[記録のポイント]

・医師：医療情報，退院後の注意点
・病棟看護師：退院後も継続するケア内容，在宅療養上の注意点
・理学療法士・作業療法士など：退院後に行ってほしいリハビリの内容
・患者・家族：在宅療養に関する意向
・ケアマネジャー・地域包括ケア担当者：利用する社会資源についての情報
・訪問看護師：ケア継続に関する内容，情報
・ターミナル期など必要に応じて：病状悪化時の治療や対応について

［記載例］

事例：83歳女性．心不全にて入退院を繰り返している．独居　アパート1階（外階段5段あり）

テーマ	退院前カンファレンス（退院後の生活について支援がどの程度必要か確認）	
開催日	20××年○月△日	
参加者	院外	ケアマネジャー，訪問看護師
	院内	本人，主治医，病棟看護師，退院支援看護師，薬剤師，栄養士，PT

カンファレンス要約

- ●**主治医**：内服にて心不全の治療を実施して落ち着いてきた．今年に入り，入退院を繰り返している．内服，食事等管理してもらいたい．
- ●**病棟看護師**：入院時からは浮腫が軽減してきている．体重も比例して落ちてきている．皮膚が脆弱であり，皮膚の保湿を行っている．シャワー浴は背部のみ介助であとは見守りしている．シャワー後に保湿剤を使用している．見守り歩行でトイレまでは行くことができている．トイレ内の動作はできている．リハビリパンツを着用しているが，ほぼ失禁はない．
- ●**PT**：リハビリではリハ室内を杖使用で半周（30m）すると息が上がってくる．階段が5段あると聞き練習している．2足1段であればできる．自宅内でも手すりがあるほうが良い．
- ●**薬剤師**：内服薬はPTP包装シートから取り出すことが難しく，1包化している．自宅では薬剤カレンダーを使用していたと聞いている．病棟でも練習している．
- ●**栄養士**：食事は塩分制限食を提供している．栄養指導時に聞いたところ，自炊していたようだが，塩分制限が難しいと話していた．心臓に負担がかからないよう，減塩できるよう指導を行っている．退院前にもう一度，栄養指導するほうが良い．
- ●**退院支援看護師**：介護保険の区分変更依頼中．独居であり，ADLはゆっくりであるが自立に近い．買い物が自身一人では厳しい状況．バギーを使用して買い物ができる可能性もあるが，ヘルパーなどの利用が望ましい．心臓に負担をかけないようにするためには，デイケアや入浴サービスまたは配食サービスなどの検討が必要である．
- ●**訪問看護師**：入院前は内服管理ができず，薬を飲むのも忘れてしまうこともあった様子である．訪問時に内服できているか，確認する．内服を昼1回にできないか検討してほしい．
- ●**ケアマネジャー**：介護保険は現状から要介護2となる可能性が高い．自宅の外階段や自宅内に手すりは至る所についているため，手すりは問題ない．ヘルパーについては介護認定が下りた時点で検討する．デイケア，入浴サービスはセットで検討できる．配食サービスは患者負担となる可能性が高い．本人と要相談となる．

  【退院前までに行うこと】
  - ・栄養指導（塩分制限，減塩）
  - ・内服薬を昼1回にできるか検討（現在は朝・昼の2回）
  - ・配食サービスの検討

（山内祥子，岩月直子）

Q5 部門間で情報共有するための記録の仕組みについて教えてください

A 各部門の職種が同一のツールに記載できるように「方向性シート」を作成しています．方向性シートは，多職種が協働し，患者・家族の目標達成に向けた治療やケア・支援の情報を共有し退院支援を行うためのツールです．多職種で検討した結果を各部門が記載し，週一回または変更されたときに追記するようにしています．

[方向性シート記載例]

事例：85歳男性．脳梗塞発症後，右不全麻痺．要支援1．キーパーソン：長男（同マンション5階に住んでいる）

本人の希望		自宅（エレベーター付マンション3階）へ退院
家族の希望		長男より「本人の希望通り自宅でお願いします」
活動状態	食事	一部介助：リハビリ食器にて摂取自立
	移乗	立ち上がり全介助　手すり使用し移乗可
	整容	全介助
	トイレ動作	一部介助：ズボン，リハビリパンツの着脱介助
	入浴	全介助
主治医		脳梗塞後，右不全麻痺あり．ADLとしては車いすを目標にリハビリを実施．サービスを見直し，自宅の調整が付いたら9月末退院予定．
担当看護師		自宅退院に向け，介護保険再申請依頼．病棟においてもリハビリ継続（8/30 [記入者氏名]）
リハビリ医		右不全麻痺あり．嚥下は問題なさそう．右足の踏ん張りが効かないため補助具が必要．装具依頼する．
PT		装具なしでは，右足の踏ん張りが効かない．車いすがゴールと考えられる（8/29）
ST		嚥下は問題ない．
退院支援看護師		退院までにケアマネジャーにもリハビリを見学依頼調整．
薬剤科		一包化で調整．
栄養科		塩分制限食の栄養指導が必要．
リハ期限		11／20
退院調整		退院前にケアマネジャー・家族にリハビリの見学を行ってもらう．
カンファレンスまとめ		退院前カンファレンスの前までに，リハビリを見学してもらう．栄養士と栄養指導日程を検討する．

▶検討した内容がどこまで進んでいるか，誰に何を依頼したのか・するのかなどが分かるように記載する．

（山内祥子，岩月直子）

Q6 退院前訪問，退院後訪問の記録はどのように書いたらよいですか？

A 退院前，退院後訪問で行った指導，または指示内容の要点を診療録等に記載します．具体的な記載内容としては，退院前後訪問の日時，目的，同行者（医療者），同席者（家族，ケアマネジャーや訪問看護師），指導内容，情報共有した内容，本人・家族への指導内容，本人・家族の反応です．

[退院前訪問記録の記載例]

事例：70歳男性．COPDにて在宅酸素導入．一軒家の一階にて生活．
　　　キーパーソン：妻（同居）　要介護2

退院前訪問	
訪問日時	20××年○月△日（金曜日）　10：00〜12：00
訪問目的	家屋調査
同行者	看護師　理学療法士
同席者	本人，家族（妻・長女），ケアマネジャー
指導内容	ケアマネジャーへの情報共有： ・自宅の玄関までの状況（玄関まで階段3段あり，手すりあり） ・居住スペース（1階　玄関近くの寝室，居間，トイレ，浴室）を確認する ・酸素濃縮器設置場所の確認をする ・酸素の使用状況について 　労作時：酸素3.0L 　安静時：酸素2.0L使用にて基本SpO_2 93〜95% 　　　　　携帯用酸素ボンベキャリーを使用し歩行可能，ゆっくり歩くよう指導している． 　退院日前日に業者が酸素濃縮器設置予定
	本人・家族への指導内容： ・玄関まで階段3段あり，手すりがあるため昇降の高さは問題ない． ・食事や入浴時は労作時の酸素量とする． ・息切れ，呼吸困難出現時は休憩して呼吸を落ち着かせるよう指導する． ・携帯用酸素ボンベの取り扱い方を説明する． ・食事は誤嚥防止に関する注意事項を指導する．

本人・家族の反応	
本人より「玄関の階段を昇るだけで息が切れちゃって．体力が随分と落ちたよ」 家族より「酸素につながった状態で生活するイメージがついてよかったです．火気が怖いですね」	

その他心配な点について	
ケアマネジャーより行動制限について質問があった． 特に制限はなく，主治医からは可能であれば屋外リハビリをしてもらいたいとのことであった．	

記載ポイント 退院前訪問記録

▶情報共有や指導内容を具体的に記載する
▶患者，家族の反応は本人の言葉で記載する

[退院後訪問記録の記載例]

退院後訪問	
訪問日時	20××年△月○日（水曜日）　13：30～15：00
訪問目的	退院後の状況とサービス確認
同行者	看護師
同席者	本人，家族（妻・長女），ケアマネジャー，訪問看護師
指導内容	**ケアマネジャー・訪問看護師との情報共有：** ・訪問看護師が隔週で全身状態確認と入浴介助にて訪問している． ・在宅酸素は指示通り実施中．体動時息切れあり．SpO_2 94％ ・ADLは自立．長女が毎日訪問し，身の回りの世話をしている． ・シャワー浴時，酸素3Lにて実施するが終了時SpO_2 80％前後と低値． 　呼吸苦もみられるが，10分ほど休憩すると落ち着きSpO_2も上昇する． ・筋力の低下もあり屋外リハビリを検討しているが，本人が消極的である．
	本人・家族への指導内容： ・在宅酸素使用の指導内容を確認すると，気をつけて生活している様子が伺えた． ・家屋内での日常生活は自分で行えている． ・屋外リハビリについて呼吸困難への不安がある様子のため，最初は庭に出ることから始めて，大丈夫であれば家の周りと行動範囲を少しずつ増やしていくことを提案した． ・室内でもできるリハビリについて理学療法士から預かったパンフレットを渡し，説明指導した．

本人・家族の反応	
本人より「酸素の使い方，教えてもらったことちゃんとできているよ」 　　　　「シャワーに入ると苦しくなるんだよ．ゆっくりやっているんだけど，外でリハビリやってもすぐ苦しくならないか心配なんだ」 妻より　「娘が毎日顔を出してくれているから助かっているのよ．本人が苦しいというと心配になっちゃって．体力が落ちているからリハビリをやってもらったほうがいいと思うのだけど」	

その他	

▶指導内容が継続されているか.

▶新たな問題点はなかったか.

▶患者,家族の反応は本人の言葉で記載する.

（山内祥子,岩月直子）

Q7 転院時サマリーをわかりやすく書くための ポイントはありますか?

A わかりやすく一般的な言葉・用語を用いて簡潔に書きます.転院後,どのような看護を行うかの指針になるものなので,そのために必要な情報は何かを考えて作成しましょう.以下にわかりやすいサマリー・わかりにくいサマリーについてまとめます.

［わかりやすいサマリー・わかりにくいサマリー］

わかりやすいサマリー作成のポイント	わかりにくいサマリーの特徴
・共通の言葉を使用し,略語は使用しない. ・入院中の経過は簡潔に書く.治療の経過に関しては細かい内容はいらない. ・時系列で項目ごとに要点をまとめて記載する. ・行った処置については,方法を記載する. ・患者・家族への指導について,今後も必要なものについて記載する. ・ADLの状況は項目ごとに記載するとわかりやすい.	・一般的に使用されていない言葉・略語が使われている. ・入院中の経過の記述が簡潔ではなく,何を行ったのかがわかりづらい. ・時系列で書かれておらず,まとまりがない. ・処置の内容がわからない. ・家族への指導内容で,何ができて,何ができないのかが明確ではない. ・ADLに関する情報が,大まかにしか書かれていない.

［項目と内容例］

基本情報	氏名,現住所,連絡先は2か所以上,キーパーソンの存在,感染症・アレルギーの有無,社会資源の活用,介護認定の有無
現病歴	入院から退院までの経過や症状,治療内容,身体状況
既往歴	いつ,何の病気でどんな治療をしたのか
内服管理方法	内容については医師サマリー参照. 　誰が管理しているのか 　看護師が管理しているのか,1日配薬なのか 　自己管理している場合は,管理の方法（薬袋管理・ケース管理等）
ADL <食事動作>	自己摂取可能か セッティング：ベッドアップ角度,箸,スプーンが必要なのか等

	介助：全介助，見守り，食事後半に介助が必要か，食事セッティングの位置（半側空間無視などある場合） 介助の場合，スプーン1杯分ずつ摂取可能か，半量ずつか
ADL <排泄状況>	自立しているか，介助が必要か オムツ：介助の有無，リハビリパンツ使用の有無など ポータブルトイレ：介助の有無，介助方法など 日中と夜間の状況：日中はトイレ介助，夜間は失禁ありなど 最終排便日：最終排便日は重要，必ず記載する
ADL <入浴>	自立しているか 介助が必要か 方法は：ストレッチャー浴，シャワーチェアなど
ADL <移動動作>	移動方法：独歩自立 車椅子の介助はどの程度：見守り，お尻を支える，前から抱える等
カテーテル管理	膀胱留置カテーテル，胃管などルート類の最終交換日 中心静脈栄養，透析カテーテル，PICCカテーテルの挿入日，最終消毒日
医師の説明に対する受け止めや病気，治療の理解	患者・家族の反応や，今後の方向性について
看護上の問題	看護問題を立案した経緯，立案後どんな看護を提供し，どんな変化に至ったのか．継続する問題なのかどうか．

[記載例]

退院			地域連携シートⅠ	内科病棟		
ID フリガナ 氏名	00000002 （氏名記入）		入院年月日	2020年○月○日		
			入院経路	自宅		
			退院年月日	2020年○月○日		
			退院経路	自宅		
住所TEL			診断名	誤嚥性肺炎		
			術式名	胃瘻造設		
感染症	HBs(−) HCV(−) HIV(−) TPHA(−) Wa–R(−)			薬アレルギー	なし	
				食物 アレルギー	なし	
既往歴	70歳高血圧（内服治療中），80歳脳梗塞（内服治療中）					
家族構成	長男夫婦					
同居者	5名	同居者続柄	妻		長男夫婦	孫
キーパーソン	（氏名記入）		続柄：妻			
社会資源	訪問介護・訪問看護		介護認定	要介護5		
今回の入院に至った経緯と入院中の経過						

　2019年○月より脳梗塞発症，自宅で介護をしていた．全介助でペースト食を摂取していたが，むせ込みが強く摂取が困難な状況になってきた．2020年○月○日38℃台の発熱あり，訪問医より病院受診をすすめられ，誤嚥性肺炎で入院となる．●

入院前・入院後の経過は簡潔に記入

<入院後の経過>抗菌薬治療にて解熱した．嚥下状態の評価のため，食道造影を実施したところ，むせ込みながら食道に流れ込んでしまい，経口摂取は困難な状況であった．今後，経腸栄養管理となるが，家族は自宅退院を希望しており，話し合いの結果，○/○胃瘻造設した．自宅退院に向け，経腸栄養や吸引の指導を実施．状態安定にて退院となる．

継続する看護（残された問題点）

ND#1　皮膚統合性障害*1　開始日○/○〜

　仙骨部2cm×2cmの持ち込みの褥瘡あり立案した．DESIGN-R® d2e1s3i1G4N6p0 皮膚・排泄ケア認定看護師が介入し，毎日洗浄し，ゲーベン®クリーム，ガーゼ保護していた．悪化なく経過する．引き続き，継続をお願いします．●⋯⋯⋯⋯⋯⋯⋯⋯⋯⋯⋯⋯⋯⋯⋯⋯

入院から退院するまでの褥瘡の変化，処置方法を記入する

ND#2　健康管理促進準備状態*2　開始日○/○〜

　胃瘻造設後妻・長男の嫁に経腸栄養，吸引の指導のため立案した．妻・長男の嫁共に熱心に毎日通院し，指導を実施した．長男の嫁は理解もあり，手技獲得できた．妻はクレンメの開閉を忘れてしまうことが多く，滴下数が合わせられないため，見守りが必要である．日中，長男の嫁は仕事のため，留守にすることが多いので，指導の継続をお願いします．●⋯⋯⋯⋯⋯⋯

指導の状況を細かく記入することで，訪問看護師からの今後の指導に繋がる

今後の方針（医師からの説明内容，告知の有無を含む）

　発熱時，訪問医が入院の必要がある判断した場合はただちに入院する．誤嚥性肺炎を繰り返すようなら，経腸栄養の中止もあり得る．●⋯⋯⋯⋯⋯⋯⋯⋯⋯⋯⋯⋯⋯⋯⋯⋯⋯⋯⋯

今後の方針を決めておくことで，在宅から病院の連携に繋がる

医師の説明に対する受け止めや病気，治療の理解，今後の方向性について

　今回，胃瘻造設をしたが，唾液や痰で誤嚥性肺炎を起こす可能性は高いと医師から説明があった．妻は「唾液でも肺炎になるんですね．こればかりはしょうがないと思っています」と話す．●⋯⋯ **家族が治療や説明をどう受け止めているかを聞き記入する**

介護者への指導内容と到達度

　妻・長男の嫁に経腸栄養と吸引の指導を実施した．妻は一連の流れは把握しているが，クレンメの開閉を忘れたり，滴下数が合わせられないため，見守りが必要である．吸引は恐怖感が強く，実施できなかった．長男の嫁は経腸栄養，吸引ともに手技獲得できた．●⋯⋯⋯⋯⋯

何ができて，何ができないのかを詳細に記入する．

退院時の状況　（2020年5月30日現在）						
精神・身体状況	認知知覚	意識レベル	Ⅰ−3			
		認知障害	有			
		疼痛	無	部位：		原因となるもの：
				対処方法：		
		備考				
日常生活の状況	栄養	食事内容	経腸栄養			ラコール®　400mL×3　眠前補水　500mL ●
		摂取方法	全介助		摂取状況	
	排泄	排尿	オムツ　全介助		尿意	失禁
		排便	オムツ　全介助		便意	無　最終排便日：○月○日
			排便コントロール	有	対応方法：週1回　浣腸	
	保清更衣移乗	洗面	全介助		入浴	シャワー浴：全介助
		更衣	全介助			最終入浴日：○月○日
		移動	車いす介助		移乗	全介助
	休息	睡眠	良眠			

経腸栄養の種類を記載する．

医療情報	医療情報	内服薬	有	内服管理状況	看護師管理
		褥瘡	有	部位・大きさ・深さ	仙骨部　2cm×2cm d2, e1, s3, i1, G4, N6, p0＝15点　●
			処置方法等	洗浄後ゲーベン®クリーム＋ガーゼ保護	

医療材料・衛生材料の準備や手配についての説明
軟膏は医師に処方を依頼．衛生材料がなくなる前に訪問看護師に伝えるよう説明した．
その他
半年後に胃瘻交換予定　●

担当看護師	（氏名記入）	記載者	（氏名記入）
主治医	（氏名記入）	承認者	（氏名記入）

＊1　定義：表皮と真皮の両方またはどちらか一方が変化した状態
　　出典：T.ヘザー・ハードマン, 上鶴重美原書編集, 上鶴重美訳：NANDA-Ⅰ看護診断―定義と分類 2018-2020 原書第11版.　p.515, 医学書院, 2018.
＊2　定義：病気やその後遺症の治療計画を調整して日々の生活に取り入れるパターンが, さらに強化可能な状態
　　出典：T.ヘザー・ハードマン, 上鶴重美原書編集, 上鶴重美訳：NANDA-Ⅰ看護診断―定義と分類 2018-2020 原書第11版. p.175, 医学書院, 2018.
＊3　DESIGN-R®：褥瘡評価のツール

（植田智美, 佐々木利奈）

索引

欧文

A ……………………………………… 228
Assessment ………………………… 228
Basic Outcome Master ………………… 53
BOM ……………………………………… 53
NANDA-Ⅰ看護診断 ……………………… 73
NANDA-NOC成果分類-NIC介入分類 ………… 73
NIC看護介入 ……………………………… 74
N-N-N ……………………………………… 73
NOCの測定 ………………………………… 74
NRS ……………………………………… 98
NST回診の記録例 ………………………… 90
Numerical Rating Scale ………………… 98
O ……………………………………… 228
Object ……………………………… 228
P ……………………………………… 228
POS ……………………………………… 228
Plan ……………………………………… 228
problem oriented medical record ……… 228
problem oriented system ……………… 228
S ……………………………………… 228
SOAP ……………………………………… 228
SOAP形式 ………………………………… 50
Subject ……………………………… 228

あ行

あいまいな表現 …………………………… 39
アウトカム達成状況の評価 ……………… 57
アウトカムは達成したが看護記録が必要な場合の例 … 59
アセスメント ……………………………… 71
　誤った表現 ……………………………… 41
アセスメントの枠組み …………………… 45
新たな看護計画の立案 …………………… 178
胃管の自己抜去時の経時記録 …………… 117
医師の説明 ………………………………… 23
痛みの評価スケール ……………………… 98
痛みの評価と記録 ………………………… 97
医療看護支援ピクトグラム ……………… 125

医療監視 ……………………………… 28, 29
医療者が優位であるかのように感じさせる表現 …… 40
医療相談介入の記録例 …………………… 200
インシデント ……………………………… 234
　──発生時の記録 ……………………… 26
栄養─代謝パターン ……………………… 46
栄養サポートチームとのカンファレンス記録 … 127
嚥下造影 …………………………………… 91

か行

改ざんとは ………………………………… 120
外来での記録 ……………………… 191, 204
価値─信念パターン ……………………… 48
活動─運動パターン ……………………… 46
紙カルテの修正例 ………………………… 17
看護概念モデル …………………………… 71
看護過程 …………………………………… 70
　──の構成要素 ………………………… 70
看護業務基準 ……………………………… 10
看護記録に関する指針 ………………… 8, 10
看護記録の法令等による位置づけ ……… 11
看護記録の目的 …………………………… 10
看護記録の様式 …………………………… 11
看護記録用語の標準化 …………………… 61
看護計画 ………………………… 11, 32, 49
看護計画に沿った記録と評価
　……… 126, 135, 143, 156, 164, 174, 220
看護サマリー …………………………… 52, 81
看護実践の記録 …………………………… 57
看護実践用語標準マスター …………… 53, 61
看護師の主観や憶測，決めつけや偏見による表現 … 38
看護者の倫理綱領 ………………………… 8
看護診断と標準セットを併用する例 …… 64
看護問題の明確化 ………………………… 72
患者・家族の言動 ………………………… 24
患者状態アウトカム用語ベーシックアウトカムマスター … 53
患者説明用クリニカルパス ……………… 192
患者の状態が変化したときの経時記録 … 120
患者の所在に関する記載 ………………… 34
緩和ケア回診の記録例 …………………… 159

緩和ケアチーム依頼書／計画書 ……………… 99
記載基準 ……………………………………… 19
記載時の注意点 ……………………………… 15
記載の基本 …………………………………… 14
基礎情報 ………………………………… 11, 44
客観性に乏しく誤解を招きやすい表現 ……… 38
客観的に書く ………………………………… 17
救急外来での記録 ……………………… 132, 197
急変時の経時記録 …………………………… 114
記録と倫理的視点 …………………………… 22
緊急入院時の記録例 ………………………… 198
クリニカルパス …………………… 12, 51, 55
　　──と看護記録の構成要素 ………………… 55
　　──における経過記録 …………………… 12
　　──における標準計画 …………………… 12
　　──の機能を使って効率化するには …… 59
ケアを見つける手がかりとしての記録 ……… 107
経過記録 ………………………………… 11, 49
　　──の様式 ………………………………… 49
計画 …………………………………………… 49
経時記録 ……………………………………… 11
経時的叙述的記録 …………………………… 50
継続 …………………………………………… 74
権威や権限を表す表現 ……………………… 41
健康知覚─健康管理パターン ……………… 45
合同カンファレンスの記録 ………………… 20
口頭指示 ……………………………………… 33
ゴードンの「アセスメントの枠組み」……… 45
コーピング─ストレス耐性パターン ……… 48
呼吸困難5段階評価 ………………………… 40
呼吸困難の程度の記録 ……………………… 40
個人情報の保護 ……………………………… 8

さ 行

サマリー ……………………………………… 12
時刻の記入 …………………………………… 16
自己知覚─自己概念パターン ……………… 47
指示・命令的な表現 ………………………… 40
指示受け ……………………………………… 33
疾患別看護用語セット ……………………… 61

疾患別セットを使用する例 ………………… 62
手術・輸血同意書の記録例 ………………… 198
手術室看護師の術前訪室の記録例 ………… 199
守秘義務 ……………………………………… 8
状況説明が適切でない表現 ………………… 38
情報共有 ……………………………………… 237
職員間の誤った敬語や敬称 ………………… 41
褥瘡に関する危険因子等の評価 …………… 83
褥瘡の発生部位 ……………………………… 84
褥瘡発生時の経時記録 ……………………… 112
人権・人格を侵害する表現 ………………… 37
人権にかかわる表現 ………………………… 37
侵襲を伴う検査・処置の記録 ……………… 27
診断 …………………………………………… 72
診療情報開示 ………………………………… 24
診療報酬加算 ………………………………… 235
診療報酬算定 ………………………………… 28
睡眠─休息パターン ………………………… 47
スクリーニングシート ………………… 132, 199
ストーマ管理の記録・評価 ………………… 206
正確性の担保 ………………………………… 15
責任を明確化する …………………………… 17
セクシュアリティ─生殖パターン ………… 48
摂食機能療法 …………………………… 91, 92
　　──実施計画書 …………………………… 92
説明と同意の記載 ……………………… 22, 143

た 行

退院後訪問 …………………………………… 238
　　──の記録 ………………………………… 171
退院サマリー ………… 139, 148, 168, 186, 214
退院支援計画書 ……………………………… 200
退院支援に関する記録 ………… 167, 183, 211
退院準備期 …………………………………… 230
退院前後訪問の記録 …………………… 150, 188
退院前カンファレンスの記録 ……………… 146
退院前訪問 …………………………………… 238
多職種チーム回診時の記録 ………………… 99, 100
多職種連携の記録 ……………………… 145, 224
地域包括ケア病棟入院診療計画書 ……… 137, 142

索引

地域連携シート …………………………………… 52
通訳・翻訳に関する留意事項の説明の記録例 … 197
訂正の入れ方 …………………………………… 16
データベース ………………………………… 11，44
適時調査 ………………………………………… 28
転院時サマリー ……………… 159，223，240
電子カルテの修正例 …………………………… 17
点滴の急速滴下時の経時記録 ………………… 115
転倒時の経時記録 ……………………………… 110
テンプレート …………………………………… 65
　──への記録例 ……………………………… 197
統合アセスメント ……………………………… 72
透析クリニックへの地域連携シート ………… 128
疼痛ケアの記録・評価………………………… 209

な行

日本語の理解が難しい患者への説明の記録例 … 198
入院時の記録
　…………………… 124，155，174，194，206，218
入院診療計画書
　…… 28, 29, 123, 134, 154, 163, 173, 193, 205, 217
入院中の記録 …………………………………… 103
入院前説明外来での記録 ……………… 122，153
認知─知覚パターン…………………………… 47

は行

排泄パターン …………………………………… 46
バリアンスの評価 ……………………………… 58
バリアンス発生時の記録 ……………………… 58
否定的な表現 …………………………………… 37
評価…………………………………………… 74
標準セット ……………………………………… 61
標準的な看護用語を用いる必要性と効果……… 61
フォーカスチャーティング …………………… 51
プライバシーに関する事項 …………………… 19
フローシート …………………………11，30，51
暴言・暴力時の経時記録 ……………………… 119
法的証拠 ………………………………………… 25

ま行

無断離院時の経時記録 ………………………… 111
目的的・系統的なデータ収集 ………………… 45
問題が持続する場合の記録 …………………… 103
問題志向型システム …………………………… 228
問題志向型診療録 ……………………………… 228
問題リスト ……………………………………… 49

や行

役割─関係パターン …………………………… 48
様式 ……………………………………………… 11
要約 …………………………………………… 12，52

ら行

リスクマネジメント …………………………… 25
倫理的視点 ……………………………………… 22

多職種連携・地域連携をふまえた
看護記録パーフェクトガイド

2021年3月31日　初版　第1刷発行
2023年1月30日　初版　第2刷発行

編　著	畑田 みゆき	
発行人	土屋　徹	
編集人	小袋　朋子	
発行所	株式会社Gakken	
	〒141-8416　東京都品川区西五反田2-11-8	
印刷製本	凸版印刷株式会社	

●この本に関する各種お問い合わせ先
本の内容については，下記サイトのお問い合わせフォームよりお願いします．
https://www.corp-gakken.co.jp/contact/
在庫については　Tel 03-6431-1234(営業)
不良品(落丁，乱丁)については Tel 0570-000577
　学研業務センター　〒354-0045　埼玉県入間郡三芳町上富 279-1
上記以外のお問い合わせは　Tel 0570-056-710(学研グループ総合案内)

学研グループの書籍・雑誌についての新刊情報・詳細情報は，下記をご覧ください．
学研出版サイト　https://hon.gakken.jp/